河南省卫生健康委员会立项资助项目

食管癌中医研究系列丛书

总主编　郑玉玲
总主审　李成文

食管癌本草现代药理研究

主编　李寒冰　吴宿慧

U0105317

全国百佳图书出版单位
中国中医药出版社
·北　京·

图书在版编目（CIP）数据

食管癌本草现代药理研究／李寒冰，吴宿慧主编
. —北京：中国中医药出版社，2023. 12
（食管癌中医研究系列丛书）
ISBN 978-7-5132-8566-7

Ⅰ.①食…　Ⅱ.①李…　②吴…　Ⅲ.①食管癌—
抗癌药（中药)—药理学　Ⅳ.①R286.91

中国国家版本馆 CIP 数据核字（2023）第 227005 号

中国中医药出版社出版

北京经济技术开发区科创十三街 31 号院二区 8 号楼
邮政编码　100176
传真　010-64405721
万卷书坊印刷（天津）有限公司印刷
各地新华书店经销

开本 787×1092　1/16　印张 23.5　字数 346 千字
2023 年 12 月第 1 版　2023 年 12 月第 1 次印刷
书号　ISBN 978-7-5132-8566-7

定价　88.00 元
网址　www.cptcm.com

服 务 热 线　010-64405510
购 书 热 线　010-89535836
维 权 打 假　010-64405753

微信服务号　zgzyycbs
微商城网址　https://kdt.im/LIdUGr
官 方 微 博　http://e.weibo.com/cptcm
天猫旗舰店网址　https://zgzyycbs.tmall.com

如有印装质量问题请与本社出版部联系（010-64405510）

第二批国家中医临床研究基地建设单位

（国中医药科技函〔2018〕131号）

中医药传承与创新"百千万"人才工程（岐黄工程）岐黄学者

（国中医药人教函〔2018〕284号）

2022年全国名老中医药专家传承工作室建设项目

（国中医药人教函〔2022〕75号）

编 委 会

食管癌在中医学典籍中的记载，可以追溯到两千余年前的《黄帝内经》。《素问·至真要大论》云："饮食不下，膈咽不通，食则呕。"1957年11月，周总理在北京召开"全国山区生产座谈会"，杨贵（时任河南省林县县委书记）报告林县有"三不通"，即"水不通、路不通、食管不通"，并说"水和路不通的问题，我们齐心协力，可以解决，但食管不通请求国家给予帮助"。周总理高度重视这个问题。1958年，中国医学科学院肿瘤医院刚成立，8月10日，总理即指示副院长李冰带领研究人员往林县开展调研。相关人员立即出发，他们从两个大队开始，按流行病学的要求，对食管癌的发病率及病死率进行正规调查，又逐渐推广到全县15个公社。经过一年多的艰苦工作，收集了全县的资料，从中发现了一些规律。接着，李冰等科研人员对安阳地区12个市县的1000万人口开展调查，结果发现，越接近太行山的县，发病率越高。随后，他们对晋、冀、豫三省的18个县的5000万人口进行调查，进一步掌握了食管癌的发病规律和病因线索。周总理看到李冰等科研人员绘制的三省一市食管癌发病率情况的地图和报告后，称赞说："像林县这样的点，应该坚持，还要多搞一些。"

1959年，吴英凯教授组织了著名的"华北三省一市食管癌防治科研协作组"，开启了地区大协作。1966年，我作为我院第一批医疗队的成员来到林县，从此和林县百姓及参加协助研究的河南同道们结下半个多世纪的不解之缘。2005—2020年，我受聘担任郑州大学博士研究生导师，为河南培养了几十位临床肿瘤学博士，郑玉玲教授就是其中之一。

中医中药是祖先给我们留下的瑰宝，几千年来保护了中华民族的繁衍健康。历届国家领导人高度重视中医药发展，多次作出重要指示，要遵循中医药发展规律，传承精华，守正创新，加快推进中医药现代化、产业化；建立中药特色审评证据体系，重视循证医学应用，探索开展药品真实世界证据研究。将证据放到中心位置，是对中医药监管理念的重要变革。我国中医药在临床医疗服务和保障健康事业中发挥着重要作用，传统中医药有长期的经验积累，是我国医药创新的重要来源，用现代科学技术诠释和论证中医药的博大精深，使其走向现代化，是现代药品监管人和医药人的职责和使命。

郑玉玲教授曾任河南中医药大学校长多年，中医学功底和临床经验皆较丰厚。为了适应时代的要求，并向广大同道们提供完善的参考资料，郑教授组织编写了本套《食管癌中医研究系列丛书》，内容源自两千余年传统医学典籍中对食管癌的记载，搜集整理了历代防治食管癌的医案和1949年以来相关的研究资料。这一尝试，无疑创作出了具有重大参考价值的典籍得以流传后世。

我国在食管癌流行病学、病因研究、营养干预、早期发现、早期治疗等方面皆取得了举世瞩目的成果。太行山区食管癌的发病率和病死率均有一定程度的下降。河南省林县已经改为林州市，"三不通"也已得到明显的改善。目前林州市已被世界卫生组织誉为"在基层开始肿瘤防治的典范"，在食管癌防治方面取得了明显成效。

越是有分量的著作，越要全面、精准，更要经得起历史的考验。历代中医典籍所载食管癌个案经验虽多，但限于当时条件，未能进行精准的统计，给编写带来了极大的难度。另外，本书的编写涉及我国对食管癌的西医学研究，虽然现代研究成果将在另一专著中详细介绍，但我希望在后续的工作中能将其结合并进一步完善，并编写方便以后研究的索引，以期更好地承上启下，传承创新，推动大家开展新的研究课题，从而能够向全球作出我国在食管癌防治方面的重大贡献。

中国工程院院士
中国癌症基金会副主席
亚洲临床肿瘤学会名誉主席

2022 年 6 月 6 日

中国食管癌的发病率和病死率均居世界首位。由于本病在流行特征、组织学发生和发病危险因素等方面与欧美国家存在较大差异，因此要降低食管癌的发病率和病死率，我国的肿瘤研究者和医务人员必须根据国情，依靠中西医结合的方法来解决。

中医古籍文献没有"食管癌"的病名，但早在《黄帝内经》中就有与之相关的记载，如"膈塞闭绝，上下不通，则暴忧之病也""食饮不下，膈塞不通，邪在胃脘"，并认为"三阳结谓之膈"。宋代严用和则在《济生方》中首先提出"噎膈"病名。历代医家在对其病因病机及治法方药不断深入研究的过程中，积累了丰富的诊疗经验。如东汉张仲景创制了大半夏汤治疗幕食朝吐、朝食暮吐；用小半夏汤治疗浊气上逆，呕吐痰涎；旋覆花代赭石汤治疗吐后痞硬、噫气不除。这些经方用于中晚期食管癌患者出现噎塞不下、呕吐痰涎常获得较好的效果。宋代《太平惠民和剂局方》记载丁香透膈汤治疗脾胃虚弱、痰气郁结的噎膈，沈括在《苏沈良方》中创制出软坚散结的"昆布丸"治疗噎膈等。金元时期，刘完素、张子和主张用攻法，李东垣常用养血行瘀法，朱丹溪则重视滋阴降火治疗本病。明代张景岳则提出治噎膈大法，当以调理脾肾为主。清代医家对本病的研究进一步深入，摸索出许多行之有效的治疗方法，并撰有专著加以论述，如姜天叙的《风痨臌膈四大证治》，吴苍山、吴仲宪父子的《医学噎膈集成》等。

新中国成立以后，人民政府对本病予以高度重视，于20世纪50年代初即由国家和河南省联合组织医疗队，深入食管癌发病率最高的河南省林县开展对该病的基础、临床研究。以沈琼教授、孙燕院士、陆士新院士、裘宋良教授、王立东教授为首的一大批专家学者都曾多次亲往长驻，观察走访，探究诊疗，为该病的防治作出了巨大贡献。在继承老一辈专家工作经验的基础上，食管癌中医研究课题组于1992年年初，从中医学角度对食管癌的防治开展了系统研究。研究的内容主要包括：①文献研究：搜集和整理古医籍中关于噎膈方药用药规律的记载；②证素研究：使用聚类分析法对噎膈证候规律加以研究探讨；③临床研究：创制了局部与全身结合的五步综合疗法及多种行之有效的方剂，如治疗食管癌痰瘀互结型的豆根管食通口服液，预防食管癌放疗后复发及治疗食管癌肝肾阴虚、顽痰瘤血型的地黄管食通，治疗晚期食管癌脾肾阳虚、顽痰瘤血型的附桂管食通等；④实验研究：主要探析治疗食管癌有效的经典方药，以及经验方的作用机制。

中医药是我国优秀传统文化中的瑰宝，对其传承与发展的研究近年来日益为国家高度重视。随着《中国的中医药》白皮书的发布及"健康中国"战略的实施，中医药发展更是上升为国家战略。国家分两批规划建设中医临床研究基地，食管癌作为重点研究病种被纳入第二批基地建设中。因本课题组前期在食管癌中医研究方面有一定基础，故获准承担食管癌中医研究任务。本课题组一方面继续深入进行基础理论和临床研究，另一方面根据长期积累的资料，结合研究成果，综合编撰了《食管癌中医研究系列丛书》。该丛书既是课题组对同行专家长期关心支持的回报，同时也弥补了国内无食管癌中医系列专著的不足。

本丛书包括《食管癌本草》《食管癌本草现代药理研究》《食管癌古今医案精选》《食管癌古今方剂精选》《食管癌中医理论与临床》。

为了编撰这套丛书，我们食管癌中医研究课题组聚焦研究方向，汇聚各方力量，收集古今资料，辛勤耕耘，刻苦研学，历经数载，终于将其整理出来，以便于中西医结合肿瘤专科医生、科研人员、医学院校师生、中医爱好者及部分患者等学习和查阅，以期广大读者从不同视角认识食管癌中医研究的内涵。

需要说明的是，本套丛书的大部分内容是对散见在古医籍和报刊中有关食管癌中医药（噎膈）研究资料的收集、整理和归纳，同时也有我们课题组多年来对食管癌中医理论和临床研究的实践和体会。如果能使读者从中借鉴和传承古人治疗食管癌的思路和经验，进而受到启迪并在临床中发挥作用，有益于广大的食管癌患者，同时又对其他恶性肿瘤的治疗思路与方法起到重要的参考，那将是对我们课题组全体人员的最大鼓励。由于中医药宝库博大精深，高远浩瀚，而我们的水平有限，难免会出现一些疏漏和不妥之处，恳请同行专家和广大读者给予批评，以便我们进一步学习、修正、完善和提高。

　　此套丛书得以出版，首先要衷心感谢我的恩师孙燕院士。他不仅对我肿瘤专业方面的研究和实践一直给予悉心指导，同时在九十高龄还亲自审阅书稿，提出中肯修改意见，又在百忙之中为本套丛书作序，让我感恩不尽。诚挚感谢河南省中医院毛德西教授、郑州大学许东升教授、河南中医药大学朱光教授、上海大学特聘教授夏的等专家对本套丛书的精心指正！还要感谢全国学界同仁对我们课题组在医疗、教学和科研上的大力支持与帮助！

郑玉玲

2022 年 6 月 16 日

食管癌本草药理研究包括传统作用原理研究与现代药理研究，本书重点阐述食管癌本草的现代药理研究内容。主要是对临床上治疗食管癌有应用价值、有现代药理研究报道的中药进行收集整理，从现代医药学视角加深读者对中医药治疗食管癌的疗效机理的认识，以期为临床医生合理用药提供理论指导与参考，为广大中医院校师生提供教学科研资料，为中医药研发人员的工作提供研究思路上的启示，拓展中医药爱好者的知识面等。

整体观念、辨证施药是中医药防病治病的特色和中医药理论的精髓，而分离解析、精准靶标则是现代西医学的特点，这两个医学体系各有特长，它们相互补充而并非相互格拒。如中医的"三因制宜"理念与西医学提出的"个体化治疗""精准治疗"等概念具有相通之处。本书在中医药理论指导下，将传统上用于食管癌防治或具有治疗其他肿瘤作用的中药，以现代药理研究内容为主体予以梳理和总结。

本书突出如下两个特色：

一是突出中医药理论的指导，在体例结构上主要将治疗食管癌的中药分为扶正与祛邪两大类，"扶正"与"祛邪"分别与现代的"免疫疗法"及"杀灭或清除癌细胞"两大疗法有一定对应关系；在每一大类下又按照中药的传统功效进行了药物分类；对于每一味药，既有简明的用于食管癌的传统记载，又有较详细的有效成分、药理作用及作用机制等现代研究的阐明，有利于读者在学习中药现代药理知识的同时方便知晓其传统药性、功效及应用，有利于传统与现代、中医与西医的融会贯通。

二是相对于本系列其他书目，本书重点在于对中药的现代药理作用研究结果进行归纳和总结。内容特点：除收录传统功效外，对中药的活性成分、药理作用等进行深入阐述，尤其关注了国内外医学领域在药理方面较前沿的研究进展，如药物的作用部位、靶点、调控通路等较深入的分子机制方面的研究，这对读者认识并深入了解中药传统功效的现代科学内涵有重要指导或参考意义。

编写凡例：

1. 本书所收载的中药品种，以历代中医典籍及现代文献记载用于治疗食管癌（噎膈）的中药为基础，筛选其中具有现代药理学研究报道的品种。

2. 药味的分类依据主要参照中药的传统功效归类法。

3. 所记载中药名称及基原的拉丁名、性味归经、功能主治等内容均以《中国药典》为准，《中国药典》未收载品种则参考《中药大辞典》《中医大辞典》《中华本草》《全国中草药汇编》及《中药学》教材等书目。

4. 为保持参考文献的原貌，本书涉及的度量衡单位以引用文献原文为准。

5. 所涉及的专业名称、术语有多种称谓的以所参考的文献原文为准。

目录

上 篇

下 篇

上篇

第一章　食管癌本草的传统作用原理

食管癌，临床上通常是指原发于食管黏膜的上皮细胞及黏膜下层腺组织发生的癌症，即原发性食管癌。食管癌是危害人类生命和健康最常见的消化道恶性肿瘤之一。中国是全球食管癌发病率和病死率最高的国家。食管癌在中医学中属"噎膈"范畴，《素问·至真要大论》曰："饮食不下，膈咽不通，食则呕。"即以吞咽困难、饮食不下为主症。自唐代以后，噎膈并称。数千年来，中医药在噎膈治疗方面积累了丰富的经验，并在本草著作中予以记载。食管癌本草有两方面的含义，一是指用于食管癌（噎膈）治疗的中药；二是历代用于记载治疗食管癌（噎膈）的本草著作。

郑玉玲教授深谙治疗食管癌中药之药性，通过对其治疗食管癌的用药规律总结分析，可从中药的药性角度阐释食管癌本草的药理作用。通过对中药药性（四气、五味、归经）统计分析显示（表1），郑玉玲教授用药药性以温居多，其次为平、寒。她认为食管癌的发生与痰瘀、气郁、热结密切相关，痰瘀互结，气滞血瘀，日久化热，结聚成热。"病痰饮者，当以温药和之"，故温性药物居多，治疗当以温药化痰、活血散瘀为主，佐以少量清热药物。其次，平性药物较多，患者多为高龄之人，脏腑阴阳气血亏损，机体抵抗力逐渐下降，治疗当以平和为主，保持机体阴阳平衡。食管癌的发生与热结相关，"热者寒之"，以寒治热，故应用寒性药。对于药味，甘味药使用频次最高，甘者补之，治疗气血亏虚证，以温补气血。最后为辛、苦，辛能散能行，以散结行气血；痰瘀结聚，结者散之，苦能燥湿，以散结。故郑玉玲教授临床常用甘温药以扶正固本为主，兼以辛苦药化痰散结以祛邪。这与王永炎院士的观点——"就目前看，中医扶正培本的治则治法对肿瘤患者生存期与生存质量的提升仍有优势"高度契合。

从药物归经及功效的角度看食管癌的中药用药原理。食管癌病位在食管，属胃气所主，病变脏腑关键在胃，与肝脾肾密切相关，三脏之经络皆通过食管。郑玉玲教授治疗食管癌时，归脾、胃经的药物使用频率居前两位。其次使用频率较高的为肺、肝、肾经，土为金之母，金为土之子，母病及子，脾土不足时，无以生养肺金，使肺金逐渐虚弱，引起脾肺两亏证，故选用入肺经的药物。肝失疏泄，气失条达，气血运行不畅，则气滞血瘀。脾失运化，水津失布则聚而为痰，痰湿内蕴，阻滞气机，气滞则血瘀，痰瘀互结。肾阴不足，不能滋养咽喉。从中药功效统计结果分析，补虚药、解表药、化痰止咳平喘药、理气药、清热药、活血化瘀药是使用频率较高的。针对食管癌的发生原因与发病机制，郑玉玲教授的治疗原则以扶正固本为主，辅以清热解毒、理气化痰祛瘀。

表1　郑玉玲教授治疗食管癌用药的四气、五味、归经分布（频率>20%）

排序	归经	频数	性	频数	味	频数
1	脾	1047	温	858	甘	879
2	胃	712	平	395	辛	762
3	肺	632	寒	254	苦	619
4	肝	575			淡	109
5	心	455			酸	93
6	肾	249			咸	54
7	胆	149				
8	膀胱	54				
9	心包	54				

注：频数＝（频率大于20%的中药）同类中药属性或归经药物出现的次数。

类似的，有关学者研究表明，通过对近30年来网络数据库（中国知网、万方医学网、读秀、维普等）和书籍刊物（图书馆藏书）中治疗食管癌的方药分析，发现所用药物以补虚固本、降气化痰、解毒散结、破血消癥、活血化瘀、滋阴清热为主，药性多偏于温，药味苦甘，多归脾经（表2）。

表2　文献记载食管癌治疗药物四气、五味与归经的频次分布表

归经	频次	四气	频次	五味	频次
脾	2311	温	1935	苦	2617
肺	2228	寒	1741	甘	2582
胃	2204	平	1127	辛	1784
肝	2099	凉	270	咸	537
心	1533	热	48	涩	193
肾	1034			酸	186
大肠	642				
胆	312				

续 表

归经	频次	四气	频次	五味	频次
膀胱	260				
小肠	216				
心包	161				
三焦	48				

对比上述两种研究结果，尤其是从药性的角度分析用药机理，发现郑玉玲教授治疗食管癌的用药规律与现代文献和图书馆藏书中记载治疗食管癌的中药用药规律高度一致，也说明通过"甘温补益以扶正固本，清热解毒以祛瘀祛邪"可以从传统中医药的药性理论对食管癌本草的药理进行阐释。

第二章 食管癌本草的现代药理学研究内容

中药药理学是在中医药理论指导下，运用现代科学方法研究中药与机体（包括正常机体、病理机体和病原体）相互作用及其作用规律的学科。据此，食管癌本草的现代药理学研究应该是在中医药理论指导下，运用现代科学方法研究中药与正常机体、食管癌病理机体和食管癌病原体之间相互作用及其作用规律，其研究内容应主要包括抗食管癌中药的药效研究，中药对食管癌作用的机制研究，抗食管癌中药的活性成分研究等。

一、抗食管癌中药的药效研究

该研究主要通过动物实验或临床研究发现抗食管癌中药对机体（包括组织器官或细胞）的作用与效应，包括中药对癌肿病灶或并发症的作用等，以确定药物的治疗作用，为临床用药提供指导。

例如有学者综述了蟾酥抗肿瘤的临床药效，研究表明以蟾酥制备的华蟾素注射液用于治疗食管癌，可显著降低患者血清相关肿瘤标志物糖类抗原 50、鳞状细胞癌抗原和癌胚抗原的含量。联合放疗可明显缓解老年食管癌患者的疼痛，降低放射损伤，联合化疗可提高晚期食管癌患者化疗的疗效，降低不良反应的发生率，提高患者的生存质量。动物实验的药效研究表明，壁虎醇提物可抑制 S180 肉瘤在昆明小鼠体内生长，体外实验则发现其能诱导人食管鳞癌细胞 EC9706 的凋亡。

二、中药对食管癌治疗作用的机制研究

中药的抗癌作用机制往往是多个方面的，通过作用机制研究可以更好地阐释中药的作用原理，为确定有效成分、开发新药、提高疗效等提供依据。

如现代药理研究表明，蟾酥及相关制剂对食管癌及多种癌症的作用机制为引起肿瘤细胞 G_2/M 细胞周期停滞，降低热休克蛋白 27 及相关分子 p-Akt 的表达，激活 Caspase 家族中 Caspase-3 与 Caspase-9，调节凋亡相关蛋白 Bcl-2/Bax 的表达，来促进肿瘤细胞凋亡。蟾酥抗癌的机制是多方面的，还包括抑制肿瘤细胞增殖，抑制肿瘤组织血管的生成，从免疫功能水平影响到机体对肿瘤细胞的生长监视、杀伤、清

除及逆转肿瘤细胞多药耐药等。与蟾酥类似，现代药理研究发现很多中药的抗癌作用都是多途径多靶点的。这些都体现了中医药的"整体作用"特征。

三、抗食管癌中药的活性成分研究

中药活性成分是指存在于中药中的具有医疗效用或生理活性、生物活性的，能用分子式和结构式表示并具有一定理化常数的单体化合物或者一类化合物。由于中药的来源多数是天然的植物、动物，因此中药活性成分既可以是初生代谢产物，也可以是次生代谢产物。初生代谢是指生物生存和健康必需的化合物，通过生物共同的代谢途径合成，包括糖类、氨基酸类、脂肪酸类、核酸类及由它们形成的聚合物。次生代谢产物是生物体内由糖类、氨基酸等初生代谢产物通过次生代谢过程产生的有机物，包括萜类、酚类、生物碱和有机酸等。次生代谢产物是机体生长发育正常运行非必需的小分子有机化合物，有些是病理产物，但是这类化合物往往也有较强的生物活性或药用价值。

现将抗食管癌中药活性成分的主要特点分述如下：

（1）多糖和苷类：多糖类成分是由 10 个以上的单糖分子组成的，通常由几百到几千个单糖基通过苷键连接而成。而苷类又称配糖体，由糖和非糖物质结合而成。根据组成是否为单一的多糖可分为均多糖和杂多糖。多糖和苷类成分具有抗肿瘤、免疫调节、抗氧化与衰老、影响肠道菌群等诸多药理作用。多见于味甘的补益药，可以直接或间接影响食管癌细胞的增殖、迁移和凋亡。或用于食管癌患者化疗、放疗前后，以提高身体免疫力，减少食管癌患者术后的并发症，具有改善患者生存质量和增效减毒的作用，部分中药可以减轻人体对食管癌治疗药物的耐药性。如人参、黄芪、石斛等。

（2）生物碱：是一类复杂的含氮有机化合物，具有特殊的生理活性和临床疗效，多见于味苦或辛的清热药，多可以直接或间接影响食管癌细胞的增殖、迁移和凋亡，并可用于治疗食管癌及其放化疗前后的并发症。药用植物中生物碱含量较为丰富的有白花蛇舌草、黄连、鱼腥草、穿心莲等。

（3）挥发油：又称精油，是具有香气和挥发性的油状液体，是由多种化合物组成的混合物，具有一定的生理活性，在临床上有多方面的作用，如止咳、平喘、发汗、解表、祛痰、祛风、镇痛、抗菌等。挥发油多见于辛味的解表药，相关药物可直接或间接影响食管癌的增殖、凋亡来发挥抗癌作用，也可辅助用于化疗。药用植物中挥发油含量较为丰富的有桂枝、防风、葱白、薄荷、菊花、柴胡等。

（4）萜类：分为单萜类、倍半萜类、二萜类、三萜类，可参与形成酯类，具有抗肿瘤、抗病毒、增强人体免疫力、杀菌、消炎、祛痰止咳、驱虫、发汗等作用。萜类存在于多种中药中，多可以通过直接或间接影响食管癌细胞的增殖、凋亡来发挥抗癌作用，也有少量用于辅助化疗。

（5）木脂素类：由二分子苯丙酸聚合而成的化合物，由二聚物、三聚物或四聚物构成，多数呈游离状态，少数与糖结合成苷而存在于植物的木部和树脂中，故而得名，具有抗肿瘤、抗病毒、抗菌、保肝、调节心血管及中枢神经系统功能等作用。党参、石上柏、威灵仙等中药都含有木脂素类。

（6）黄酮类：黄酮类化合物泛指两个苯环通过中央三碳链相互连接而成的一类化合物。大部分黄酮类化合物为山奈酚和槲皮素黄酮的衍生物，其抗肿瘤作用机制与干扰肿瘤细胞的能量代谢、诱导肿瘤细胞的凋亡等有关。黄酮类化合物还具有神经保护、抗心肌缺血、降压、改善学习记忆、抗胃溃疡、保护生殖组织、抗炎及降血糖等药理作用。冬凌草、半枝莲、白花蛇舌草、红豆杉、檀香、砂仁、荸荠、丹参、党参、甘遂、高良姜、化橘红、三七、枇杷叶、蒲公英、砂仁、山豆根、石上柏、威灵仙、吴茱萸、皂角刺、急性子等都含有黄酮类成分。

（7）香豆素类：属于顺式邻羟基桂皮酚内酯，具有芳香气味，是自然界非常重要的一类天然化合物，临床应用广泛，具有抗癌、抗炎、抗凝血及抗菌等多方面活性。化橘红、皂角刺等都含有香豆素类成分。

（8）脂类：是人体所需的重要营养素之一，供给机体所需的能量和必需脂肪酸，是人体细胞的组成成分。具有抗多药耐药菌、抗炎、提升免疫力的作用，羚羊角、全蝎、壁虎、蜈蚣等均含有脂类。

中药活性成分研究是中药现代化研究的重要内容。通过活性成分研究有利于明确药物的作用机理，为制定合理的药物用量提供依据，有利于新药开发等。抗食管癌中药同其他中药一样，活性成分多样复杂是最主要的特点。如款冬花含有黄酮类、多糖类、生物碱类、酚酸类等化学成分，其中款冬花多糖被证明具有抗食管癌的活性，研究表明款冬花多糖可以提高 Eca109 细胞 miR-99a 表达，明显抑制食管癌细胞增殖、迁移和侵袭，显现出一定的抗肿瘤作用，这些发现为治疗食管癌提供了一种潜在的策略。动物药蟾酥中含有丰富的化学物质，其中生物活性物质主要包括多肽类、类固醇、吲哚生物碱和有机酸等，类固醇类成分中的蟾毒灵、脂蟾毒配基和华蟾蜍精是蟾酥抗肿瘤作用的主要活性成分，同时该类成分又具有较大毒性，使用不当时会产生心律失常、呼吸困难、昏迷等毒性作用。可见对该类中药开展全面深入的活性成分研究，对于研制出高效低毒的制剂，并使之安全有效地应用于临床具有重要意义。

第三章　食管癌本草的现代药理学研究方法

药理学的主要研究方法是药理实验方法，即在严格控制的条件下，观察药物对机体（或其组成部分，也包括病原体）的作用规律并分析其产生作用的机理。食管癌本草的现代药理学研究方法包括动物实验、体外细胞实验、网络药理学、现代组学等。

一、用于药理研究的常用食管癌动物模型

食管癌常用的实验动物多为大鼠和小鼠，而根据造模方法的不同，可以分为诱发性食管癌模型、移植性食管癌模型和基因工程模型。

1. 诱发性食管癌模型

现代研究证明食管癌可由多种致癌因素影响，而化学致癌原正是动物模型里最常见的诱发性模型。常见化学致癌模型为亚硝胺和4-硝基喹啉氧化物，主要通过将上述物质混在食水中喂养小鼠造模。亚硝胺致癌模型主要采用甲基苄基亚硝胺和对甲基戊基亚硝胺两种化合物，但应注意大鼠模型食管鳞癌诱导成功率较高，但在小鼠中却不能很好地造模。而4-硝基喹啉氧化物则对大鼠、小鼠的造模均有良好的效果，但主要诱导鳞癌而非腺癌。

诱发性食管癌模型优点在于潜伏期短且重现性好，但缺点是成本较高，且长时间应用致癌化合物，可能对动物和实验人员造成伤害，另外由于致癌物质缺乏机体特异性，因此造模过程中容易引发其他并发癌症。

2. 移植性食管癌模型

异种移植的食管癌动物模型是将人类食管癌的癌组织接种于动物体内建立的食管癌动物模型。根据移植肿瘤的处理方式不同，分为细胞悬液移植、培养细胞移植和组织块移植；根据移植的部位不同，分为原位移植和异位移植（皮下、腹腔等）。原位移植是将癌组织移植于实验动物的食管，异位移植是将癌组织或癌细胞移植于实验动物食管以外的身体其他部位。主要选用小鼠，模型可以分为免疫缺陷模型和人源化小鼠模型。

（1）免疫缺陷模型：免疫缺陷模型主要采用皮下移植或原位移植，将新鲜外科

手术肿瘤组织或活检组织通过皮下或原位种植到免疫缺陷小鼠身上。

（2）人源化小鼠模型：人源化小鼠模型是指将人类基因敲入动物基因组中，使动物感染人类传染病病原或可以分泌人类抗体等，或是在免疫缺陷小鼠中，注射一定数量的人类细胞或干细胞。

免疫缺陷模型优点在于可以保留患者肿瘤的异质性等特征，但缺点是免疫系统缺失，无法再现患者体内肿瘤和免疫系统之间的相互作用，以及通过激活免疫系统来抗肿瘤的治疗方法。而人源化小鼠模型优点在于可以保留患者肿瘤的异质性等特征，能很好地再现患者体内肿瘤和免疫系统之间的相互作用，但缺点在于操作复杂、动物成活周期短。

3. 基因工程模型

目前，随着基因工程技术的不断进步，基因工程模型不断完善。主要是通过转基因工程和基因敲除技术。比如 p53 基因工程鼠、P120-连环蛋白缺陷小鼠、p53 和 Brca1 基因联合敲除鼠等，可以进一步模拟人食管肿瘤微环境，更有利于探索疾病治疗的机制。

二、食管癌本草研究的体外细胞实验

药物的体外细胞实验是采用体外细胞培养法研究药物的作用，观察各种药物及其不同剂量对离体细胞的作用。通过该实验可以检查细胞系（株）对药物的敏感性，同时也可观察到不同药物所引起体外培养细胞的形态结构和生理、代谢的变化等。由于肿瘤的形成与机体的细胞异常增殖、死亡机制发生障碍密切相关。在食管癌药物研究中，抑制肿瘤细胞异常增殖和诱导其凋亡已成为研发抗肿瘤药物及探讨药物作用机制的重要思路。因此，体外细胞实验常用于治疗食管癌中药的作用机制研究。

目前，常用的细胞模型有 KYSE-140 人食管鳞癌细胞、KYSE-510 人食管鳞癌细胞、OE19 人食管癌细胞、KYSE-30 人食管鳞癌细胞、KYSE-70 人食管鳞癌细胞、KYSE-410 人食管鳞癌细胞、KYSE-450 人食管鳞癌细胞、OE33 人食管腺癌细胞、TE-13 人食管癌细胞、ESC-410 人食管癌细胞、CAL-33 人食管鳞癌细胞、TR146 人食管鳞状癌细胞、NEC 人食管癌细胞、SLMT-1 人食管鳞癌细胞、CaES-17 人食管癌细胞、EC9706 人食管癌细胞、SEG-1 人 Barrett 食管癌细胞等。其中 EC9706、

ECA109、TE-1 主要为高分化鳞癌。

体外细胞实验的给药方法与动物整体的灌胃或注射不同，主要包括以下几种给药方案。

（1）提取物直接给药法：即中药的提取物或提取的有效部位、有效成分等直接添加到细胞体系中。由于中药的粗提物杂质仍较多、理化性质复杂，直接添加至细胞体系中不良影响较多，可将粗提取物进行纯化，包括去除杂质、调整酸碱度与渗透压等，目前超细粉末等新技术的应用，使提取物的质量进一步提高，理化干扰因素进一步减少，一般可以将提取物纯化至含药量90%以上。

（2）中药血清药理学方法：是将中药或中药复方经口给动物灌服，一定时间后采集动物血液，分离血清，用含有药物成分的血清进行体外细胞给药实验的一种方法。该方法利用了生物体对中药复杂成分的选择作用，血清中既含有药物原型成分，也有消化吸收后的代谢成分及体内产生的应激成分，能够尽可能的反映药物在体内的真实状态。

（3）中药血浆药理学方法：该方法提出中药成分在消化道中被吸收后是进入血浆，而不是血清。血清的制备有凝血过程，而体内通常不会发生凝血，故含药血浆更能模拟人体内药物代谢过程。与血清药理学方法不同的是在动物取血时，在新鲜血液样品中加入抗凝剂（肝素、EDTA 的钠盐和钾盐、柠檬酸盐等），离心吸取的上清液，即为含药血浆。

通过体外肿瘤细胞培养及加药干预，观察和检测受药物影响后肿瘤细胞的形态、增殖，细胞的自噬、凋亡、迁移，以及细胞的能量代谢、肿瘤细胞血管生成等指标，分析药物对肿瘤细胞的抑制活性或探讨其作用机制。如款冬花多糖处理 Eca109 细胞24 小时，发现给药后 Eca109 细胞增殖、迁移、侵袭均被抑制，进一步研究表明通过调控 miR-99a 表达并抑制 PI3K/Akt 信号通路活性可能是款冬花多糖抑制食管癌的重要途径。

三、食管癌本草研究的网络药理学方法

网络药理学作为一门从"多成分、多靶点、多途径"的系统层面揭示药物对机体调控作用的新兴学科，对于中药的药理作用及其作用机制研究是近年来的研究热点。

具体研究路径是首先收集筛选相应中药或复方的活性成分，包括实验室对药物化学成分的分离鉴定及通过 TCMSP 和相应文献寻找有关活性成分，然后采用相应网站（如 Pharm Mapper 和 Swiss ADME）预测活性成分潜在靶点。接下来在疾病数据库（如 Gene Cards 数据库、OMIM 数据库、Drug Bank 数据库等）中寻找食管癌相关靶点。将药物活性成分的作用靶点与疾病靶点取交集，获得治疗食管癌的关键靶点，绘制韦恩图。然后通过 Cytoscape 生物信息分析软件将主要交集靶点构建"药物-活性成分-靶点-疾病"网络，并构建关键靶点蛋白相互作用（PPI）网络，选择合适平台做 G0 功能、KEGG 通路富集分析。

现在也有将分子对接技术和采用 TCGA 数据库的差异基因或蛋白质的组学、液质联用分析药物成分等结合的相应文献，进一步拓宽了网络药理学应用和食管癌机制研究的范围，并提供了新的研究方向。

四、现代组学用于食管癌本草的药理研究

对于中药的药理、药效研究，尤其是开展深入的作用机制研究，均离不开对疾病的诊断、病因病机的发现，以及对药物干预后的分析。而基因组学、蛋白质组学、转录组学、代谢组学等在疾病诊断、病因分析、药物干预及预后等方面发挥着越来越重要的作用。

近年来基因组学、蛋白质组学及代谢组学在食管癌早期筛查与诊断中得到了广泛应用，发现了诸多潜在的生物标志物，有望为食管癌早期筛查及诊断提供新方法。如通过基因组学分析部分 DNA 甲基化可作为食管癌早期诊断的潜在生物标志物。蛋白质组学研究发现在鉴别差异表达蛋白的基础上，可以利用多个差异表达蛋白建立食管癌相关诊断模型。食管癌的发生发展与代谢的变化有关，这些变化可以被捕获为血浆或尿液中的代谢特征，通过代谢组学分析，有可能识别出这种代谢特征，以此判断病理状态。

通过多组学分析食管癌患者（或实验动物）在中药治疗前后显著差异的基因甲基化、代谢产物和差异蛋白等，可以寻找评价预后的潜在标志物，分析中药的疗效特点、发挥作用的活性成分及作用靶点、作用途径等。例如随着分析技术的发展，尤其是诸如 GC/TOF-MS、HPLC-MS/MS、UPLC/ESI-MS、UPLC-HDMS、UPLC/LTQ-Orbitrap-MS 气质、液质及多质谱联用技术的涌现，可以高精度的对抗食管癌中药的

生物活性成分进行鉴定和表征，识别接受治疗的食管癌患者（或动物模型）的蛋白、激素、递质等代谢生物标志物及酶的活性等，这些生物标志物有能力对已定义的疾病进行机械表型、进展和恢复，将生物活性化合物和代谢生物标志物进行关联，可以确定哪些是发挥作用的活性成分，并进一步通过挖掘生物标记物对所识别的活性成分的生化功能来诠释中药的治疗机制。

系统生物学驱动的多组学研究方法，分别阐明了基因、蛋白质、脂类和代谢产物在中医药中的作用和相互作用，在生物活性物质的鉴定，阐明药理作用、毒理作用和治疗机制等领域中发挥着越来越重要的作用。通过多组学策略与网络药理学相结合，识别食管癌治疗的各种中药的生物活性成分，阐释中医药治疗食管癌的作用机制。

下篇

第一章　扶正类

扶正固本，是中医治病的主要治则之一。扶正就是扶助正气，固本就是调护人体抗病之本。通过扶正固本以促进生理功能的恢复，以达到正复邪退的目的。中医认为疾病的发生包括肿瘤（癥瘕积聚、噎膈等）的形成及其演变过程，取决于邪正的盛衰。如噎膈（食管癌），《活法机要》指出："壮人无积，虚人则有之，脾胃怯弱，气血两衰，四时有感，皆能成积。"说明中医认为人体正气虚弱，气血运行失调容易发生噎膈。通过扶助正气、坚固根本、增强抗病能力，能够达到遏制肿瘤的复发、扩散、转移，提高机体免疫功能的目的，防止肿瘤的发展。

当前，鉴于癌症的复杂性，其治疗逐渐由直接针对病灶的放化疗、手术治疗等传统疗法转向免疫疗法（immunotherapy）。肿瘤的免疫治疗旨在激活人体免疫系统，依靠自身免疫功能杀灭癌细胞和肿瘤组织。与以往的手术、化疗、放疗和靶向治疗不同的是，免疫治疗针对的靶标不是肿瘤细胞和组织，而是人体自身的免疫系统，该理念与中医的"扶正固本"如出一辙。

中医临床发现食管癌等恶性肿瘤在发病过程中，大多会出现贫血、头晕、饮食欠佳、肢倦乏力等一系列正气亏虚，气血不足，脾胃功能下降的症状。因此中医的扶正固本已被认为是治疗食管癌等各种恶性肿瘤的主要原则，治以益气养血、健脾和胃、益肾填精之品，取得了明显效果。现代研究证明扶正类中药对肿瘤患者有较好的免疫调节作用，部分药物有抗肿瘤作用，对肿瘤的放疗、化疗有增效减毒的作用。在早期食管癌中主要应用于手术前后，可有效提高手术的成功率并促进患者的术后恢复。中晚期患者身体虚弱，对于接受放化疗的患者，配合使用扶正类中药，在一定程度上可减小肿瘤体积、缓解并发症，用于吞咽受阻、水饮梗塞不下、泛吐白沫及黏液、肢体倦怠、神疲乏力等患者，可有效提高重症患者的生存率。

针对正气亏虚、气血不足症状可辨证采用补气、补血、补阳、滋阴等药物，针对饮食欠佳、脾胃功能下降等症状辨证使用温中理气、健脾化湿及消食等药物。这也是本章各节药物分类的主要依据。

第一节　补气药

1. 人参

(《神农本草经》)

【基原】

本品为五加科植物人参 *Panax ginseng* C. A. Mey. 的干燥根和根茎。

【别名】

人衔、鬼盖（《神农本草经》），土精、神草、黄参、血参（《吴普本草》），百尺杵（《本草图经》），海腴、皱面还丹《广雅》，棒槌（《辽宁主要药材》）。

【性味归经】

甘、微苦，微温。归脾、肺、心、肾经。

【功能主治】

大补元气，复脉固脱，补脾益肺，生津养血，安神益智。用于体虚欲脱，肢冷脉微，脾虚食少，肺虚喘咳，津伤口渴，内热消渴，气血亏虚，久病虚羸，惊悸失眠，阳痿宫冷。

【传统应用】

《医学入门》：丁香透膈汤，丁香、木香、麦芽、青皮、肉豆蔻、白豆蔻各二分半，沉香、藿香、陈皮、厚朴各三分，甘草七分半，草果、神曲、半夏各一分半，人参、茯苓、砂仁、香附各五分，白术一钱。姜、枣煎服。治脾胃不和，痰逆恶心呕吐，饮食不进，十膈五噎，痞塞不通。

【化学成分】

人参的化学成分包括人参皂苷（人参皂苷 Rh2、人参皂苷 Rk3、人参皂苷 Rg3、人参皂苷 Rg5 等）、人参多糖、人参挥发油、维生素、多肽，钠、镁、磷等微量元素，以及一些特殊氨基酸（如 γ-氨基丁酸、三七氨酸、精氨酸果糖苷等）等多种类型的化合物。

【药理作用】

1. 抗癌的药理作用

（1）抗食管癌的药理作用：人参皂苷 Rh2 能够诱导食管癌 Eca-109 细胞凋亡，抑制细胞增殖、迁移、分化，将癌细胞阻滞于 G_0/G_1 期，其作用机制是通过影响细胞周期调控因子 cy-clinE、CDK2、p21WAF1 基因表达，调节早期生长反应因子（Egr-1/TRL4/mTOR）信号通路，上调 TFPI-2 基因表达和抑制其侵袭力，上调 Caspase-3、Caspase-8 蛋白表达来实现的。

人参皂苷 Rg3 能够抑制食管癌细胞 EC9706 的增殖，诱导细胞凋亡，将食管癌细胞阻滞在 G_0/G_1 期，且随 Rg3 浓度增加而增加，其分子机制可能通过上调 p21、Bax、p53 和 Caspase-3 蛋白表达水平，下调 VEGF 和 MMP-2、MMP-9、c-Myc 和 Cyc-lin-D1 的蛋白表达来促使肿瘤细胞凋亡，抑制细胞增殖和迁移，抑制肿瘤血管生成。Rg3 能显著抑制 HUVECs 细胞的增殖、迁移和小管形成，表明 Rg3 能抑制新生血管形成。

人参皂苷 Rg5 能够通过调控 Caspase 家族和 Bcl-2 家族蛋白促进食管癌细胞凋亡，并且和下调 PI3K/Akt 信号通路中 p-Akt 的表达有关；人参皂苷 Rg5 联合顺铂可以下调 p-Akt 和 Bcl-2 表达，发挥对食管癌细胞的抑制增殖作用和促进凋亡的作用。人参皂苷 Rg5 能抑制食管癌 Eca-109 细胞增殖，其机制可能为增加细胞早期凋亡，引起细胞周期滞留。

人参皂苷 Rk3 通过介导 PI3K/Akt/mTOR 信号通路，能够显著抑制人食管癌细胞（Eca109 和 KYSE150）的增殖和集落形成，调控食管癌细胞的凋亡和自噬。主要机制是通过阻断 PI3K/Akt/mTOR 途径来激活细胞凋亡和自噬，从而抑制 Eca109 和 KYSE150 细胞的增殖。人参皂苷 Rk3 可能触发 G_1 期停滞并诱导凋亡和自噬。人参皂苷 Rk3 诱导的细胞凋亡可被 3-MA（自噬抑制剂）部分消除，这表明自噬可增强细胞凋亡。进一步的研究表明，用 Akt 抑制剂 GSK690693 或 mTOR 抑制剂雷帕霉素进行预处理可促进人参皂苷 Rk3 诱导的细胞凋亡和自噬。

（2）抗其他癌症的药理作用：人参皂苷 Rh2 通过细胞凋亡蛋白酶 C 诱导鼠的神经胶质瘤细胞和人的 SK-N-BE（2）成神经细胞瘤细胞的凋亡，也能导致部分依赖细胞凋亡蛋白酶-8 和细胞凋亡蛋白酶-3 的人恶性黑色素瘤细胞的凋亡。它也能抑制 C6 神经胶质细胞、A549 人肺癌细胞和各种卵巢癌细胞的生长，是使 A549 人肺癌细

胞 G_1 生长期受抑制和凋亡的媒介。还可通过抑制细胞循环，上调 Bax 蛋白酶、下调突变的 p53 蛋白酶的表达，抑制人肝细胞瘤 Bel-7404 细胞增殖。

人参皂苷 Rg3 可以通过降低 5α 还原酶的表达，抑制细胞周期进化基因，诸如增殖细胞核的抗原基因和细胞周期的 D1 蛋白基因，阻止癌细胞的增殖；增强 p21 和 p27 等抑制基因的能力，使癌细胞停止在细胞周期的 G_1 期；下调 Bcl-2（抗感应细胞凋亡的基因）、激活细胞凋亡蛋白酶 3（感应细胞凋亡的基因）来诱导细胞凋亡等机制，阻止前列腺癌细胞和其他雄激素依赖细胞的增殖，是治疗白细胞淤积最有效的人参皂苷之一。

化合物 K（IH901）通过细胞色素 C 调节细胞凋亡蛋白酶 3 和细胞凋亡蛋白酶 8 的活性，增强 p27 Kipl 的表达，降解 C 原癌基因和细胞周期蛋白 D1 的表达，抑制纤维原细胞受体 3 的表达，抑制黑素瘤细胞的增殖，诱导人肝癌细胞 HepG2、KMS-11 及肺癌细胞（LLC）的凋亡。

25-OCH3-PPD 是从人参中分离鉴定出的一个新化合物，对不同遗传背景的肺癌细胞、前列腺癌细胞 LNCa P（雄激素依赖）和 PC3（雄激素独立）中显示出抑制作用，能减少细胞增殖引发的吞噬作用，将细胞循环停止在 DNA 合成前期，抑制了蛋白质的基因表达，阻碍肿瘤生长。

2. 其他药理作用

（1）对中枢神经系统的影响：①对中枢兴奋与抑制过程的影响：人参对中枢神经系统既有兴奋作用，又有抑制作用，人参皂苷 Rg 类有兴奋作用，Rb 类有抑制作用，还表现为小剂量兴奋，大剂量抑制。②增强学习记忆能力：人参改善学习记忆作用的主要机制是促进脑内物质代谢，促进乙酰胆碱的合成和释放，使多巴胺、去甲肾上腺素含量增加，促进脑神经细胞发育和突触传递（海马区神经元），保护神经细胞，增加脑血流量及改善脑能量代谢。

（2）对心血管系统的影响：①强心、抗休克：人参治疗量可增强实验动物心肌收缩力，增加冠状动脉流量，减慢心率，抑制心肌细胞膜 Na^+-K^+-ATP 酶。②抗心肌缺血：人参制剂对垂体后叶素引起的心肌缺血有改善作用，皂苷注射液通过扩张冠状动脉，抗缺氧，对心肌缺血和心肌梗死有保护和改善作用。

（3）增强免疫功能：人参多糖和人参皂苷可增强非特异性免疫功能和特异性免疫功能，还能对抗免疫抑制剂引起的免疫功能低下。

（4）延缓衰老：人参皂苷可延长实验动物寿命，使培养细胞增殖并延长存活时间。

除此之外，人参还有改善睡眠、保护肝脏功能、抗溃疡、抗炎、抗抑郁、抗应激等作用，可用于治疗高血压、糖尿病肾病等。

【注意事项】

不宜与藜芦同用，实证、热证忌服。

人参会导致神经、精神系统产生不良反应，如易醒、失眠、神经衰弱、震颤、欣快感等中枢神经系统兴奋和激动症状，故精神分裂症、狂躁症、癔症患者不宜服用。孕妇、哺乳期女性及 14 周岁以下儿童不宜食用，使用人参前一定要听取专业医生的建议。

因人参类制剂的滥用，临床上出现了许多不良反应的报道，主要表现为呕吐、腹胀、腹痛、呼吸急促、气喘、面色潮红、心律失常、嗜睡、过敏反应、性早熟等。口服 3% 人参酊 100mL 会导致轻度的不安与兴奋，服用超过 200mL 的人参酊或人参粉则会出现中毒症状，如失眠、抑郁、头痛、心悸、血压升高、体重减轻等。

【现代应用】

加味麦门冬汤：人参 5g，白术 15g，茯苓 20g，黄芪 30g，沙参 20g，麦冬 15g，生地黄 15g，枸杞子 20g，半夏 15g，陈皮 15g，生姜 10g，鸡内金 15g，当归 15g，丹参 15g，白芍 10g，半枝莲 15g，白花蛇舌草 20g，甘草 10g。随症加减，可用于减少食管癌患者术后的并发症，还能改善患者生存质量。

2. 西洋参

（《本草备要》）

【基原】

本品为五加科植物西洋参 *Panax quinquefolium* L. 的干燥根。

【别名】

西洋人参（《本草从新》），洋参（《药性考》），西参（《增订伪药条辨》），花旗参、广东人参（《中国药用植物志》）。

【性味归经】

甘、微苦，凉。归心、肺、肾经。

【功能主治】

补气养阴，清热生津。用于气虚阴亏，虚热烦倦，咳喘痰血，内热消渴，口燥咽干。

【化学成分】

西洋参的化学成分包括皂苷类，多糖，多酚，挥发油，多种氨基酸，以及铁、铝、锰、镁等微量元素。

【药理作用】

1. 抗癌的药理作用

西洋参有辅助治疗胸腺癌的作用，其总皂苷提取物具有明显的抗肿瘤效果。西洋参所含的人参二醇对绿猴肾癌细胞具有较强的杀伤作用，原人参二醇对乳腺癌、肺癌、前列腺癌和胰腺癌具有较强的抑制作用。西洋参多糖能够抑制肝癌细胞的生长，并能促进其凋亡。

2. 其他药理作用

（1）对心血管系统的影响：西洋参对心血管系统具有一定的保护作用，能改善心肌缺血、心律失常等症状。研究表明，西洋参总皂苷能明显改善心肌缺血再灌注后的血液流变性，改善血液循环，对大鼠心肌缺血再灌注损伤有明显的保护作用。

（2）免疫调节作用：西洋参花多糖能通过增强巨噬细胞的吞噬能力，释放免疫因子等增强巨噬细胞免疫活性。故西洋参可以补充人体物质亏损，增强人体功能，从而提高抗病能力。

（3）对代谢的作用：西洋参叶中的人参皂苷类原花青素（PDG）对胰腺脂肪酶活性有抑制作用，对高脂饮食小鼠肥胖、脂肪肝和高甘油三酯血症有明显的预防和治疗作用。西洋参可明显改善胰岛素抵抗大鼠的脂肪代谢异常，故西洋参可通过纠正血脂代谢紊乱而改善胰岛素抵抗。西洋参总皂苷可以通过降低心肌线粒体 MPTP 活性，改善心肌能量代谢和大鼠的心肌肥厚症状。

（4）抗氧化作用：西洋参中的酚类化合物麦芽糖醇能有效清除自由基，且活性最强，总酚成分与其抗氧化能力之间存在高度相关性。

（5）抗炎作用：西洋参具有强大的抗炎作用，其抗炎作用主要是与减少细胞因子分泌一氧化氮（NO）、TNF-α 和 IL-10 等有关。

【注意事项】

中阳衰微，胃有寒湿者忌服，不宜与藜芦同用。

据报道，西洋参会导致过敏反应，如皮肤瘙痒、红色丘疹或皮肤潮红，原有心律失常的患者服用可加剧心律失常，如频发早搏。

西洋参服用过量，会使人兴奋、烦躁、焦虑，出现人格丧失或精神错乱等，类似皮质类固醇中枢神经兴奋和刺激症状，若有咳嗽、口水多或水肿等症状时，应避免服用西洋参，否则会加重病情。

【现代应用】

仙朴消噎饮：白花蛇舌草 30g，石见穿 30g，威灵仙 15g，半枝莲 15g，川厚朴 15g，西洋参 12g，麦冬 12g，半夏 12g，三七粉 10g（冲服），穿山甲 10g（先煎），守宫 3g（冲服）。按照患者的实际情况进行加减，可以减轻食管癌患者放化疗过程中的毒副作用，提高患者生存质量。

3. 黄芪

(《神农本草经》)

【基原】

本品为豆科植物蒙古黄芪 *Astragalus membranaceus*（Fisch.）Bge. var. *mongholicus*（Bge.）Hsiao 或膜荚黄芪 *Astragalus membranaceus*（Fisch.）Bge. 的干燥根。

【别名】

绵黄芪（《全国中草药汇编》）。

【性味归经】

甘，微温。归肺、脾经。

【功能主治】

补气升阳，固表止汗，利水消肿，生津养血，行滞通痹，托毒排脓，敛疮生肌。用于气虚乏力，食少便溏，中气下陷，久泻脱肛，便血崩漏，表虚自汗，气虚水肿，内热消渴，血虚萎黄，半身不遂，痹痛麻木，痈疽难溃，久溃不敛。

【传统应用】

《证治准绳》：补气运脾汤，由人参、白术、橘红、茯苓、黄芪、砂仁、甘草组成，主中气不运之噎塞。

【化学成分】

黄芪中的化学成分包括多糖类、皂苷类、黄酮类，还含有生物碱、氨基酸、微量元素、甾醇类物质、维生素、脂肪酸等多种类型化合物。

【药理作用】

1. 抗癌的药理作用

（1）抗食管癌的药理作用：黄芪多糖可逆转 EC109/DDP 食管癌细胞对顺铂的耐药性，其机制可能与黄芪多糖显著降低 MRP 和 GST-π 基因表达有关。

（2）抗其他癌症的药理作用：黄芪多糖能抑制 Lewis 肺癌细胞生长并降低癌组织 CD44、CD62P 和 OPN 蛋白表达，还可通过激活 VRK1/P53BP1 信号转导途径增强 DNA 损伤修复，进而抑制肺癌细胞增殖。

黄芪多糖可下调 JAK-STAT 信号通路，抑制肝癌细胞 SMMC-7721 侵袭转移和 Janus 激酶/信号转导与转录激活子（JAK/STAT）通路。

黄芪甲苷可通过影响 miR-21 表达水平，抑制肾癌细胞 A498 增殖，促进细胞凋亡，抑制肾癌实体瘤的生长。

2. 其他药理作用

（1）抗急性胃黏膜损伤作用：黄芪注射液可显著降低模型小鼠黏膜损伤指数、MDA 含量，还可提高 SOD 活性，故黄芪注射液具有一定的抗急性胃黏膜损伤作用。

（2）免疫调节作用：黄芪多糖溶液可使免疫低下小鼠巨噬细胞吞噬指数、吞噬率显著升高，可显著升高环磷酰胺、荷瘤和放射损伤所致的免疫低下小鼠血清 IgG 含量，可使胶原性关节炎模型小鼠外周血中 CD3$^+$、CD4$^+$、IL-17A$^+$、Th17 细胞比例显著降低，CD4$^+$、CD25$^+$、Foxp3$^+$、Treg 细胞比例显著升高。表明黄芪对机体免疫系统具有一定的调控作用。

（3）心血管保护作用：黄芪甲苷可通过调控蛋白激酶 D1/组蛋白脱乙酰酶 5/血管内皮生长因子信号通路，降低心肌梗死模型大鼠心肌组织损伤程度，促进血管新生。黄芪总苷氯化钠注射液还可降低冠心病患者甘油三酯水平，改善血液流变性和心功能。

（4）神经保护作用：黄芪多糖可通过促进海马神经细胞黏附分子和 c-fos 的表达，阻止或逆转海马神经细胞凋亡，显著降低模型大鼠神经功能缺损评分及海马神经细胞凋亡数量，改善其神经功能。黄芪注射液可减少脊髓组织含水量，降低组织水肿程度，从而改善急性脊髓损伤大鼠的神经功能。

（5）肝脏保护作用：黄芪可显著降低四氯化碳诱导的急性肝损伤小鼠丙氨酸氨基转移酶、天冬氨酸氨基转移酶含量，抑制急性酒精性肝损伤模型小鼠肝脏指数，降低血清 ALT、AST 含量，减少肝组织中的总胆固醇，还可显著减轻肝脏脂肪变性，改善肝脏病理损伤程度。

除此之外，黄芪还具有降糖、延缓衰老、利尿、抗疲劳、抗病毒等药理作用。

【注意事项】

研究发现，黄芪注射液发生的不良反应主要集中于全身发热、过敏性休克。黄芪饮片不良反应主要集中在皮肤过敏反应，主要表现为风团丘疹、猩红热样皮损、手足红斑等。

【现代应用】

香砂八珍汤：黄芪 30g，人参 12g，熟地黄 20g，茯苓 15g，白术 12g，川芎 15g，当归 12g，白芍 12g，木香 12g，甘草 6g，砂仁 8g，莱菔子 12g，陈皮 12g。联合谷氨酰胺颗粒鼻饲给药，可用于提高老年食管癌患者放疗后的免疫功能及生活质量。

4. 白术

（《神农本草经》）

【基原】

本品为菊科植物白术 *Atractylodes macrocephala* Koidz. 的干燥根茎。

【别名】

术（《神农本草经》），山芥、天蓟（《吴普本草》），乞力伽（《南方草木状》），山精（《神药经》），山连（《名医别录》），冬白术（《得配本草》）。

【性味归经】

苦、甘，温。归脾、胃经。

【功能主治】

健脾益气，燥湿利水，止汗安胎。用于脾虚食少，腹胀泄泻，痰饮眩悸，水肿，自汗，胎动不安。

【传统应用】

《医学入门》：丁香透膈汤，丁香、木香、麦芽、青皮、肉豆蔻、白豆蔻各二分半，沉香、藿香、陈皮、厚朴各三分，甘草七分半，草果、神曲、半夏各一分半，人参、茯苓、砂仁、香附各五分，白术一钱。姜枣煎服。治脾胃不和，痰逆恶心呕吐，饮食不进，十膈五噎，痞塞不通。

【化学成分】

白术中的化学成分包括挥发油、多糖、内酯类、氨基酸、维生素等多种类型的化合物。

【药理作用】

1. 抗癌的药理作用

（1）抗食管癌的药理作用：白术内酯Ⅰ、Ⅱ、Ⅲ均能抑制食管癌 ECA9706 细胞的增殖，其中以白术内酯Ⅱ效果最为明显。

（2）抗其他癌症的药理作用：白术内酯Ⅰ通过抑制 Notch 信号通路中 Notch1、Hey1、Jagged1、Hes1 蛋白和 mRNA 表达，从而抑制人胃癌 MGC-803 细胞增殖。

白术内酯Ⅰ可通过 PI3K/Akt 途径下调卵巢癌 SK-OV-3 与 OVCAR-3 细胞 CDK1 的表达，从而使细胞阻滞于 G_2/M 期，进而发挥肿瘤细胞抑制增殖的作用。

白术挥发油可使肺癌 A549 细胞和宫颈癌 HeLa 肿瘤细胞内的 DNA 明显受损，引起细胞凋亡的发生，表明白术对肺癌 A549 细胞和宫颈癌 HeLa 细胞生长均具有明显的抑制作用，且呈现剂量依赖效应。

白术内酯Ⅰ诱导凋亡并抑制了 JAK2/STAT3 信号传导，并且 STAT3 的过活化减弱了其毒性，能抑制黑色素瘤细胞的迁移，可以开发为新型抗黑色素瘤药物。

白术内酯Ⅰ对 K562 慢性成髓细胞白血病、U937 急性髓细胞白血病和 Jurkat T 淋巴瘤细胞有细胞毒性作用，并且能诱导细胞凋亡和分化，可用于治疗白血病。

2. 其他药理作用

（1）修复胃黏膜：白术多糖可通过提高胃黏膜抗氧化能力，增强 Bcl-2 的表达，减少 Bax 表达，提高 Bcl-2/Bax 比值，治疗运动应激性胃溃疡。

（2）对肠道的作用：白术多糖对肠道黏膜修复因子 EGFR 和 TGF-β1 的调节，促进肠道黏膜修复，从而在腹泻初期白术多糖能有效保护肠道黏膜，腹泻中后期白术多糖能使黏膜上皮细胞更早的恢复正常代谢。故白术多糖对腹泻小鼠的肠道有明显的保护作用。

（3）免疫调节作用：白术能有效促进小鼠脾脏淋巴细胞增殖，且存在浓度依赖性；对炎症细胞因子 IL-2、IL-4、IL-10、IL-12、TGF-β1 的分泌具有明显的促进作用，其中对 IL-2、TGF-β1 的作用随着浓度的升高而增强，而对 IL-4、IL-10、IL-12 的影响在小剂量时较为明显，随着浓度的增高则逐步降低；能有效促进人体外周血淋巴细胞增殖。

（4）抗炎镇痛：白术提取物可通过抑制炎症细胞因子 TNF-α、IL-1β 和 PGE2 的合成和释放，对于佐剂性关节炎大鼠具有较好的保护作用，并且随着剂量的增加，保护作用增强。

除此之外，白术还具有保肝、改善记忆力、调节脂代谢、降血糖、抗血小板、抑菌、调节水液代谢等作用。

【注意事项】

阴虚燥渴，气滞胀闷者忌服。

【现代应用】

温胆汤、半夏泻心汤合五苓散：黄连 6g，橘红 15g，姜半夏 15g，茯苓 15g，枳实 15g，竹茹 15g，干姜 7g，黄芩 7g，党参 15g，猪苓 15g，泽泻 15g，炒白术 15g，桂枝 7g，炙甘草 6g。可用于治疗食管癌。

5. 甘草

（《神农本草经》）

【基原】

本品为豆科植物甘草 *Glycyrrhiza uralensis* Fisch.、胀果甘草 *Glycyrrhiza inflata* Bat. 或光果甘草 *Glycyrrhiza glabra* L. 的干燥根和根茎。

【别名】

美草、蜜甘（《神农本草经》），蜜草、蕗草（《名医别录》），国老（《本草经集注》），粉草（《群芳谱》），甜草（《中国药用植物志》），甜根子（《中药志》），棒草（《黑龙江中药》）。

【性味归经】

甘，平。归心、肺、脾、胃经。

【功能主治】

补脾益气，清热解毒，祛痰止咳，缓急止痛，调和诸药。用于脾胃虚弱，倦怠乏力，心悸气短，咳嗽痰多，脘腹疼痛、四肢挛急疼痛，痈肿疮毒，缓解药物毒性、烈性。

【传统应用】

《外台秘要》：疗两胁下妨呕逆不下食，柴胡汤方。柴胡八分，茯苓八分，橘皮六分，人参六分，厚朴八分，炙紫苏五分，生姜十六分，诃梨勒七枚，去核，熬，甘草五分，炙。右十味，切，以水八升，煮取二升五合，绞去滓，分温三服，服别相去如人行六七里进一服，不吐利。忌海藻、菘菜、醋物、猪肉等。

【化学成分】

甘草中主要含有三萜类、黄酮类、多糖类、香豆素类、挥发油类、二苯乙烯类、甾醇类、有机酸及氨基酸等成分，其中三萜类和黄酮类是主要成分。

【药理作用】

1. 抗癌的药理作用

（1）抗食管癌的药理作用：甘草甜素能通过调控 Bax、Bcl-2 及 p53 多种凋亡相关基因的表达延长人食管癌细胞 ECA109 G_1 期的时间而抑制细胞增殖，促进细胞的凋亡。

甘草次酸可通过诱导细胞凋亡，对食管癌 Eca9706 细胞增殖起抑制作用。

异甘草素（isoliquiritigenin，ISL）可通过调节细胞周期和促使细胞凋亡发挥抗食管癌活性。

（2）抗其他癌症的药理作用：甘草素可通过下调人结肠癌细胞 HCT116 中 Runt 相关转录因子 2 的 mRNA 和蛋白水平，并且过表达 Runx2 逆转甘草素诱导的 PI3K/Akt 信号通路失活，来治疗结肠癌。

甘草中的黄酮类化合物可通过降低小鼠肿瘤组织中血管内皮生长因子受体 2、血管内皮生长因子受体 3、血管内皮生长因子 A、血管内皮生长因子 C、淋巴管内皮透明质酸受体含量，抑制细胞迁移、基质金属蛋白酶-9 分泌和血管细胞黏附分子表达，抑制或促进细胞凋亡，阻断或调节细胞存活信号通路，增加癌细胞毒性等作用，发挥抗肿瘤的作用。

甘草总黄酮能有效阻断 LPS/IFN-γ 诱导的 NO 生成和 iNOS 表达，无细胞毒性，以治疗胰腺癌。

甘草查尔酮 A 可抑制太阳紫外线（SUV）诱导的环氧合酶 2 和 SUV 诱导的前列腺素 E_2 的表达而发挥抗肿瘤作用。

异甘草素可增强促凋亡基因 C-parp、Bax、C-Caspase-3 的蛋白表达，减少抗凋亡基因 Bcl-2 蛋白表达，致使黑色素瘤细胞凋亡，抑制黑色素瘤细胞的增殖。

2. 其他药理作用

（1）调节免疫：甘草多糖 GiP-B1 可通过激活 T 淋巴细胞，诱导 Th1 细胞的增殖，分泌 IL-2、TNF-α，发挥免疫作用。甘草甜素、甘草多糖和光甘草定可以通过增强巨噬细胞的吞噬能力，促进 IL-1β、IL-6、IL-12 分泌并阻止 IL-4、IL-10 和 TGF-β 分泌发挥免疫作用。

（2）抗炎：甘草总黄酮能够通过调控 ERK/MAPK 和 PPAR-γ 信号通路，下调一氧化氮合酶、环氧合酶 2 表达，以及细胞外调节蛋白激酶的磷酸化水平，最终发挥抗炎活性。

（3）抗菌、抗病毒作用：光果甘草水醇提物能够显著降低血液中细菌的负荷，减轻支气管炎性细胞浸润和血管周围水肿，进而降低铜绿假单胞菌引起的肺部感染小鼠的致死率。甘草多糖可通过改善牛肾细胞中干扰素调节因子 1 和干扰素调节因子 3 基因的表达水平，发挥抗牛病毒性腹泻的作用。

除此之外，甘草还具有抗氧化、抗衰老、抗纤维化、抗哮喘、保护神经、保肝、降糖、抗溃疡、止痒、解痉等药理活性。

【注意事项】

实证中满腹胀忌服。

研究发现，甘草及其制剂的不良反应主要与其雌激素样作用、糖皮质激素样作用、假性醛固酮增多症的病理机制有关。其不良反应可累及生殖、内分泌、心血管、神经等多个系统，在皮肤上表现为皮肤瘙痒和全身红疹。

【现代应用】

伟达 4 号方合 5 号方加减：黄药子 15g，山慈菇 10g，三七粉 3g（冲），重楼 10g，蜂房 6g，乳香 6g，没药 6g，白花蛇舌草 15g，半枝莲 15g，半边莲 15g，柴胡

10g，白芍 12g，枳壳 10g，生甘草 6g，川芎 6g，香附 6g，当归 10g，炙罂粟壳 10g，延胡索 10g，川楝子 10g，台乌药 10g，青皮 6g，川贝母 10g，陈皮 6g，竹茹 10g。可用于治疗痰气互阻型食管癌。

第二节　补阳药

6. 紫河车

（《本草拾遗》）

【基原】

本品为健康人的干燥胎盘。

【别名】

胞衣（《梅师集验方》），混沌皮、混元丹（《本草蒙筌》），胎衣、混沌衣（《本草纲目》）。

【性味归经】

甘、咸，温。归肺、肝、肾经。

【功能主治】

温肾补精，益气养血。用于虚劳羸瘦，阳痿遗精，不孕少乳，久咳虚喘，骨蒸劳嗽，面色萎黄，食少气短。

【化学成分】

紫河车中所含化学成分包括丙种球蛋白，绒毛膜促性腺激素、促肾上腺激素释放激素、促肾上腺皮质激素释放激素、催乳素等多种激素，酶及酶抑制因子，细胞因子，氨基酸，微量元素和维生素等。

【药理作用】

1. 抗癌的药理作用

紫河车提取物可能通过 FAK 信号通路抑制脑胶质瘤细胞的增殖、侵袭和迁移，从而发挥抗肿瘤作用。

2. 其他药理作用

（1）治疗胃肠道溃疡：注射紫河车水性物质或局部用软膏，都能使雄性大鼠实验性烫伤区的皮肤坏疽明显减轻，促进伤口愈合，说明紫河车对实验性及临床胃肠道溃疡有治疗作用。

（2）免疫调节作用：紫河车灌胃给药能提高正常小鼠的 T 淋巴细胞比率、淋巴细胞数量及胸腺指数，还能对抗泼尼松引起的免疫抑制作用。紫河车粉制剂能使小鼠单核巨噬细胞的吞噬指数明显提高，明显增加免疫器官重量，对小鼠脾淋巴细胞转化反应具有较强的促进作用，均说明了紫河车的免疫调节作用。

（3）抗缺氧、耐疲劳：紫河车能够提高机体的血氧利用率，降低机体耗氧量，从而增强机体对缺氧状态的耐受性，显示紫河车有大补元气和气血双补的功效。

除此之外，紫河车还具有营养和生长因子的作用，作为化妆品添加成分具有消除疤痕，恢复皮肤弹性、防皱、去皱和收敛皮肤的功效。

【注意事项】

凡有表邪及实证者禁服，脾虚湿困纳呆者慎服。

据报道，有患者在服用复方紫河车过程中，出现恶心、怕热、出汗多等症状，经对症处理可缓解。

【现代应用】

伟达 1 号方合 2 号方加减：当归 10g，黄芪 15g，川芎 6g，白芍 10g，熟地黄 15g，三七粉 3g（冲），黄精 10g，紫河车 6g，桑椹 10g，何首乌 10g，丹参 10g，太子参 20g，白术 10g，茯苓 10g，炙甘草 6g，白扁豆 12g，怀山药 20g，薏苡仁 15g，川续断 10g，补骨脂 10g，红枣 6 枚，生姜 3 片。可用于治疗食管癌。

7. 淫羊藿
（《神农本草经》）

【基原】

本品为小檗科植物淫羊藿 *Epimedium brevicornu* Maxim.、箭叶淫羊藿 *Epimedium sagittatum*（Sieb. et Zucc.）Maxim.、柔毛淫羊藿 *Epimedium pubescens* Maxim. 或朝鲜淫羊藿 *Epimedium koreanum* Nakai 的干燥叶。

【别名】

刚前（《神农本草经》），仙灵脾（《雷公炮炙论》），放杖草、弃杖草、千两金、干鸡筋、黄连祖（《日华子本草》），三枝九叶草（《本草图经》），牛角花、铜丝草、铁打杵（《贵州民间方药集》），三叉骨、肺经草、铁菱角（《湖南药物志》）。

【性味归经】

辛、甘，温。归肝、肾经。

【功能主治】

补肾阳，强筋骨，祛风除湿。用于肾阳虚衰，阳痿遗精，筋骨痿软，风湿痹痛，麻木拘挛。

【化学成分】

淫羊藿化学成分包括黄酮类、木脂素、多糖、生物碱、羧酸类、酮类、醇类、挥发油和钙、钾、锰等无机元素。

【药理作用】

1. 抗癌的药理作用

（1）抗食管癌的药理作用：淫羊藿苷能通过上调 Bax 蛋白，下调 Bcl-2 蛋白的表达，显著抑制人食管癌 EC9706 细胞增殖。淫羊藿苷在体外对食管癌细胞无明显增殖抑制作用，但是通过影响 Fas 的表达、FasL 和 IFN-γ 的分泌在体内诱导食管癌细胞凋亡，从而发挥抗食管癌的作用。

（2）抗其他癌症的药理作用：淫羊藿苷可显著上调人类 RUN 相关转录因子基因 3、下调凋亡抑制因子 Survivin，从而抑制胃癌细胞增殖，诱导其发生凋亡。可通过抑制核转录因子 κB 活性而增强 5-氟尿嘧啶对直肠癌细胞的放射敏感性，治疗直肠癌。通过调控 micro RNA-21 靶向抑癌基因 PTEN、RECK 和 Bcl-2 基因表达，以调控人卵巢癌细胞的增殖和凋亡。淫羊藿苷对宫颈癌 TC-1 细胞及雌激素受体（ER）阳性人乳腺癌 MCF-7 细胞有抑制增殖及诱导凋亡的作用；也可以通过抑制 Id-1mRNA 的表达，激活 p21 基因，逆转 SW579 细胞周期，逆转人甲状腺癌 SW579 细胞的恶性表型。

2. 其他药理作用

（1）对免疫系统的作用：在非特异性免疫方面，研究发现淫羊藿苷对免疫功能低下小鼠有良好的免疫促进作用。在特异性免疫方面，淫羊藿苷可减少抑制性 T 细胞产生，使抑制性 T 细胞受体鼠抗体水平明显升高，增强体液免疫。淫羊藿对免疫系统的保护作用表现为对巨噬细胞的保护作用，淫羊藿、淫羊藿多糖和淫羊藿苷都可以提高小鼠腹腔巨噬细胞的吞噬功能。

（2）对内分泌系统的作用：淫羊藿总黄酮和多糖对下丘脑-垂体-肾上腺轴和细胞免疫均有明显的改善作用，淫羊藿所含不同组分具有对神经内分泌免疫（NEI）系统不同的调节作用。

（3）对心血管系统的作用：淫羊藿能增加冠脉流量、降低心率、提高心肌的耐缺氧能力，并且有一定的中枢抑制和较弱的抗心律失常作用；还能增加脑血流量，对脑缺血、缺氧有保护作用，还有抗动脉粥样硬化的作用，能预防心肌缺血、心肌梗死、心力衰竭等，同时降低因心率加快和血压升高而导致患心血管疾病的危险性。

除此之外，淫羊藿还具有影响骨代谢、影响生殖系统、抗菌、抗病毒、抑制中枢、镇咳祛痰、平喘、降脂、保护肝细胞、降血糖、降血压、抗血小板聚集的作用。

【注意事项】

阴虚而相火易动者忌服。

据报道，淫羊藿具有肝毒性，主要表现为乏力、纳差、尿黄、皮肤瘙痒、大便颜色灰白、皮肤巩膜黄染、部分可见皮肤抓痕。动物实验显示，小鼠在灌胃给药淫羊藿3天后，出现呕吐、纳差、活动减少的症状，处死后可见肝脏脂肪变性。

【现代应用】

芪胶升白胶囊：阿胶、当归、黄芪、苦参、大枣、人参、淫羊藿。联合化疗，可用于治疗食管癌。

8. 菟丝子

（《神农本草经》）

【基原】

本品为旋花科植物南方菟丝子 *Cuscuta australis* R. Br. 或菟丝子 *Cuscuta chinensis* Lam. 的干燥成熟种子。

【别名】

菟丝实（《吴普本草》），吐丝子（《本草求原》），无娘藤米米（《中药形性经验鉴别法》），黄藤子、龙须子（《东北药植志》），萝丝子（《江苏植药志》），缠龙子（《中药材手册》），黄湾子、黄网子、黄萝子、豆须子（《山东中草药手册》）。

【性味归经】

辛、甘，平。归肝、肾、脾经。

【功能主治】

补益肝肾，固精缩尿，安胎，明目，止泻；外用消风祛斑。用于肝肾不足，腰膝酸软，阳痿遗精，遗尿尿频，肾虚胎漏，胎动不安，目昏耳鸣，脾肾虚泻；外治白癜风。

【传统应用】

《景岳全书》：右归丸，大怀熟地 250g，炒山药 120g，山茱萸 90g，枸杞 120g，鹿角胶（炒珠）120g，制菟丝子 120g，杜仲（姜汤炒）120g，当归 90g，肉桂 60g，制附子 60g。上为细末，先将熟地蒸烂杵膏，加炼蜜为丸，如弹子大。每服 2~3 丸，以滚白汤送下。治肾阳不足，命门火衰，神疲气怯，畏寒肢冷，阳痿遗精，不能生育，腰膝酸软，小便自遗，肢节痹痛，周身浮肿；或火不能生土，脾胃虚寒，饮食少进，或呕恶鼓胀，或翻胃噎膈，或脐腹多痛，或大便不实，泻痢频作。

【化学成分】

菟丝子和南方菟丝子中所含化学成分包括黄酮类，酚酸类，生物碱类，木脂素类，甾类，萜类，多糖类，挥发性成分，脂肪酸，氨基酸，胸腺嘧啶，熊果苷及镁、铁、锰、铜等微量元素。

【药理作用】

1. 抗癌的药理作用

菟丝子能够通过影响人胃癌 SGC7901 细胞内 DNA 复制和合成，抑制细胞正常分裂，阻滞细胞进入 S 期，从而使细胞在 G_1 期堆积，出现 G_2/M 期阻滞，有丝分裂终止，从而抑制细胞增殖，抑制人胃癌 SGC7901 细胞的生长。

菟丝子总黄酮能通过上调 PTEN 的表达对 PI3K-Akt 通路进行负调控，诱导细胞发生凋亡、下调 HIF-1α 及 VEGF 相关基因和受体蛋白的表达等作用机制共同发挥抗肿瘤作用，有较好的体外抗肝癌的效果。

2. 其他药理作用

（1）免疫调节作用：菟丝子可使烧伤小鼠的血清溶血素水平和腹腔巨噬细胞的吞噬功能得到提高，并且使脾淋巴细胞对 Con A 的增殖反应得到显著改善，故菟丝子是一种能够增强体液免疫及吞噬功能的免疫增强剂。

（2）神经营养作用：菟丝子提取物不仅对有丝分裂原激活蛋白激酶磷酸化具有一定的促进作用；同时还对嗜铬神经瘤细胞因去血清而引起的凋亡具有一定的抑制作用；可使大鼠的嗜铬神经瘤细胞的分化及突起的延伸等活动增强，并且延长嗜铬神经瘤细胞无血清培养的存活时间。证明菟丝子提取物对神经细胞凋亡有抑制或者延缓的作用，同时发挥神经营养作用。

（3）生殖内分泌系统的调节作用：菟丝子提取物能增强雌性大鼠卵巢人绒毛膜促性腺激素或黄体生成素受体的功能，使大鼠表现出雌激素样活性；促进雄性未成年大鼠睾丸间质细胞分泌睾酮，还能促进未成年小鼠卵巢人绒毛膜促性腺激素的分泌，具有促性腺激素样作用，能够促进小鼠生殖系统的发育。

除此之外，菟丝子还具有抗氧化、抗衰老、保肝明目等作用。

【注意事项】

本品为平补之药，但偏补阳，阴虚火旺、大便燥结、小便短赤者不宜服。据报道，菟丝子会引起消化系统的不良反应。

【现代应用】

自拟养阴抗癌汤：黄芪 30g，菟丝子 15g，补骨脂 15g，熟地黄 10g，枸杞子 10g，女贞子 15g，墨旱莲 15g，麦冬 20g，当归 15g，鸡血藤 30g，丹参 15g，白花蛇舌草 30g，半枝莲 30g，猫爪草 30g，红景天 6g，蜂房 20g，苏梗 10g，桔梗 6g，陈皮 8g，甘草 4g。随症加减，可用于食管癌术后肺脾气虚证的治疗。

9. 沙苑子

（《本草衍义》）

【基原】

本品为豆科植物扁茎黄芪 A stragalus complanatus R. Br. 的干燥成熟种子。

【别名】

沙苑蒺藜、同州白蒺藜、沙苑白蒺藜（《本草图经》），沙苑蒺藜子（《本草求原》），潼蒺藜（《本草便读》），沙蒺藜（《增订伪药条辨》），夏黄草（《吉林中草药》）。

【性味归经】

甘，温。归肝、肾经。

【功能主治】

补肾助阳，固精缩尿，养肝明目。用于肾虚腰痛，遗精早泄，遗尿尿频，白浊带下，眩晕，目暗昏花。

【化学成分】

沙苑子的主要化学成分有黄酮类、三萜类、脂肪酸、挥发油、甾醇类、氨基酸类，以及锰、铜、铁、镁、铝、锌、硒、铬、锡、镍等微量元素。

【药理作用】

1. 抗癌的药理作用

沙苑子黄酮可以通过下调肿瘤组织增殖细胞核抗原表达和诱导肿瘤细胞凋亡，降低人肝癌细胞 SMMC7721 裸鼠移植瘤模型肿瘤体积和重量。沙苑子黄酮可以通过下调 NF-κB 表达，或下调 Bcl-2 表达，上调 AIF 表达，对人乳腺癌细胞 MCF-7 发挥增殖抑制和诱导凋亡作用；可以通过提高 p53 蛋白表达诱导 HL-60 细胞凋亡，抑制人急性早幼粒白血病细胞株 HL-60 的增殖。

2. 其他药理作用

（1）抗炎作用：沙苑子能显著抑制甲醛、组胺引起的关节肿和炎性肉芽肿的形成，也能直接对抗组胺兴奋离体豚鼠的平滑肌，并能抑制组胺引起的毛细血管通透性增加。

（2）提高免疫功能：沙苑子黄酮可延长受辐射小鼠的存活时间，促进胸腺、脾脏细胞增殖，升高外周血白细胞、红细胞、血小板及血红蛋白的数量；还能提高巨噬细胞吞噬功能和淋巴细胞转化能力，提高荷瘤小鼠的非特异性免疫功能。

（3）抗肝损伤作用：沙苑子黄酮能明显改善肝小叶结构，减轻胶原纤维增生，说明沙苑子黄酮具有保肝、抗肝纤维化的作用。

除此之外，沙苑子还具有改善血液流变性、降血压、降血糖、抗自由基、抗氧化、抗衰老、耐疲劳等作用。

【注意事项】

本品为温补固涩之品，阴虚火旺及小便不利者忌服。据报道，中药配方中有用土沙苑代替沙苑子使用的情况，但临床上土沙苑有不少中毒案例，中毒症状主要表现为头晕、头痛、恶心、呕吐、食欲不振、肝痛，甚至有患者出现腹水和肝昏迷而死亡。故临床使用时，应注意鉴别。

【现代应用】

噎膈志断汤：远志、川续断、扁豆花、白芍、枇杷叶、钩藤、鸡内金、沙苑子、海浮石、柿蒂、砂仁、桃仁、代赭石各9g，九香虫2对，党参15g，天冬30g。具有益气养阴，顺气降逆，软坚化痰之功，可用于治疗食管癌。

第三节　补血药

10. 当归

(《神农本草经》)

【基原】

本品为伞形科植物当归 *Angelica sinensis* （Oliv.） Diels 的干燥根。

【别名】

干归、马尾当归、秦哪、马尾归、云归、西当归、岷当归（《中华本草》）。

【性味归经】

甘、辛，温。归肝、心、脾经。

【功能主治】

补血活血，调经止痛，润肠通便。用于血虚萎黄，眩晕心悸，月经不调，经闭痛经，虚寒腹痛，风湿痹痛，跌仆损伤，痈疽疮疡，肠燥便秘。酒当归活血通经，用于经闭痛经，风湿痹痛，跌仆损伤。

【传统应用】

《景岳全书》：噎膈初起，微虚者，宜温胃饮加当归、厚朴。如果痰气不清，上焦多滞者，宜二陈汤加厚朴，或六安煎亦可。如气有不顺，或兼胸腹微痛者，宜加减二陈汤暂解之。凡初觉饮食微有不行，而年不甚衰者，宜速用大健脾丸，或木香人参生姜枳术丸，以调脾气为上策，或芍药枳术丸亦可。

【化学成分】

当归的主要化学成分有挥发油，有机酸，多糖类，黄酮类，氨基酸，铁、钾、镁、锌、锰等微量元素，以及呋喃香豆素衍生物等。

【药理作用】

1. 抗癌的药理作用

当归可下调 mTOR/p70S6K/4E-BP1 和丝裂原活化蛋白激酶通路活性，抑制 HIF-1α 的合成，降低 VEGF 及促红细胞生成素 mRNA 和蛋白质的表达水平，从而抑制人结肠癌细胞 HCT116 细胞株的血管生成，发挥治疗结肠癌的作用。

当归丙酮提取物可抑制 VEGFR2 激活的 PI3K/Akt/mTOR 信号途径；同时，诱导 HIF-1α 蛋白降解，抑制部分 WD 重复和含有细胞因子信号传导抑制蛋白 X-box 结合蛋白-1 依赖性希佩尔林道病肿瘤抑制蛋白的降解，抑制人膀胱癌细胞血管分支的生成，用于治疗膀胱癌。

当归可通过上调 p-CDC25C 蛋白，下调细胞周期蛋白 B1 和 CDC2 水平，诱导乳腺癌细胞出现 G_2/M 期阻滞，用于治疗乳腺癌。

当归可以上调 p53 和 p21 的蛋白表达水平，下调细胞周期蛋白 D1 和 E 的表达，诱导宫颈癌细胞在 G_1/S 期阻滞，用于治疗宫颈癌。

2. 其他药理作用

（1）影响胃肠道平滑肌：当归中的挥发油具有促使兔离体的十二指肠、胃体、胃底及回肠平滑肌舒张的功能，作用强度和挥发油成分的浓度成正比，证实当归中的挥发油有实现兔离体胃肠平滑肌舒张和降低肌张力的作用。

（2）抗炎作用：当归能够抑制肾小球毛细血管中的红细胞淤积和肾脏系膜细胞增生、减轻肾小管损伤，降低尿白蛋白含量，从而达到维护足细胞裂孔膜结构完整性的目的，并保护大鼠肾脏足细胞。

（3）保肝强肾健体的作用：当归能够降低人体转氨酶水平，从而抑制机体糖原量下降，并且还能保护体内 ATP 酶的活性，发挥良好的保护人体肝脏的作用；当归还能够促进机体核酸代谢，增加形成的蛋白质量。

除此之外，当归还可影响人体造血系统和血液系统，具有抗抑郁、平喘、保肝和抗氧化的作用。

【注意事项】

湿阻中满及大便溏泄者慎服。

当归挥发油的不良反应是由其主要成分藁本内酯引起的，这可能是由于藁本内酯脂溶性强，易透过血脑屏障，对中枢神经系统产生影响所致，故对中枢神经系统、呼吸系统与生殖系统有一定的损害。

【现代应用】

徐景藩经验方：石斛 20g，玉竹 20g，麦冬 20g，大生地黄 15g，桃仁 10g，金银花 5g，当归 10g，甘草 3g，王不留行 10g，通草 5g，半夏 10g，茯苓 20g，泽泻 20g，薏苡仁 30g，冬瓜子 30g，谷芽 30g。可用于治疗食管癌。

11. 熟地黄

(《本草拾遗》)

【基原】

本品为玄参科植物地黄 *Rehmannia glutinosa* Libosch. 的块根，经加工炮制而成。

【别名】

熟地（《景岳全书》）。

【性味归经】

甘，微温。归肝、肾经。

【功能主治】

补血滋阴，益精填髓。用于血虚萎黄，心悸怔忡，月经不调，崩漏下血，肝肾阴虚，腰膝酸软，骨蒸潮热，遗精盗汗，内热消渴，眩晕，耳鸣，须发早白。

【传统应用】

《医学集成》：噎膈证，要分门别户，治乃得法。有气膈、食膈、酒膈、痰膈数种。气膈、食膈唯老人最多，极难施治，因贲门干枯，食不能入，遂成噎膈。因肾虚而得，用济艰汤，熟地黄、当归各一两，山药、玄参各五钱，牛膝三钱，车前子一钱。或熟地黄一两，山药、枣皮、肉苁蓉、当归各三钱，枸杞子、杜仲、牛膝各二钱，肉桂一钱。

【化学成分】

熟地黄的化学成分包括环烯醚萜，单萜，糖苷，糖类，有机酸，氨基酸，铁、锌、锰、铬等 20 多种微量元素。

【药理作用】

1. 抗癌的药理作用

地黄多糖（LRPS）可通过改善 lyt-2$^+$CTL 及其细胞毒性，明显提高肿瘤小鼠体内 T 淋巴细胞的增殖并发挥抑制肿瘤扩散的功效。LRPS 能显著增加 p53 和 c-fos 基因表达，并能增加 Lewis 肺癌组织细胞内的 p53 基因表达水平。

肿瘤坏死因子（TNF）作为肿瘤关键的免疫因子，熟地黄水提液可有效刺激实验小鼠单核分泌细胞因子 TNF-α，说明在抗肿瘤及杀灭肿瘤细胞活性方面效果明显。

2. 其他药理作用

（1）抑制胃酸分泌和抗溃疡的作用：熟地黄不仅可以预防溃疡的形成，而且可以加速溃疡的愈合，并且熟地黄水提物可以抑制由雌激素诱导的小鼠阴道细胞增殖的上皮细胞有丝分裂，具有抑制胃酸分泌的能力和抗溃疡作用，对慢性萎缩性胃炎等慢性病疗效较好。

（2）对免疫系统的影响：熟地黄水煎剂可增加小鼠外周血白细胞的数量、加速 Con A 激活的脾脏 DNA 和蛋白质的淋巴细胞生物合成，并增强 IL-2 的产生，可通过抑制 IL-1 分泌来抑制 TNF-α 分泌，具有抗炎活性，可用于治疗某些中枢神经系统疾病。

（3）减少尿蛋白，改善肾功能：熟地黄能使肾病模型大鼠蛋白质排泄减少，肾小球上皮细胞结构和功能得到改善，从而提高血浆中的蛋白质含量，改善肾功能。

除此之外，熟地黄还具有止血，影响血液流变、骨髓造血功能、心血管系统和中枢神经系统、骨代谢、内分泌系统和葡萄糖代谢的作用，还有抗衰老、保护肝脏、治疗内耳疾病等药理活性。

【注意事项】

脾胃虚弱，气滞痰多，腹满便溏者忌服。

研究表明，久服熟地黄会引起胸闷、气促、腹胀、轻度腹泻等不良反应，有服用后出现头面奇痒、头面颈部出现圆形风团的报道。

据报道，莱菔子合用何首乌、熟地黄时，可能出现口干、头晕、神志恍惚、四肢抽搐等不良反应。

【现代应用】

八珍汤：党参 20g，熟地黄 15g，白术 10g，茯苓 10g，当归 12g，白芍 15g，川芎 10g，甘草 6g，生姜 3 片，大枣 2 枚。联合放化疗，可用于治疗中晚期食管癌。

12. 白芍

（《神农本草经》）

【基原】

本品为毛茛科植物芍药 *Paeonia lactiflora* Pall. 的干燥根。

【别名】

金芍药（《安期生服炼法》）。

【性味归经】

苦、酸，微寒。归肝、脾经。

【功能主治】

养血调经，敛阴止汗，柔肝止痛，平抑肝阳。用于治疗血虚萎黄、月经不调、自汗盗汗、胁痛、腹痛、四肢挛痛、头痛眩晕。

【传统应用】

《医学集成》：噎膈证……因酒而得，二陈汤加葛花、黄连、砂仁、砂糖。或清化饮：生地黄、白芍、茯苓、黄芩、麦冬、牡丹皮、石斛，重加葛花。

【化学成分】

白芍中所含的化学成分包括萜类化合物、黄酮类化合物、鞣质类化合物、多糖类化合物及挥发油类成分，还有铝、锰、锌、铜、铁等微量元素。

【药理作用】

1. 抗癌的药理作用

白芍总苷脂质体能通过增强荷瘤小鼠腹腔巨噬细胞的吞噬功能，促进淋巴细胞转化反应，上调荷瘤小鼠细胞因子 IL-2、IL-12、TNF-α 的蛋白表达，增强荷瘤小鼠的免疫功能，发挥体内抗肿瘤活性。可通过下调 Bcl-2 蛋白、上调 Bax 蛋白及降低 Bcl-2/Bax 比值，诱导胃癌 BGC-823 细胞凋亡，抑制其增殖。

芍药苷（PF）通过在低氧条件下抑制上皮-间质转化（EMT）来阻止乳腺癌细

胞的迁移和侵袭，显著减弱了缺氧引起的 HIF-1α 水平的升高，阻止了缺氧诱导的人乳腺癌细胞（MDA-MB-231 细胞）中磷酸化 PI3K 和 Akt 的表达，通过调节 PI3K/Akt 信号通路来抑制 HIF-1α 表达，从而预防了缺氧诱导的乳腺癌细胞 EMT。

2. 其他药理作用

（1）提高免疫功能：白芍可促进骨髓造血，提高免疫功能而起到扶正固本的作用。白芍总苷（TGP）通过抑制外周免疫器官及中枢神经系统 NF-κB p65 的表达，影响实验性自身免疫性脑脊髓炎大鼠外周免疫器官及中枢神经系统 NF-κB p65 的表达；芍药苷还可通过降低血清免疫调节因子及异位子宫内膜组织骨桥蛋白 mRNA 的表达而达到治疗子宫内膜异位症的目的。

（2）抗炎：芍药苷能显著提高大鼠的抗病能力，降低炎性细胞因子 IL-1β 和 TNF-α 水平，从而抑制类风湿关节炎模型大鼠的炎症和骨侵蚀，有助于临床治疗类风湿关节炎；白芍水提物通过减少血液和局部组织 PEG$_2$ 水平，减少局部组织 NO、MDA 含量，发挥抗炎作用。

（3）镇痛：白芍镇痛效应与腺苷 A1 受体、抑制 H$^+$ 激活电流有关，也可通过炎症介质调节 Trp 通道、Ca^{2+} 信号通路和 5-HT 受体来减轻疼痛。

除此之外，白芍还可影响心血管系统、保护肝脏、提高胰岛素敏感性，具有治疗精神类疾病、妇科疾病，防治龋病、糖尿病性肾病等作用。

【注意事项】

虚寒腹痛泄泻者慎服。

白芍用量 20～50g 能通便，随用量增大，可导致稀便、便次增多、纳差、轻度腹痛等消化系统反应。临床报道一名有慢性胃炎、慢性支气管炎和畏寒肢冷等肾阳虚征象的 54 岁女性患者，服用含白芍的中药复方后出现喘憋、荨麻疹等过敏症状。

【现代应用】

八珍汤：党参 20g，熟地黄 15g，白术 10g，茯苓 10g，当归 12g，白芍 15g，川芎 10g，甘草 6g，生姜 3 片，大枣 2 枚。联合放化疗可以用于治疗食管癌。

第四节　补阴药

13. 麦冬

(《神农本草经》)

【基原】

本品为百合科植物麦冬 *Ophiopogon japonicus* （L. f）Ker-Gawl. 的干燥块根。

【别名】

麦门冬（《中华本草》）。

【性味归经】

甘、微苦，微寒。归心、肺、胃经。

【功能主治】

养阴生津，润肺清心。用于治疗肺燥干咳，阴虚痨嗽，喉痹咽痛，津伤口渴，内热消渴，心烦失眠，肠燥便秘。

【传统应用】

《医学入门》：噎膈证……清化饮：生地黄、白芍、茯苓、黄芩、麦冬、牡丹皮、石斛，重加葛花。

【化学成分】

麦冬的化学成分有甾体皂苷类、高异黄酮类、多糖类、有机酸、糖苷、环二肽等。

【药理作用】

1. 抗癌的药理作用

麦冬皂苷 B 能有效抑制 MGC-803 细胞侵袭和迁移的能力，可以下调 MMP-2、MM-9 蛋白表达，从而有效抑制 MGC-803 癌细胞的增殖、侵袭和转移。

麦冬皂苷 B 可抑制细胞增殖，但并不诱导细胞凋亡；可诱导细胞自噬，并引起自噬标志性蛋白 Beclin-1 表达增加及 LC3I 转变为 LC3II；自噬抑制剂 3-甲基腺嘌呤（3-MA）不仅可以抑制麦冬皂苷 B 诱导的自噬作用，而且能完全逆转其抗增殖作用，故麦冬皂苷 B 对 HeLa 细胞生长抑制作用为自噬依赖性。麦冬皂苷 B 还可抑制

Akt、哺乳动物雷帕霉素靶蛋白（mTOR）和 p70S6K 蛋白的磷酸化，并上调抑癌基因 PTEN 的蛋白表达。

2. 其他药理作用

（1）保护胃黏膜：麦冬多糖可对抗乙醇引起的胃黏膜电位差（PD）值下降，增强胃黏膜屏障功能。胃黏膜屏障可使胃黏膜免受损伤，阻断损伤因子的攻击，胃黏膜损伤指数与 PD 值下降程度呈正相关；同时，麦冬多糖可以促进胃黏膜分泌，使黏膜增厚，从而增强了胃黏膜屏障功能。

（2）增强免疫功能：麦冬多糖可使免疫低下小鼠白细胞、红细胞等数量明显增加，提高胸腺质量，增强小鼠免疫力。麦冬总皂苷对体内的羟自由基有一定的清除作用，同时能调节巨噬细胞的吞噬功能。

（3）抗炎：麦冬可显著抑制细胞因子 TNF-α 诱导的急性髓系白血病 HL-60 细胞与人脐静脉内皮 ECV304 细胞之间的黏附作用，从而发挥抗炎活性。

除此之外，麦冬还具有保护心血管系统、降血糖、延缓皮肤衰老、调节肠道菌群、改善代谢紊乱等药理作用。

【注意事项】

脾胃虚寒泄泻，胃有痰饮湿浊及突感风寒咳嗽者均忌服。

参麦注射液是由中药人参、麦冬经水醇法提取制成的中药制剂，其不良反应会累及皮肤和肌肉（皮疹、皮肤潮红、全身瘙痒、注射部位疼痛）、循环系统（心律失常、心律过快、心悸、血压偏低、低钠血症、高钾血症）、消化系统（腹部疼痛、恶心欲吐、大便干燥）、呼吸系统（干咳、胸闷、气短）、神经系统（头晕头痛、烦躁失眠）等。

【现代应用】

刘沈林教授经验方：旋覆花 10g（包煎），代赭石 15g（先煎），法半夏 10g，化橘红 10g，茯苓 15g，炒竹茹 10g，威灵仙 15g，急性子 15g，苏梗 10g，枳壳 10g，南沙参 15g，麦冬 15g，川黄连 3g，淡吴茱萸 1.5g，石见穿 30g，天花粉 15g。另予蜈蚣粉、参三七粉、莪术粉、生鸡内金粉，每次各 1g，每日 2 次用藕粉调服。可用于治疗食管癌。

14. 天冬

(《神农本草经》)

【基原】

本品为百合科植物天冬 *Asparagus cochinchinensis*（Lour.）Merr. 的干燥块根。

【别名】

大当门根（《石药尔雅》），天门冬（《神农本草经》）。

【性味归经】

甘、苦，寒。归肺、肾经。

【功能主治】

养阴润燥，清肺生津。用于肺燥干咳，顿咳痰黏，腰膝酸痛，骨蒸潮热，内热消渴，热病津伤，咽干口渴，肠燥便秘。

【传统应用】

《理瀹骈文》：开膈膏，党参五钱，白术五钱，苍术五钱，黄芪五钱，茯苓五钱，甘草五钱，生地黄五钱，熟地黄五钱，当归五钱，白芍五钱，川芎五钱，天冬五钱，麦冬五钱，黄连（同吴萸炒）五钱，黄柏五钱，知母五钱，贝母五钱，青皮五钱，陈皮五钱，半夏五钱，胆星五钱，乌药五钱，香附五钱，厚朴五钱，枳实五钱，桔梗五钱，瓜蒌五钱，连翘五钱，红花五钱，神曲五钱，麦芽五钱，山楂五钱，槟榔五钱，木通五钱，苏子五钱，草蔻仁五钱，砂仁五钱，木香五钱，丁香五钱，藿香五钱，乳香五钱，大黄五钱，巴豆五钱，牵牛子五钱，莪术五钱，三棱五钱，草乌五钱，官桂五钱，雄黄五钱，明矾五钱，郁金五钱，牙皂五钱，生姜二两，乌梅七个，凤仙子一钱。麻油熬，黄丹收。治噎膈。

【化学成分】

天冬富含氨基酸类，主要是天冬酰胺，其次还有甘氨酸、苏氨酸、脯氨酸、丝氨酸等氨基酸。此外，天冬还含有多糖蛋白、葡萄糖、β-谷甾醇、5-甲氧基甲基糖醛、正三十二碳酸乙酯、棕榈酸9-二十七碳烯、雅姆皂苷元、萨尔萨皂苷元等成分。

【药理作用】

1. 抗癌的药理作用

天冬能抑制酒精诱导的 TNF-α 分泌，并且有剂量依赖性，也能抑制酒精和 TNF-α 诱导的细胞毒性，抑制 TNF-α 诱导的人肝癌 HepG2 细胞凋亡。

天冬可抑制实体型 S180 小鼠肿瘤生长，其总多糖对小鼠肉瘤 S180 有明显抑制作用，使荷瘤 BALB/c 小鼠瘤块（S180、H22）重量减少，使 S180 腹水型昆明小鼠平均存活时间延长。

天冬抗肿瘤活性成分薯蓣皂苷元能抑制乳腺癌细胞的生存和增殖，能通过增强 p53 蛋白表达抑制人 1547 骨肉瘤细胞增殖并使之凋亡，能通过抑制核因子 κB（NF-κB）与 DNA 结合和 p38 有丝分裂原活化蛋白激酶（MAPK）的活化，诱导不同红白血病细胞系（K562 和 HEL）凋亡。

2. 其他药理作用

（1）抗溃疡作用：天冬能明显增加黏膜防御因子，如细胞黏液分泌、细胞生命跨度等，也有明显的抗氧化作用，具有很强的抑制溃疡形成的作用，对急慢性胃溃疡也有显著治疗作用。

（2）抗菌免疫作用：天冬对炭疽杆菌 206、甲型及乙型溶血性链球菌、白喉杆菌、类白喉杆菌、肺炎链球菌、金黄色葡萄球菌、柠檬色葡萄球菌、白色葡萄球菌及枯草杆菌有不同程度的抑制作用。

（3）抗衰老作用：天冬多糖酸性磷酸酶 1（ACP1）体外可清除 NADH-PMS-NBT 系统产生的超氧阴离子自由基，降低 Fe^{2+}-Vit 引起的小鼠肝微粒体脂质过氧化产物丙二醛的含量，抑制 H_2O_2 诱导的大鼠红细胞氧化溶血，ACP1 具有清除自由基和抗脂质过氧化的活性。

除此之外，天冬还具有治疗腹泻、影响心血管的作用，对乳腺和生殖器官具有雌激素样作用、辐射保护和抗结石的作用。

【现代应用】

刘延庆经验方：黄芪 40g，熟地黄 15g，天冬 10g，麦冬 10g，南沙参 10g，北沙参 10g，丹参 15g，当归 15g，白花蛇舌草 30g，野葡萄根 30g，鸡血藤 30g，猫爪草 30g，半枝莲 30g，补骨脂 15g，蜂房 20g，女贞子 15g，旱莲草 15g，枸杞子 10g，菟丝子 15g，红景天 6g，苏梗 10g，陈皮 10g，甘草 3g。可用于治疗食管癌。

15. 石斛

（《神农本草经》）

【基原】

本品为兰科植物金钗石斛 *Dendrobium nobile* Lindl.、霍山石斛 *Dendrobium huoshanense* C. Z. Tang et S. J. Cheng、鼓槌石斛 *Dendrobium chrysotoxum* Lindl. 或流苏石斛 *Dendrobium fimbriatum* Hook. 的栽培品及其同属植物近似种的新鲜或干燥茎。铁皮石斛本品为兰科植物铁皮石斛 *Dendrobium officinale* Kimura et Migo 的干燥茎。

【别名】

林兰、禁生（《神农本草经》），杜兰、石蓫（《名医别录》），金钗花、千年润（《本草纲目》），黄草（《药物出产辨》），吊兰花（《中国药用植物志》）。

【性味归经】

甘，微寒。归胃、肾经。

【功能主治】

益胃生津，滋阴清热。用于治疗热病津伤，口干烦渴，胃阴不足，食少干呕，病后虚热不退，阴虚火旺，骨蒸劳热，目暗不明，筋骨痿软。

【传统应用】

《圣济总录》：治三焦虚痞，安和五脏，化痰利膈，止逆进食。沉香石斛丸方：沉香（剉），石斛（去根），人参、白茯苓（去黑皮）各一两，菟丝子（酒浸一宿，别捣末）三分，麦门冬（去心，焙）一两，山芋一两，肉苁蓉（酒浸切作片子焙）半两，五味子三分，熟干地黄（焙）一两，陈橘皮（汤浸去白，焙）三分，枸杞子（焙）三分，黄芪（微炙，剉）半两，巴戟天（去心）半两，柏子仁（别研）三分，牛膝（酒浸切，焙）一两，上一十七味。捣罗为末，酒煮白面糊和丸，如梧桐子大，每服十五丸至二十丸，温水饮下，温酒下亦得，空心食前。

【化学成分】

石斛化学成分包括多糖类、生物碱类、黄酮类、菲类、联苄类、挥发油类、氨基酸及微量元素，还含有倍半萜类、芴酮类、有机酸酯类、香豆素类等化合物。

【药理作用】

1. 抗癌的药理作用

铁皮石斛的主要活性成分铁皮多糖（DOP）可通过 Wnt/β-catenin（β-连环蛋白）途径抑制 1-甲基-2-硝基-1-亚硝基胍（MNNG）诱导的大鼠胃癌（PLGC）癌前病变，其中甜菜碱具有很强的抗氧化活性，起到抗肿瘤的作用。

铁皮石斛甲醇提取物（DCME）可抑制结肠癌 HCT-116 细胞的生长，引起细胞凋亡；通过上调 Bax、Caspase-9、Caspase-3 和下调 Bcl-2、iNOS、NF-κB 及环氧合酶-2 表达，从而发挥促凋亡、抗炎的作用；在小鼠结肠 26-M3.1 细胞中通过抑制 MMP 基因表达和促进 TIMPs 基因表达，发挥抑制肿瘤转移的作用。

石斛通过调节 N-钙黏素和下调 slug 波形蛋白的表达水平，抑制上皮细胞向间叶细胞转变，抑制小窝蛋白-1 表达，下调蛋白激酶和抗凋亡蛋白 Bcl-2 表达水平，并且通过下调整合素 α4 和 β1 表达水平抑制 pFAK、Rho GTP 和失巢凋亡致敏活性，从而抑制肿瘤转移，对肺癌 H460 细胞生长有抑制作用。

石斛对 T47D 细胞增殖有明显的抑制作用，通过降低 Bcl-2 的表达水平、激活免疫逃逸信号通路来诱导乳腺癌 T47D 细胞凋亡，抑制细胞周期蛋白依赖性激酶表达，导致细胞周期停滞，通过调节基质金属蛋白酶与基质金属蛋白酶组织抑制剂的平衡来抑制 T47D 细胞转移。

霍山石斛中的石斛多糖能通过调节外周血 CD8$^+$T 细胞的数量及影响细胞因子 IFN-γ 的分泌，从而抑制 SiHa 细胞宫颈癌荷瘤小鼠肿瘤组织的生长。

2. 其他药理作用

（1）增强免疫：通过作用于 NF-κB 信号通路，促进巨噬细胞 RAW 264.7 分泌一氧化氮（NO）、肿瘤坏死因子α（TNF-α）、白细胞介素 6（IL-6）、白细胞介素 10（IL-10），从而发挥免疫调节作用。

（2）抗炎作用：在金钗石斛中发现了麻黄醇 A（EA）、1,5,7-trimethoxyphenan-thren-2-ol（TP）、dehydroorchinol（DO）3 种菲类物质，其中 DO 和 EA 都能降低 ERK、p38、JNK 的磷酸化水平，在 RAW 264.7 细胞中表现出抗炎活性；同时 EA 也可以通过抑制巨噬细胞中 NF-κB 的活性及 MAPK 的磷酸化，从而抑制 NO 和促炎因子的大量产生。

（3）抗氧化和延缓衰老：铁皮石斛能使小鼠血清、胸腺和肝脏中超氧化物歧化酶、谷胱甘肽过氧化物酶、过氧化氢酶活性升高，丙二醛水平降低，说明石斛具有抗氧化作用；也可以通过抑制 NF-κB 和 p53/Bcl-2 介导的信号通路保护自然衰老小鼠卵巢中的线粒体，减轻卵巢衰老损伤。

除此之外，石斛还具有缓解糖尿病及其并发症、护肝、神经系统保护、改善肠胃功能、抗血管生成、改善过敏性皮肤炎、缓解疲劳、抗血小板凝集、抑菌、抗诱变等药理作用。

【注意事项】

温热病早期阴未伤者、湿温病未化燥者、脾胃虚寒者均禁服。

【现代应用】

沈舒文经验方：黄芪 30g，黄精 15g，白术 15g，麦冬 10g，石斛 15g，山慈菇 30g，石见穿 30g，硇砂（研冲）4g，陈皮 10g，白英 20g，浙贝母 15g，豆蔻（后下）5g，佛手 10g，鸡血藤 20g，炙甘草 6g。可用于治疗食管癌。

16. 黑芝麻

（《神农本草经》）

【基原】

本品为脂麻科植物脂麻 *Sesamum indicum* L. 的干燥成熟种子。

【别名】

胡麻、巨胜、狗虱、乌麻、乌麻子、油麻、油麻子、黑油麻、脂麻、巨胜子、黑脂麻、乌芝麻、小胡麻（《中华本草》）。

【性味归经】

甘，平。归肝、肾、大肠经。

【功能主治】

补肝肾，益精血，润肠燥。用于精血亏虚，头晕眼花，耳鸣耳聋，须发早白，病后脱发，肠燥便秘。

【化学成分】

黑芝麻含脂肪油 43.4% ~ 51.1%，其组成脂肪酸为油酸、亚油酸、棕榈酸、硬脂酸、花生酸、二十四烷酸、二十二烷酸等，此外黑芝麻还含有芝麻素、芝麻林素、芝麻酚、植物甾醇、卵磷脂、叶酸、芝麻苷、蛋白质、车前糖、芝麻糖、磷、钾、细胞色素、多量草酸钙、维生素 E 等。

【药理作用】

1. 抗癌的药理作用

（1）抗食管癌的药理作用：黑芝麻中提取的天然黑芝麻黑色素（BSM）显示出前哨淋巴结定位和癌症光热疗法的潜力。BSM 可强烈吸收近红外光谱（NIR）范围内的光，并迅速转换为热能。NIR 激光照射后，脂质体-BSM 纳米复合材料可有效杀死人食管癌细胞 Eca-109。此外，从 Eca-109 细胞生长的小鼠肿瘤组织受到脂质体-BSM 纳米复合材料光热作用的严重破坏，使肿瘤生长受到明显抑制。

（2）抗其他癌症的药理作用：COX-2 抑制剂 CAY10404 和芝麻素共同处理下调了 COX-2 下游分子（IL-1β、IL-6 和 TNF-α）的表达，还可显著降低三种肺癌细胞系中磷酸化蛋白激酶 B（p-Akt）和磷酸肌醇 3 激酶（PI3K）的水平。芝麻素通过下调 COX-2 的表达来阻断 p-Akt-PI3K 信号传导途径，抑制 COX-2，提高肺癌细胞对芝麻素的敏感性，从而导致细胞周期停滞并增加体外细胞凋亡。

黑芝麻水提液在体外可通过促进 MITF 基因的表达，调控 TYR 基因在 mRNA 和蛋白质水平上增强表达，显著增加黑色素瘤细胞酪氨酸酶的活性，有效刺激 B16-F1 黑色素瘤细胞中黑色素合成。

芝麻素和表芝麻素可以抑制人急性 T 淋巴细胞白血病细胞 MOLT-4 的生长，诱导细胞的编程性死亡。

2. 其他药理作用

（1）抗菌作用：芝麻素对大肠杆菌、金黄色葡萄球菌和枯草芽孢杆菌有较好的抑制作用，且随着芝麻素浓度的增加抗菌活性相应增强。

（2）清除胆固醇，保护肝脏，稳定血压：黑芝麻可有效防止胆固醇在肝脏中堆积，调节血清和肝脏中的胆固醇代谢。人体过量地摄入乙醇，会引起脂肪酸代谢障碍，导致肝脏内脂肪蓄积。黑芝麻还可以促进乙醇代谢和脂肪酸 β 氧化，减轻乙醇及其代谢物对肝脏的损害，降低肝功能损伤，缓解肝脏脂肪变性，对肝脏具有保护作用。注射维生素 E 和芝麻素能防止大鼠血压升高、氧化应激和血栓形成，维生素 E 和芝麻素可预防高血压、中风。

（3）抗氧化，延缓衰老：黑芝麻的抗氧化功能与其含有的维生素 E 及黑色素、芝麻木酯素类物质有关，维生素 E 和黑色素具有抗氧化和清除自由基（包括 DPPH、O^{2-} 和 OH^-）的功能，可延缓细胞衰老，使机体保持活力。

除此之外，黑芝麻还具有乌发润发，润肠通便，养颜润肤，减肥塑身，补铁、补钙、补硒等药理作用。

【现代应用】

半夏泻心汤加味：半夏 15g，黄芪 20g，生姜 8g，水蛭 4g，黄连 8g，大枣 8g，升麻 6g，牡丹皮 8g，威灵仙 6g，山豆根 6g，炙甘草 6g。随症加减，大便干结、形如羊粪者加当归 15g，黑芝麻 10g，生首乌 20g。可用于治疗食管癌。

17. 鳖甲

（《神农本草经》）

【基原】

本品为鳖科动物鳖 *Trionyx sinensis* Wiegmann 的背甲。

【别名】

上甲（《证治要诀》），鳖壳（《医林纂要》），团鱼甲（《河北药材》），鳖盖子（《山西中药志》）。

【性味归经】

咸，微寒。归肝、肾经。

【功能主治】

滋阴潜阳，退热除蒸，软坚散结。用于阴虚发热，骨蒸劳热，阴虚阳亢，头晕目眩，虚风内动，手足瘛疭，经闭，癥瘕，疟母。

【化学成分】

鳖甲中的化学成分包括氨基酸、多糖、多肽、微量元素、动物胶、角质、蛋白、碘、维生素 D 等。

【药理作用】

1. 抗癌的药理作用

鳖甲对人肠癌细胞有抑制作用，且鳖甲加 5-氟尿嘧啶联合作用后的细胞形态改变更加显著，证实了鳖甲浸出液有抗肠癌作用，与 5-氟尿嘧啶合用效果更佳。鳖甲提取物对体外生长的小鼠腹水肉瘤细胞 S180、肝癌细胞 H22 和肺癌细胞 Lewis 有抑制作用。

鳖甲多糖能通过增强荷瘤小鼠的特异性免疫功能和非特异性免疫功能，来抑制 S180 荷瘤小鼠肿瘤的生长。

2. 其他药理作用

（1）免疫调节作用：鳖甲多糖能显著提高小鼠空斑形成细胞的溶血能力，促进溶血素抗体生成，并增强小鼠迟发性超敏反应；鳖甲提取物能显著提高小鼠细胞免疫功能，提高机体对负荷的适应性。

（2）抗肝纤维化作用：鳖甲提取物小分子肽类对肝星状细胞的增殖有抑制作用，从而起到抗肝纤维化的作用。

（3）抗疲劳作用：鳖甲提取物不仅能提高机体对负荷的适应性，还能显著增加小鼠乳酸脱氢酶的活力，有效清除剧烈运动时机体的代谢产物，延缓疲劳，也能加速疲劳的消除。

除此之外，鳖甲还具有预防辐射损伤的作用，能影响肾小球系膜细胞转化生长因子的表达，有抗突变、增加骨密度、补血的作用。

【注意事项】

脾胃阳虚、食减便溏者和孕妇慎服。

据报道，鳖甲煎丸有致红色皮疹伴轻度瘙痒等不良反应，妊娠期女性禁用。

【现代应用】

香甲散：麝香 0.1g，牛黄 0.3g，鳖甲 30g，炮穿山甲 9g，蜈蚣 10g，全蝎 10g，没药 10g，蜈蚣 10g，西洋参 10g。按比例配置后共碾末，加入赋形剂怀山药 30g，制成丸药，每次 8g，每日 3 次，饭后半小时服用，配合一匙蜂蜜，糖尿病患者配合一小碗糜粥，15 天为一疗程，至少连续服用 2 个疗程。

第五节　温中药

18. 附子

（《神农本草经》）

【基原】

本品为毛茛科植物乌头 *Aconitum carmichaelii* Debx 的子根加工品。

【别名】

附片、盐附子、黑顺片、白附片（《中国药典》）。

【性味归经】

辛、甘，大热；有毒。归心、肾、脾经。

【功能主治】

回阳救逆，补火助阳，散寒止痛。用于亡阳虚脱，肢冷脉微，心阳不足，胸痹心痛，虚寒吐泻，脘腹冷痛，肾阳虚衰，阳痿宫冷，阴寒水肿，阳虚外感，寒湿痹痛。

【传统应用】

《张氏医通》：古人指噎膈为津液干枯，故水液可行，干物梗塞，为槁在上焦。愚窃疑之，若果津枯，何以食才下咽，涎随上涌乎。故知膈咽之间，交通之气不得降者，皆冲脉上行，逆气所作也。唯气逆，故水液不能居润下之常，随气逆从耳。若以津枯而用润下之剂，岂不反益其邪乎？宜六君子加减，夹寒脉迟细者，加肉桂、附子。

【化学成分】

附子中含有生物碱、黄酮类、皂苷类、多糖类，还有植物甾醇、有机酸、有机碱、蛋白质、酶、氨基酸等成分。

【药理作用】

1. 抗癌的药理作用

（1）抗食管癌的药理作用：乌头碱能抑制食管癌 EC-1 细胞增殖，克隆形成能力、侵袭能力亦呈剂量依赖性降低，并能诱导细胞凋亡的发生。

（2）抗其他癌症的药理作用：附子对胃癌细胞 SGC-7901 的增殖有抑制作用，表现出明显的浓度和时间依赖性。

附子粗多糖和酸性多糖均能显著抑制 S180 和 H22 荷瘤小鼠的肿瘤生长，对荷瘤小鼠的淋巴细胞转化能力和 NK 细胞活性有增强作用，对抑癌基因 p53 和 Fas 的表达及肿瘤细胞凋亡率都有不同程度的提高，增强机体细胞免疫力，此外还能上调抑癌基因的表达。

附子对 B 细胞淋巴瘤 Raji 细胞有凋亡诱导作用，表现出对时间和浓度依赖的规律。附子提取物具有显著抑制移植性肝癌 H22 细胞生长的作用，与环磷酰胺协同作用时，可促进移植 TNF-α 和 Caspase-3 表达，抑制 NF-κB 表达，其作用机制可能是活化细胞凋亡信号的传导通路，继而诱导肿瘤细胞的凋亡。

2. 其他药理作用

（1）心血管作用：附子中乌头碱类化合物有明显的强心作用。其机制除了与兴奋 α、β 受体有关外，还与钙调磷酸酶被激活、细胞内的钙离子浓度增高有关。

（2）镇痛抗炎作用：附子生品及其几种炮制品具有显著的镇痛活性，其镇痛的作用机制与介导中枢阿片受体有关。

（3）降低胆固醇：附子多糖显著降低低密度脂蛋白和高胆固醇血症大鼠血清中的总胆固醇水平，其机制与上调 CYP7α-1 mRNA 及蛋白表达、下调还原酶的 mRNA 水平有关。

（4）免疫调节作用：附子注射液可提高小鼠体液免疫功能及豚鼠血清补体含量。附子注射液可使 T 细胞和 RE 花环形成的细胞明显上升，使淋巴转化率明显上升。

（5）抗衰老作用：附子能提高老年大鼠血清总抗氧化能力及抗氧化酶活性，降低自由基代谢产物的含量，提高组织中酶的活性，改善细胞膜的流动性，表明附子可提高机体抗自由基能力，减少脂质过氧化，从而保护细胞膜的完整和功能，起到延缓衰老的作用。

【注意事项】

本品辛热燥烈，孕妇慎用，阴虚阳亢者忌用。不宜与半夏、瓜蒌、瓜蒌皮、瓜蒌子、天花粉、川贝母、浙贝母、平贝母、伊贝母、湖北贝母、白蔹、白及同用。生品外用，内服须经炮制。若内服过量，或炮制、煎煮方法不当，可引起中毒。

【现代应用】

谢轶哲经验方：黄芪 50g，红参 20g（另煎），生半夏 30g，茯苓 20g，白术 15g，干姜 15g，制附子 20g（先煎），炙甘草 30g，炒白术 30g，吴茱萸（捣）15g，细辛 10g，生胆南星 15g，白芍 20g，土鳖虫 10g，半枝莲 30g，代赭石 30g，黄连 10g，苏叶 10g，生姜 30g，大枣（擘）12 枚。可用于治疗中晚期食管癌。

19. 肉桂
（《神农本草经》）

【基原】

本品为樟科植物肉桂 *Cinnamomum cassia* Presl 的干燥树皮。

【别名】

牡桂（《神农本草经》），紫桂（《药性论》），大桂（《唐本草》），辣桂（《仁斋直指方》），桂皮（《本草述》），玉桂（《本草求原》）。

【性味归经】

辛、甘，大热。归肾、脾、心、肝经。

【功能主治】

补火助阳，引火归原，散寒止痛，温经通脉。用于阳痿宫冷，腰膝冷痛，肾虚作喘，虚阳上浮，眩晕目赤，心腹冷痛，虚寒吐泻，寒疝腹痛，痛经闭经。

【传统应用】

《景岳全书》：右归丸，治元阳不足，或先天禀衰，或劳伤过度，以致命门火衰，不能生土，而为脾胃虚寒，饮食少进，或呕恶膨胀，或反胃噎膈，或怯寒畏冷，或脐腹多痛，或大便不实，泻痢频作，或小水自遗，虚淋寒疝，或寒侵溪谷而肢节痹痛，或寒在下焦而水邪浮肿。总之，真阳不足者，必神疲气怯，或心跳不宁，或四体不收，或眼见邪祟，或阳衰无子等证，俱速宜益火之原，以培右肾之元阳，而神气自强矣，此方主之。大怀熟（八两），山药（炒，四两），山茱萸（微炒，三两），枸杞（微炒，四两），鹿角胶（炒珠，四两），菟丝子（制，四两），杜仲（姜汤炒，四两），当归（三两，便溏勿用），肉桂（二两，渐可加至四两），制附子（自二两，渐可加至五六两）。上丸法如前，或丸如弹子大。每嚼服二三丸，以滚白汤送下，其效尤速。

【化学成分】

肉桂中的化学成分分为挥发性成分（桂皮醛、邻甲氧基肉桂醛、肉桂酸）和非挥发性成分（多糖类、多酚类、黄酮类及其他成分）。

【药理作用】

1. 抗癌的药理作用

（1）抗食管癌的药理作用：肉桂醛通过上调凋亡蛋白 Caspase-3、Caspase-9、促凋亡蛋白 Bax 表达，以及下调抗凋亡蛋白 Bcl-2、Mcl-1 表达，来抑制食管鳞状细胞癌 Eca-109 细胞增殖，并促进其凋亡。

（2）抗其他癌症的药理作用：桂皮醛对 HeLa 细胞、A-549 细胞和 HepG2 细胞均有抑制作用，且呈剂量依赖性。桂皮醛抑制 A-549 细胞增殖，桂皮醛可使肺腺癌 A-549 细胞产生一定的耐药性，伴有 E-cadherin 表达下降及 MMP-9 表达增高。桂皮醛可通过抑制 NF-κB 的表达进而抑制人恶性黑色素瘤细胞株 A375 增殖，还可以抗肿瘤新生血管的形成。

桂皮酸能使肺腺癌、胃腺癌等肿瘤细胞的细胞周期出现向 G_0/G_1 期移行的特征性动力学改变，且相应端粒酶活性受到明显抑制。经桂皮酸处理的人骨肉瘤 MG-63 G_0/G_1 期细胞比例明显增高；肉桂酸处理组 MG-63 细胞呈现相应正常细胞的形态和超微结构特征，肉桂酸能促进成骨细胞分化标志物 I 型胶原、骨粘素、骨钙蛋白的表达与钙沉积及典型骨结节的形成。桂皮酸可减弱基质金属蛋白（matrix metalloproteinase，MMP-2/9）的活性，来抑制癌细胞的转移。

肉桂丁醇可显著抑制 MMP-9 的活性。肉桂总多酚可调节 p38 MAPK 和细胞周期蛋白 B1 两种信号蛋白，破坏细胞周期 G_2/M 期磷酸化或去磷酸化作用，阻碍细胞周期 G_2/M 期的进程，来抑制急性淋巴细胞白血病细胞的增殖。

2. 其他药理作用

（1）保护消化系统的作用：肉桂对由药物导致的小鼠腹泻会产生显著对抗作用，也可以通过促进有益细菌的生长，抑制致病细菌的生长而显示益生元样活性，表明肉桂在调节肠道微生物群和增强胃肠道健康方面具有潜在的作用。肉桂还可调节肠道上皮细胞中紧密连接蛋白和氨基酸转运蛋白的表达，改善肠黏膜屏障功能，促进营养物质的吸收。

（2）抗菌作用：Ren SC 等发现，肉桂的乙醇提取物对食物中的 6 种真菌具有较强的抵抗能力。肉桂醛可能是通过增强耐药性菌株对抗生素的敏感性而起到抗菌的作用。

（3）抗炎作用：肉桂醛及其衍生物与精油有类似的抗炎活性，主要也是通过抑制 NO 的生成而发挥抗炎作用，故富含肉桂醛及其衍生物的肉桂有望成为一种新型的 NO 抑制剂。

（4）抗氧化作用：肉桂乙醇提取物可清除超氧化物阴离子，具有抗超氧化物的活性抗氧化作用。

此外，肉桂还有降血糖、降血脂等药理作用。

【注意事项】

阴虚火旺，里有实热，有出血倾向者及孕妇慎用。不宜与赤石脂同用。

【现代应用】

裴正学教授经验方：黄芪 15g，当归 15g，穿山甲 10g（冲），皂角刺 30g，制乳香 6g，没药 6g，麻黄 10g，鹿角霜 6g，熟地黄 10g，白芥子 6g，肉桂 6g，半夏 10g，黄连 6g，瓜蒌 10g，紫石英 6g，沉香 6g。同时静脉注射头孢哌酮钠舒巴坦钠、替硝唑。可用于治疗食管癌。

20. 吴茱萸

（《神农本草经》）

【基原】

本品为芸香科植物吴茱萸 *Euodia rutaecarpa*（Juss.）Benth.、石虎 *Euodia rutae-carpa*（Juss.）Benth. var. *officinalis*（Dode）Huang 或疏毛吴茱萸 *Euodia rutaecarpa*（Juss.）Benth. var. *bodinieri*（Dode）Huang 的干燥近成熟果实。

【别名】

吴萸（《草木便方》），左力（《南宁市蓟物志》）。

【性味归经】

辛、苦，热；有小毒。归肝、脾、胃、肾经。

【功能主治】

散寒止痛，降逆止呕，助阳止泻。用于厥阴头痛，寒疝腹痛，寒湿脚气，经行腹痛，脘腹胀痛，呕吐吞酸，五更泄泻。

【传统应用】

《本草新编》：主咽塞气不通，散气膈冷气窒塞，驱脾胃停寒，脐腹成阵绞痛，逐膀胱受湿，阴囊作疝剟痛，开腠理，解风邪，止呕逆，除霍乱。

【化学成分】

吴茱萸的化学成分包括生物碱、黄酮类和挥发油等。

【药理作用】

1. 抗癌的药理作用

（1）抗食管癌的药理作用：吴茱萸碱具有增加食管鳞癌细胞株 Eca-109 放射敏感性的作用，可能与抑制细胞周期 G_2/M 期阻滞和降低 DNA 损伤修复蛋白表达水平有关。

（2）抗其他癌症的药理作用：吴茱萸碱能抑制体外结肠癌 LoVo 细胞的增殖，60mmol/L 时能阻滞细胞停留在 S 期并引起细胞凋亡，Caspase-8、Caspase-9 和 Caspase-3 被激活，进一步在结肠癌移植瘤模型中发现吴茱萸碱能增加 Tunel 阳性细胞数，表明吴茱萸碱通过 Caspase 凋亡通路和阻滞癌细胞停留在 S 期，在离体和在体两方面抑制人结肠癌细胞增殖。

吴茱萸碱能诱导人肝癌 HepG2、黑色素瘤 A375-S2、宫颈癌 HeLa 等多种肿瘤细胞凋亡，能引起 A375-S2 细胞核转录因子 NF-κB 易位。MG132 能减少胞外调节蛋白激酶（ERK）磷酸化，激活 Caspase-3，增加 Fas-L 表达，下调 Bcl-2 的表达，吴茱萸碱对 A375-S2 细胞诱导凋亡的作用与 Caspase 有关，并能通过泛素-蛋白酶体途径增强。

吴茱萸碱能剂量依赖性降低未分化甲状腺癌（ARO）细胞增殖率，将癌细胞阻滞在 G_2/M 期，伴随 CDC25C、cyclin B1、CDC2-p161 蛋白表达增加，在 48 至 72 小时能观察到细胞凋亡，Caspase-8、Caspase-9 和 Caspase-3 被激活，提示吴茱萸碱抑制 ARO 细胞增殖和 Caspase 通路有关。

吴茱萸碱在体外还具有抗舌鳞癌、卵巢癌、胆管癌、肾癌、口腔癌、鼻咽癌、骨肉瘤、胶质母细胞瘤等多种癌症的作用。

2. 其他药理作用

（1）抗消化道溃疡：吴茱萸碱能显著对抗乙醇诱导的小鼠胃溃疡，明显改善胃部病变，防止胃组织氧化损伤、降低前列腺素 E_2、IL-6 和 TNF-α 的水平，提高血清谷胱甘肽、超氧化物歧化酶和过氧化氢酶的水平，降低血清中丙二醛的含量，降低胃组织中髓过氧化物酶的含量。其机制可能是吴茱萸碱能有效抑制乙醇引起的小鼠Rho、Rho 激酶 1、Rho 激酶 2，胞质和细胞核中 NF-κB p65 的蛋白表达升高，通过Rho/NF-κB 途径改善抗氧化剂和抗炎状态。

吴茱萸碱对右旋糖酐硫酸酯钠盐诱发的结肠炎具有潜在的保护作用，其作用机制与吴茱萸碱调节 NF-κB 信号和 NLRP3 炎性小体，抑制炎性反应，调节小带闭合蛋白 1 的表达，促进肠道紧密连接结构的完整性，降低脂溶性脂多糖的浓度，重新平衡大肠杆菌和乳杆菌的水平有关。

（2）心血管作用：吴茱萸总碱能明显抑制血管紧张素 II 诱导的心肌细胞肥大，这与促进丝裂素活化蛋白激酶磷酸酶-1 的表达及增加丝裂原活化蛋白激酶去磷酸化有关。此外，吴茱萸碱还对心肌细胞缺血具有一定保护作用，其机制是通过增加蛋白激酶 B 和 AMP 依赖蛋白激酶 α 的活性，抑制 NF-κB 的活性，而发挥其心肌保护作用。吴茱萸次碱可抑制人脐静脉内皮细胞的活性 $[IC_{50} = （16.54\pm2.4）\ \mu mol/L]$，对 HU-VEC 的迁移和黏附具有显著的抑制作用，并可在鸡胚绒膜尿囊膜上对抗血管生成活性，其机制与吴茱萸次碱在体外能显著抑制血管内皮生长因子受体 2 的活性并阻断VEGFR2 介导的 Akt/（mTOR）/p70s6k 信号通路有关。

（3）抑菌作用：吴茱萸次碱还能显著减轻脓毒症诱导的肝损伤和细菌感染。其作用机制与吴茱萸次碱能恢复腹膜常驻巨噬细胞的比例和 CD11b[+] 腹膜巨噬细胞中GATA6 的水平，增加腹腔内巨噬细胞数量，抑制内质网应激 NF-κB 途径的激活来减轻脓毒症诱导的炎性反应有关。

此外吴茱萸还具有镇痛、抗氧化及其他药理作用。

【注意事项】

本品辛热燥烈，易耗气动火，故不宜多用久服。阴虚有热者忌用，孕妇慎用。

吴茱萸生品有小毒，一般仅限于外用，内服须经炮制后使用。据报道，服用吴茱萸过量可出现剧烈腹痛、头痛、晕厥、呕吐、视物不清、产生幻觉、胸闷等症状。

【现代应用】

健脾通络方：丹参 20g，黄芪 20g，夏枯草 15g，砂仁 15g，莪术 15g，枳实 15g，蚤休 15g，黄连 15g，党参 15g，三棱 15g，半夏 6g，木香 6g，陈皮 6g，厚朴 6g，甘草 6g，吴茱萸 3g。

21. 高良姜

《名医别录》

【基原】

本品为姜科植物高良姜 *Alpinia officinarum* Hance 的干燥根茎。

【别名】

膏凉姜（《本草经集注》），良姜（《太平惠民和剂局方》），蛮姜、佛手根（《履巉岩本草》），小良姜（《中药志》），海良姜（《药材学》）。

【性味归经】

辛，热。归脾、胃经。

【功能主治】

温胃止呕，散寒止痛。用于脘腹冷痛，胃寒呕吐，嗳气吞酸。

【传统应用】

《本草纲目》：高良姜，健脾胃，宽噎膈，破冷癖，除瘴疟。

【化学成分】

高良姜的化学成分主要包括二芳基庚烷类、挥发油类、黄酮类、糖苷类、苯丙素类等。

【药理作用】

1. 抗癌的药理作用

（1）抗食管癌的药理作用：高良姜素对人食管鳞癌 KYSE-510 细胞具有很强的生长抑制作用。机制是高良姜素可诱导 KYSE-510 细胞分化，诱导 P21waf1、抑制细胞周期蛋白 B1 和细胞周期蛋白 D1 的表达。

（2）抗其他癌症的药理作用：高良姜素可通过线粒体途径介导的细胞凋亡来抑制胃癌 SGC-7901 细胞的生长。高良姜挥发油呈剂量依赖性抑制 HepG2、HT29、CNE-2Z、SW579、HeLa 细胞株增殖。高良姜素通过下调 MMP-9 和 TGF-β1 的水平、增加 TIMP-1 表达，抑制口腔癌 CAL27 细胞的生长和转移。高良姜总黄酮对宫颈癌 SiHa 细胞有抑制作用，可促进细胞凋亡，呈剂量依赖效应。

2. 其他药理作用

（1）抗溃疡作用：高良姜水提物及醚提物呈剂量依赖性抑制水浸应激型小鼠胃溃疡和盐酸致大鼠胃溃疡的形成。

（2）对胃肠平滑肌的影响：高良姜具有明显的胃肠解痉作用，可抑制乙酰胆碱导致的平滑肌张力升高，主要作用成分为高良姜黄酮类。

（3）抗菌作用：高良姜醇提取物对白色念珠菌、威克海姆原藻和啤酒酵母都有很强的抑制作用，而且对晚疫病菌能达到100%的抑制。同时，高良姜醇提物具有抑制龋齿链球菌活性的作用。

（4）降血糖作用：在正常雄性新西兰家兔的降血糖实验中，口服高良姜粉末3g/kg时能明显降低血糖；甲醇提取液和水提取液的降血糖作用更明显，当口服剂量为4g/kg时，8小时后血糖显著降低。其降血糖作用可能是通过促进体内胰腺分泌胰岛素而实现的。

此外，高良姜还具有抗氧化、止呕、抗腹泻、免疫促进、抗凝、抗缺氧等药理作用。

【注意事项】

阴虚有热者忌服。

【现代应用】

温中化痰方：高良姜30g，青皮（去白）30g，山桂皮20g，青木香20g，天南星15g，法半夏15g，白芥子15g，鳖甲15g，蛤蜊15g，炙甘草10g。可用于防治食管癌化疗过程中出现的消化系统症状，效果良好。

22. 荜澄茄

（《雷公炮炙论》）

【基原】

本品为樟科植物山鸡椒 *Litsea cubeba*（Lour.）Pers. 的干燥成熟果实。

【别名】

澄茄（徐表《南州记》），毗陵茄子（《开宝本草》），毕澄茄（《本草纲目》），毕茄（《本草求真》）。

【性味归经】

辛，温。归脾、胃、肾、膀胱经。

【功能主治】

温中散寒，行气止痛。用于胃寒呕逆，脘腹冷痛，寒疝腹痛，寒湿阻滞，小便浑浊。

【传统应用】

《济生方》：五噎散，治五噎，食不下，呕哕痰多，咽喉噎塞，胸背满痛。人参半夏汤泡七次，桔梗去芦，剉，炒，白豆蔻仁、木香不见火，杵头糠、白术、荜澄茄、沉香不见火，枇杷叶拭去毛，干生姜各一两，甘草炙，半两。上为细末，每服二钱，水一中盏，生姜七片煎至六分，食后温服。

《寿域神方》：荜澄茄、白豆蔻等分。为末，干舐之，治噎食不纳。

【化学成分】

荜澄茄的化学成分包含挥发油、脂肪酸类、黄酮类等。

【药理作用】

1. 抗胃溃疡、利胆

荜澄茄水提物和醚提物对治疗酸性胃溃疡有效，能对抗番泻叶或蓖麻油引起的小鼠腹泻，抑制小鼠胆汁在胃肠内的推进运动，有明显的利胆作用。荜澄茄醚提物能抑制水浸应激性溃疡和盐酸性溃疡。

2. 治疗心血管疾病

挥发油对心律失常、心肌缺血、脑血栓和冠心病有明显的治疗作用。荜澄茄水提物能明显延缓试验性血栓形成，有抗凝作用，对二磷酸腺苷和胶原诱导的血小板聚集均有明显的抑制作用。挥发油有抗心律失常、抗心肌缺血、降压和抗缺氧的作用。

3. 抗心律失常

荜澄茄中的柠檬酸对淡色库蚊、阴道滴虫、异尖线虫的幼虫有良好的杀灭作用。

4. 镇痛

荜澄茄水煎剂具有镇痛作用，能抑制酒石酸锑钾引起的小鼠扭体反应，延长热痛觉反应时间。

此外，荜澄茄还具有消毒防霉、抗虫、抗腹泻等药理作用。

【注意事项】

现代研究证明，荜澄茄会引起泌尿生殖系统损伤，其不良反应表现为肾功能衰竭。

【现代应用】

张硕甫经验方：制吴茱萸四分，川连六分，上猺桂（饭丸）一钱，炒黑干姜一钱，姜半夏三钱，火麻仁三钱，荜澄茄二钱，姜汁二钱，炒竹茹二钱，枳实半钱，陈皮半钱，煅瓦楞子六钱，海螵蛸四钱，茯苓四钱。另用：韭汁冲牛乳，缓缓频服。可用于治疗食管癌。

第六节　理气或理气健脾药

23. 陈皮

（《神农本草经》）

【基原】

本品为芸香科植物橘 *Citrus reticulata* Blanco 及其栽培变种的干燥成熟果皮。

【别名】

贵老（侯宁极《药谱》），黄橘皮（《鸡峰普济方》），红皮（《汤液本草》）。

【性味归经】

苦、辛，温。归肺、脾经。

【功能主治】

理气健脾，燥湿化痰。用于脘腹胀满，食少吐泻，咳嗽痰多。

【传统应用】

《医学入门》：丁香透膈汤，白术一钱三分，甘草九分，人参、白茯苓、缩砂、香附子各七分，沉香、藿香、陈皮、厚朴各五分，丁香、木香、麦芽、青皮、肉豆蔻、白豆蔻各三分，草果、神曲、半夏各二分。上锉，作一贴，姜三枣二，水煎服。治五噎十膈，痞塞不通。

《医学集成》：噎膈证，要分门别户，治乃得法。有气膈、食膈、酒膈、痰膈数种。气膈、食膈唯老人最多，极难施治，因贲门干枯，食不能入，遂成噎膈。因气而得，二陈汤加香附、台乌药、砂仁，或逍遥散加香附、郁金、青皮、陈皮。

【化学成分】

陈皮含有挥发性成分、黄酮类和脂溶性等成分。

【药理作用】

1. 抗癌的药理作用

（1）抗食管癌的药理作用：陈皮素能抑制人食管癌 Eca-109 细胞增殖和侵袭，通过诱导细胞内活性氧增加和谷胱甘肽耗竭，激活线粒体介导的内源性凋亡途径而引起细胞凋亡。另外，陈皮素能协同 5-FU 诱导 Eca-109 细胞凋亡。

（2）抗其他癌症的药理作用：5-羟基川陈皮素抑制结肠癌和肺癌细胞增殖的作用机制主要是通过影响和控制如 p21、Cyclin D1、Caspase-3、PARP、Bax 等重要蛋白而调控细胞周期和凋亡。可对抗细胞增殖，达到抑制肺癌细胞和结肠癌增殖的目的。

川陈皮素对人胃癌细胞 SGC-7901 有较强的细胞毒作用。川陈皮素诱导人胃癌 SUN-16 细胞内质网应激介导的保护性自噬。川陈皮素诱导的 SUN-16 细胞凋亡是通过涉及细胞内质网应激介导的保护性自噬途径介导的。

川陈皮素对人舌鳞癌细胞 Cal-27 细胞的增殖有明显的抑制作用，且抑制效应随浓度和作用时间的增加而增强。

川陈皮素能选择性地抑制人卵巢癌 SKOV3/DDP 细胞的生长和增殖，诱导 G_0/G_1 期和 G_2/M 期阻滞，以及 p53 和 P21 的增加。能通过过度表达 Akt 途径抑制自噬降解，增强多药耐药 SKOV3/DDP 细胞的凋亡。

此外，陈皮还具有抗骨肉瘤、纤维肉瘤、胰腺癌、黑色素瘤等药理作用。

2. 其他药理作用

（1）抗氧化作用：陈皮渣提取物对抑制动物油的自动氧化、清除羟自由基（OH）等都具有较强的作用；陈皮水提液不仅能抑制动物脑、心、肝等组织的脂质过氧化反应，还可增强超氧化物歧化酶的相对活性。

（2）降脂作用：陈皮具有降低肝细胞脂质的作用，作用机制为通过抑制胆汁酸重吸收，阻断胆汁酸肝肠循环，从而促进体内胆固醇大量转化为胆汁酸；还可以直接干扰脂肪和胆固醇的吸收。陈皮也可通过抑制胰脂酶活性，增加甘油三酯从粪便中排出，从而降低血浆中甘油三酯的水平。

（3）抗炎作用：川陈皮素具有拮抗人体滑膜纤维细胞和嗜酸性粒细胞的作用，不仅能破坏细胞结构，抑制琥珀酸脱氢酶和苹果酸脱氢酶活性，干扰细胞膜的渗透，影响细胞成分的释放，导致细胞代谢障碍；且能抑制蛋白质合成，导致细菌细胞固缩和死亡。

【注意事项】

本品辛散苦燥，温能助热，故内有实热、舌红少津者慎用。

有文献报道，蛇胆陈皮散可引起全身多处黏膜溃烂的不良反应。尚不明确禁忌症。注意事项：服药期间饮食宜清淡，忌辛辣厚味食物，忌烟酒。

【现代应用】

培正散结通膈汤：太子参30g，黄芪30g，半夏9g，陈皮10g，茯苓30g，全瓜蒌20g，急性子30g，冬凌草40g，莪术12g，三棱12g，半枝莲30g，丹参30g，山楂30g，壁虎10g，三七粉（冲）2g，旋覆花（包煎）10g，代赭石20g。联合化疗，可用于治疗食管癌。

24. 青皮

（《神农本草经》）

【基原】

本品为芸香科植物橘 *Citrus reticulata* Blanco 及其栽培变种的干燥幼果或未成熟果实的果皮。

【别名】

青橘皮（《本草品汇精要》），青柑皮（《本草求原》）。

【性味归经】

苦、辛，温。归肝、胆、胃经。

【功能主治】

疏肝破气，消积化滞。用于胸胁胀痛，疝气疼痛，乳癖，乳痈，食积气滞，脘腹胀痛。

【传统应用】

《医学入门》：丁香透膈汤，白术一钱三分，甘草九分，人参、白茯苓、缩砂、香附子各七分，沉香、藿香、陈皮、厚朴各五分，丁香、木香、麦芽、青皮、肉豆蔻、白豆蔻各三分，草果、神曲、半夏各二分。上锉，作一贴，姜三枣二，水煎服。治五噎十膈，痞塞不通。

《医学集成》：噎膈证，要分门别户，治乃得法。有气膈、食膈、酒膈、痰膈数种。气膈、食膈唯老人最多，极难施治，因贲门干枯，食不能入，遂成噎膈。因气而得，二陈汤加香附、台乌药、砂仁，或逍遥散加香附、郁金、青皮、陈皮。

【化学成分】

青皮中含有挥发油、黄酮类化合物及氨基酸等。

【药理作用】

1. 心血管系统作用

青皮注射液具有一定程度的心脏兴奋作用，青皮注射液可使动脉出现紧张性收缩，升高血压，升压作用机制是激动肾上腺素能 α 受体，不同的给药途径对血压的影响也不同。治疗阵发性室上性心动过速（PSVT）的机制可能是通过升高血压后直接刺激主动脉弓和颈动脉窦压力感受器，反射性兴奋迷走神经，使 PSVT 转为窦性心律。

2. 平滑肌调节作用

青皮水煎剂对大鼠离体子宫平滑肌的抑制作用是通过作用于子宫平滑肌细胞膜的肾上腺素 β 受体而实现的。青皮对胃肠道平滑肌的作用是通过胆碱能 M 受体来实现的，而对膀胱平滑肌的兴奋作用是通过肾上腺素能 α 受体实现的。

此外，青皮还具有抗休克的作用。

【注意事项】

本品性烈耗气，气虚者慎用。

服用青皮时，偶可引起过敏反应，表现为皮肤瘙痒、红肿等。

有文献报道，痛泻宁颗粒组方为白芍、青皮、薤白、白术，口服，一次 5g，每日 3 次，出现 3 例不良反应，其中 2 例表现为头痛、心悸，1 例表现为恶心、食欲减退。

【现代应用】

木香通气饮子：青皮（去皮）15g，木香 15g，槟榔 15g，陈皮 15g，香白芷7.5g，炒莱菔子 15g，藿香 30g，甘草 15g，人参 15g，枳壳 15g。上为细末，每服9g，水一大盏，煎至八分，去滓温服，不拘时候。亦可水煎服，可用于治疗食管癌。

25. 木香

（《神农本草经》）

【基原】

本品为菊科植物木香 *Aucklandia lappa* Decne. 的干燥根。

【别名】

蜜香（《名医别录》），青木香（《本草经集注》），五香（《三洞珠囊》），五木香（《乐府诗集》），南木香（《世医得效方》），广木香（《太平圣惠方》）。

【性味归经】

辛、苦，温。归脾、胃、大肠、三焦、胆经。

【功能主治】

行气止痛，健脾消食。用于胸胁、脘腹胀痛，泻痢后重，食积不消，不思饮食。煨木香实肠止泻，用于泄泻腹痛。

【传统应用】

《医学入门》：丁香透膈汤，治五噎十膈，痞塞不通。白术一钱三分，甘草九分，人参、白茯苓、缩砂、香附子各七分，沉香、藿香、陈皮、厚朴各五分，丁香、木香、麦芽、青皮、肉豆蔻、白豆蔻各三分，草果、神曲、半夏各二分。上锉，作一贴，姜三枣二，水煎服。

《证治要诀》：诸痞塞及噎膈，乃是痰为气所激而上，气又为痰所膈而滞，痰与气搏，不能流通，并宜用二陈汤加枳实、缩砂仁各半钱，木香一钱；或五膈宽中散。

【化学成分】

川木香中主要包括倍半萜类、木脂素类和挥发油类化合物。

【药理作用】

1. 抗癌的药理作用

（1）抗食管癌的药理作用：异土木香内酯能显著降低食管癌细胞生存率和长期增殖能力。异土木香内酯可以通过上调 DR5 受体诱导食管癌细胞发生 Caspase 依赖的外源性凋亡。

（2）抗其他癌症的药理作用：肝癌 HepG2 细胞中的木香成分化合物 Y23 槲皮

素具有明显的增殖抑制作用和诱导细胞凋亡的作用，并且呈现浓度和时间依赖性。化合物 Y28 可以抑制人肺腺癌 A549 细胞、白血病 HL-60 细胞、肝癌 HepG2 细胞、乳腺癌 mda-mb-231 细胞和其他癌细胞系的增殖。

2. 其他药理作用

（1）抗炎作用：研究发现，木香水提取物对二甲苯所致小鼠耳郭肿胀有一定的抑制作用。同时，研究发现，木香煨制前后对二甲苯所致小鼠耳郭炎症模型均有显著抑制作用，并可显著抑制醋酸所致小鼠腹腔毛细血管通透性的增加。

（2）胃肠道作用：川木香提取物对其乙酸乙酯提取部位具有显著的抑制作用。川木香及其煨制品可明显促进正常小鼠的小肠运动，并能拮抗硫酸阿托品所致小鼠的小肠抑制作用，可促进正常小鼠的胃排空，并对肾上腺素所致小鼠胃排空的抑制有明显的拮抗作用。而川木香煨制品对不同功能状态的小鼠胃排空具有双向调节作用。

此外，木香还具有保肝、利胆、解痉等药理作用。

【注意事项】

本品辛温香燥，凡阴虚火旺者慎用。

据报道，木香中的去氢木香内酯 α 木香醇和榄香醇可能具有肝毒性，木香挥发油对斑马鱼胚胎发育有一定毒性，而且发育期越早，毒性越大。木香可能会引起不良反应，主要表现为皮肤瘙痒、荨麻疹等。

【现代应用】

益气调中方：党参 15g，黄芪 15g，茯苓 10g，炒白术 10g，炒白芍 10g，怀山药 15g，木香 6g，枳壳 10g，藤梨根 15g，石见穿 15g，大枣 5 枚，炙甘草 3g。联合化疗可用于治疗食管癌。

26. 川楝子

（《神农本草经》）

【基原】

本品为楝科植物川楝 *Melia toosendan* Sieb. et Zucc. 的干燥成熟果实。

【别名】

楝实（《神农本草经》），练实（《本草经集注》），金铃子，仁枣（侯宁极《药谱》），苦楝子（《本草图经》）。

【性味归经】

苦，寒；有小毒。归肝、小肠、膀胱经。

【功能主治】

疏肝泄热，行气止痛，杀虫。用于肝郁化火，胸胁、脘腹胀痛，疝气疼痛，虫积腹痛。

【传统应用】

《全国中药成药处方集》（天津方）：舒肝丸，生白芍 42g，片姜黄 33g，蔻仁、厚朴（姜制）各 15g，枳壳（麸炒）、延胡索（醋制）各 27g，茯苓（去皮）30g，陈皮、广木香、砂仁各 21g，沉香 27g，川楝子（酒蒸）45g。上药共为极细末，炼蜜为丸，每丸重 6g，用蜡皮或蜡纸筒封固。理气健脾，活血止痛。治肝郁气滞，两胁刺痛，饮食无味，消化不良，呕吐酸水，呃逆嘈杂，周身串痛。

【化学成分】

川楝子含三萜、木脂素、黄酮、甾体、有机酸等多种化学成分。

【药理作用】

1. 抗癌的药理作用

川楝素作用于人结肠癌细胞株 LoVo，24 小时后能明显抑制其增殖、黏附及侵袭的能力。川楝素能明显抑制结肠癌细胞株 SW480 的增殖，在 24 小时、48 小时半抑制浓度 IC_{50} 分别为 0.3493μM、0.1059μM，并且能够抑制小鼠移植瘤的生长。

异川楝素 50ug/mL 时对胃癌细胞 SGC-7901 有抑制作用，川楝素抗胃癌的机制可能与上调 circYAP1 和 P27[Kip1] 的表达相关。

此外，川楝子还能抑制多种人源肿瘤细胞如 PC3 细胞（前列腺癌）、SMMC-7721、Hep3B 和 BEL7404 细胞（肝癌）、SH-SY5Y 和 U251 细胞（中枢神经系统肿瘤）、K562 和 HL-60 细胞（白血病细胞）、U937 细胞（组织细胞淋巴瘤）、A-549 细胞（肺癌）、MDA-MB-468 细胞（乳腺癌）、PC12 细胞（肾上腺髓质嗜铬细胞瘤）等而发挥抗癌作用。

2. 其他药理作用

（1）抗病毒作用：川楝子通过降低病毒复制和细胞病变效应，对甲型流感病毒表现出拮抗作用。

（2）抗色素沉着：川楝子提取物通过阻断黑素细胞内 PKC 活性来减轻内皮素-1 刺激的人类表皮细胞色素沉着。

（3）抗肉毒作用：川楝素以温度、浓度和突触活动依赖的方式抑制 BoNT/A 和 BoNT/C 与突触体的结合，阻断 BoNT 轻链与其酶解底物的接近，保护 SNAP25 免于被酶解。

（4）抑制脂肪降低活性：川楝素通过降低脂肪细胞脂质的积累，下调脂肪形成相关转录因子的表达，抑制脂肪生成酶和脂肪细胞因子的表达，激活 Wnt/β-catenin 信号通路来抑制脂肪的形成。

此外，川楝子还具有钙离子通道激动剂、杀虫、治疗退行性病变等药理作用。

【注意事项】

本品苦寒有毒，不宜过量或持续服用，脾胃虚寒者慎用。

川楝子的不良反应：一般严重反应，偶见头痛、头晕、恶心、呕吐等，但因误食或用量过大引起中毒的临床报道较多，出现上腹疼痛、恶心、呕吐，以及中毒性肝炎，并可有鼻、肾、肝、肠等处出血。大量或长期服用川楝子及含川楝子的制剂会引起急性中毒及蓄积性肝损伤等严重不良反应。

【现代应用】

张代钊经验方：五灵脂 90g，没药 60g，蒲黄（炭）60g，沉香 30g，白芷 15g，细辛 9g，当归 15g，川楝子 30g，白芍 30g，延胡索 30g。共研细末，装入胶囊（每粒 0.3g）通过理气活血化瘀的方法治疗癌痛。

27. 乌药

（《本草拾遗》）

【基原】

本品为樟科植物乌药 *Lindera aggregata*（Sims）Kos-term. 的干燥块根。

【别名】

天台乌、台乌、矮樟、香桂樟、铜钱柴、班皮柴（《中国药典》）。

【性味归经】

辛，温。归肺、脾、肾、膀胱经。

【功能主治】

行气止痛，温肾散寒。用于寒凝气滞，胸腹胀痛，气逆喘急，膀胱虚冷，遗尿尿频，疝气疼痛，经寒腹痛。

【传统应用】

《理瀹骈文》：开膈膏，党参五钱，白术五钱，苍术五钱，黄芪五钱，茯苓五钱，甘草五钱，生地黄五钱，熟地黄五钱，当归五钱，白芍五钱，川芎五钱，天冬五钱，麦冬五钱，黄连（同吴萸炒）五钱，黄柏五钱，知母五钱，贝母五钱，青皮五钱，陈皮五钱，半夏五钱，胆星五钱，乌药五钱，香附五钱，厚朴五钱，枳实五钱，桔梗五钱，瓜蒌五钱，连翘五钱，红花五钱，神曲五钱，麦芽五钱，山楂五钱，槟榔五钱，木通五钱，苏子五钱，草蔻仁五钱，砂仁五钱，木香五钱，丁香五钱，藿香五钱，乳香五钱，大黄五钱，巴豆五钱，牵牛子五钱，莪术五钱，三棱五钱，草乌五钱，官桂五钱，雄黄五钱，明矾五钱，郁金五钱，牙皂五钱，生姜二两，乌梅七个，凤仙子一钱。麻油熬，黄丹收。治噎膈。

【化学成分】

乌药的化学成分包括呋喃倍半萜及内酯、挥发油、黄酮、异喹啉生物碱等。

【药理作用】

1. 抗癌的药理作用

（1）抗食管癌的药理作用：乌药根挥发油对 Eca-109（人食管癌）、MDA-MB-231（人乳腺癌）、PC-3（人前列腺癌）及 SGC-7901（人胃癌）这 4 种细胞的抑制作用明显强于阳性对照药 Cisplatin。其中，对人食管癌 Eca-109 细胞和人胃癌 SGC-7901 细胞增殖的抑制作用最强（IC_{50} 值约为 24.8μg/mL）。

（2）抗其他癌症的药理作用：异乌药内酯对人乳腺癌 MCF-7 细胞的增殖抑制作用呈剂量和时间依赖性，其作用机制是通过线粒体途径诱导细胞凋亡。

乌药根挥发油能够有效抑制肝癌 HepG2 细胞的增殖，且具有一定的癌细胞选择性；同时能诱导 HepG2 细胞发生凋亡。

2. 其他药理作用

（1）抗炎镇痛作用：乌药具有明显的镇痛作用，乌药中分离出的抗关节炎生物碱去甲异波尔定，可以减弱破骨细胞分化和芳烃受体依赖式的炎症性骨侵蚀。

（2）保肝作用：乌药提取物对酒精性肝损伤的保护作用机制可能与抗癫痫发作

抗氧化作用有关。乌药叶总黄酮有较明显的降血脂作用，可改善肝细胞脂肪变性，对脂肪肝有较好的治疗作用。

（3）对心血管系统的作用：乌药具有抗高血压作用，改善自发性高血压大鼠的心脏功能，降低血浆中去甲肾上腺素水平。其抗心律失常作用与其抑制 Na^+ 内流及阻断 β-肾上腺素受体有关。

（4）对消化系统的作用：乌药挥发油、水提液、水煎液、醇提液能显著抑制豚鼠离体回肠自发活动，且对乙酰胆碱、氯化钡所致的回肠痉挛有显著拮抗作用。

此外，乌药还具有对中枢神经系统的作用和防治糖尿病肾病的作用。

【注意事项】

气虚及内热证患者禁服，孕妇及体虚者慎服。

【现代应用】

益气消滞汤：黄芪 30g，白术 10g，党参 10g，赤芍 10g，厚朴 10g，木香 10g，乌药 10g，红花 10g，桃仁 10g，芒硝（冲服）10g。每天 1 剂，煎煮至 100mL。食管癌术后即采用胃肠减压、补液、制酸护胃、抗感染等常规治疗。置入鼻肠管及胃肠减压管，将肠内营养液自鼻肠管注入后予 100mL 生理盐水冲洗，冲洗完毕注入 100mL 益气消滞汤，每天灌注 1 次，3 天为一疗程，正常排便后停止。有助于食管癌患者术后胃肠功能的恢复。

28. 青木香

（《新修本草》）

【基原】

本品为马兜铃科植物马兜铃 *Aristolochia debilis* Sieb. et Zucc. 和北马兜铃 *Aristolochia contorta* Bunge. 的干燥根。

【别名】

马兜铃根（《肘后备急方》），土青木香、独行根、兜零根（《唐本草》），云南根（《本草图经》），独行木香（《本草纲目》），土木香（《本草正》），青藤香（《草木便方》），蛇参根（《分类草药性》），百两金、土麝（《中医药实验研究》），铁扁担（《陕西中药志》），痧药（江西《草药手册》）。

【性味归经】

辛、苦、寒，小毒。归肝、胃经。

【功能主治】

行气止痛，解毒消肿。适用于肝胃气滞之胸胁脘腹疼痛，泻痢腹痛，疔疮肿毒，皮肤湿疮，毒蛇咬伤。

【传统应用】

《太平惠民和剂局方》：青木香丸，补骨脂（炒香）、荜澄茄、煨槟榔各四十两，黑牵牛子（炒香）一百二十两，木香二十两。为细末，水泛为丸，绿豆大，每服二十丸，食后茶汤或开水送下。治胸膈噎塞，腹胁胀痛，心下坚痞，腹中水声，呕哕痰逆，不思饮食。

【化学成分】

青木香中的主要成分是挥发油，其挥发油主要由单萜组成，其中莰烯、异甲酸龙脑脂、Selina-1，3，7（11）-trien-8-one 和龙脑是主要成分。除此之外，还含有马兜铃酸。

【药理作用】

1. 抗菌作用

青木香挥发油对大肠杆菌、鼠伤寒沙门氏菌、普通变形杆菌、枯草芽孢杆菌、金黄色葡萄球菌、腐生葡萄球菌、肺炎克雷伯氏菌、大肠埃希氏菌等 16 种微生物具有一定的生长抑制作用。挥发油对革兰氏阳性菌比对革兰氏阴性菌和酵母菌的抑制杀灭作用更强。

2. 镇痛抗炎作用

青木香对冰醋酸所致的小鼠疼痛反应具有抑制作用，且随剂量增加，镇痛作用增强；对二甲苯所致小鼠耳郭肿胀具有明显的抑制作用，并随其剂量增加，抗炎作用增强。

【注意事项】

本品过量服用可引起恶心、呕吐等胃肠道反应；又因含马兜铃酸，过量或长期服用可损伤肾功能，故不宜过量或持续内服，脾胃虚寒者慎服，肾病患者忌服。

青木香生品的急性毒性明显高于炮制品，青木香炮制后毒性明显降低，其急性毒性的主要靶器官是肾脏，小鼠死亡的主要原因是肾衰竭。青木香含挥发油，其主要成分有马兜铃酸、马兜铃酮、马兜铃内酰胺等。马兜铃酸可阻断神经节，呈箭毒样作用，并对肾脏产生损害。

【现代应用】

化痰方：高良姜 30g，青皮（去白）30g，山桂皮 20g，青木香 20g，天南星 15g，法半夏 15g，白芥子 15g，鳖甲 15g，蛤蜊 15g，炙甘草 10g。用于防治食管癌化疗过程中出现的消化系统不良反应。

29. 香附

（《名医别录》）

【基原】

本品为莎草科植物莎草 *Cyperus rotundus* L. 的干燥根茎。

【别名】

雀头香（《江表传》），莎草根（《名医别录》），香附子（《唐本草》），雷公头（《本草纲目》），香附米（《本草求真》），猪通草茹（《陆川本草》），三棱草根（《中药志》），苦羌头（《中药材手册》）。

【性味归经】

辛、微苦、微甘，平。归肝、脾、三焦经。

【功能主治】

疏肝解郁，理气宽中，调经止痛。用于肝郁气滞，胸胁胀痛，疝气疼痛，乳房胀痛，脾胃气滞，脘腹痞闷，月经不调，闭经痛经。

【传统应用】

《太平惠民和剂局方》：快气汤，香附子（炒，去毛）三十二两，缩砂仁八两，甘草（爁）四两。上为细末。每服一钱，用盐汤点下。治心腹胀满，胸膈噎塞，噫气吞酸，胃中痰逆呕吐及宿酒不解，不思饮食。

《医学入门》：丁香透膈汤，治五噎十膈，痞塞不通。白术一钱三分，甘草九分，人参、白茯苓、缩砂、香附子各七分，沉香、藿香、陈皮、厚朴各五分，丁香、木香、麦芽、青皮、肉豆蔻、白豆蔻各三分，草果、神曲、半夏各二分。上锉，作一贴，姜三枣二，水煎服。

【化学成分】

香附的主要成分是挥发油类物质，除此之外，还包括黄酮、生物碱、三萜、甾醇、蒽醌等多种化学成分。

【药理作用】

1. 抗癌的药理作用

香附提取物可增强表柔比星对三阴性乳腺癌细胞的促凋亡作用，其机制是调控凋亡相关蛋白表达及抑制细胞自噬。

2. 其他药理作用

（1）对胃肠平滑肌的作用：香附提取物能通过抗氧化机制显著抑制阿司匹林诱导的胃溃疡。

（2）解热镇痛抗炎作用：推测 α-香附酮镇痛作用可能是通过外周机制。香附生品和醋制品均可减少福尔马林致痛大鼠模型缩腿、舔爪的时间，且醋制品作用更加显著，其作用可能是通过减少脊髓鞘内 c-fos 蛋白的表达，阻止痛觉信号传导。

（3）对子宫的作用：香附的 α-香附酮可抑制未孕大鼠离体子宫肌的自发性收缩和缩宫素引起的离体子宫肌的收缩，缓解缩宫素致小鼠子宫的激烈收缩，其作用机制可能与降低子宫平滑肌细胞内的前列腺素的合成与释放有关。

（4）抗抑郁作用：香附醇提物正丁醇萃取部位和乙酸乙酯萃取部位对"行为绝望"动物模型有较明显的抗抑郁作用，其作用机制可能与调节脑内单胺类神经递质多巴胺和五羟色胺的含量有关。

此外，香附还具有对心脑血管系统作用、雌激素样作用、降低血糖血脂等药理作用。

【注意事项】

凡气虚无滞、阴虚血热者忌服。

香附毒性较小，经 α-香附酮灌胃、静脉注射给药后，健康大鼠出现精神萎靡、活动迟缓，2~3 小时后逐渐恢复正常状态，静脉注射给药过程中速度过快则大鼠给药后会快速死亡。

【现代应用】

徐荷芬教授经验方：柴胡 6g，枳壳 6g，香附 6g，赤芍 10g，白芍 10g，川芎 6g，白蒺藜 12g，南沙参 12g，北沙参 12g，天冬 10g，麦冬 10g，枸杞子 15g，白花蛇舌草 15g，白英 10g，法半夏 10g，陈皮 10g，炒麦芽 15g，炙鳖甲（先煎）15g，仙鹤草 15g，石斛 10g，炙甘草 6g。治以化痰消瘀，生津益气。可用于治疗食管癌。

30. 香橼

（《本草拾遗》）

【基原】

本品为芸香科植物枸橼 *Gitrus medica* L. 或香圆 *Citrus wilsonii* Tanaka 的干燥成熟果实。

【别名】

枸橼、钩缘干、香泡树、香橼柑枸橼、香圆（《中华本草》）。

【性味归经】

辛、苦、酸，温。归肝、脾、肺经。

【功能主治】

疏肝理气，宽中化痰。用于肝胃气滞，胸胁胀痛，脘腹痞满，呕吐噫气，痰多咳嗽。

【传统应用】

《梅氏验方新编》：香橼丸，陈极香橼二个，真川贝三两（去心），当归一两五钱（炒黑），白通草（烘燥）一两，陈西瓜皮一两，甜桔梗三钱。共研细末，用白檀香劈碎煎浓汁泛为丸，如桐子大，每服三钱，开水送下。治气逆不进饮食或呕哕，大虚者酌用。

【化学成分】

香橼中的化学成分有甲基阿魏酸、二氢咖啡酰酪胺、刺槐素、β-蜕皮甾酮、（-）-蛇菰宁、对甲氧基桂皮酸、伞形花内酯、阿魏酸、原儿茶醛、香叶木素、4-甲氧基水杨酸、β-香树脂醇乙酸酯、表没食子儿茶素、白桦脂酸、羽扇豆醇、尼克酰胺等。

【药理作用】

1. 抗氧化作用

体外抗氧化研究发现，香橼精油的抗氧化能力与质量、浓度呈正相关，对

DPPH 自由基、OH 自由基均有一定的清除能力。

2. 抑菌作用

香橼精油对黑曲霉、酿酒酵母、大肠杆菌、枯草芽孢杆菌均有较强的抑制作用，其中，对霉菌的抑制作用明显强于酵母和细菌。

3. 抗抑郁作用

对药香橼、佛手可以发挥抗抑郁作用，机制可能是通过避免过度应激刺激所致机体下丘脑-垂体-甲状腺轴和下丘脑-垂体-肾上腺轴功能紊乱而发挥抗抑郁作用。

【注意事项】

阴虚血燥及孕妇气虚者慎服。

【现代应用】

化滞除痰方：旋覆花 15~20g，代赭石 30g，枳壳 9g，香橼 12g，柴胡 9g，绿萼梅 9~12g，姜竹茹 9g，莱菔子 9~15g。可用于治疗食管癌引起的黏液痰。

31. 绿萼梅

（《本草纲目》）

【基原】

本品为蔷薇科植物梅 *Prunus mume*（Sieb.）Sieb. et Zucc. 的干燥花蕾。

【别名】

绿梅花（《药材学》）。

【性味归经】

苦、微甘，平。归肝、脾、胃、肺经。

【功能主治】

平肝和胃。用于胸胁胀痛，胃痛，消化不良，神经衰弱。

【化学成分】

绿萼梅中含有松脂醇、柚皮素、乙基-β-D-吡喃葡萄糖苷、紫云英苷、槲皮素、金丝桃苷、芦丁等成分。

【药理作用】

研究发现，绿萼梅乙醇提取物具有一定的抗抑郁作用，高剂量绿萼梅醇提取物可以明显缩短短鼠悬尾实验和强迫游泳的不动时间，但水提取物作用不明显。

【注意事项】

消瘦、习惯性便秘、泛酸者用绿萼梅可能会加重症状。

【现代应用】

西黄胶囊：西洋参、薏苡仁、鼠妇、绿萼梅、山慈菇、乳香、没药、人工牛黄、守宫、白僵蚕。用 1 号胶囊罐装，每粒含生药 0.25g。联合放疗，可用于治疗食管癌。

32. 薤白

(《神农本草经》)

【基原】

本品为百合科植物小根蒜 *Allium macrostemon* Bge. 或薤 *Allium chinense* G. Don 的干燥鳞茎。

【别名】

薤根 (《肘后备急方》)，蕌头 (《陆川本草》)，大头菜子 (《新疆药材》)，野蒜、小独蒜 (《中药形性经验鉴别法》)，小蒜、宅蒜 (《河北药材》)，薤白头 (《药材学》)。

【性味归经】

辛、苦，温。归心、肺、胃、大肠经。

【功能主治】

通阳散结，行气导滞。用于胸痹心痛，脘腹痞满胀痛，泻痢后重。

【传统应用】

《张聿青医案》：左食入哽阻，痰涎上涌。胃阳不运，噎膈重证，势难治也。用薤白头 (三钱)、川雅连 (四分)、制半夏 (一钱五分)、橘皮 (一钱)、白檀香 (三钱)、淡干姜 (六分)、广郁金 (一钱五分)、竹茹 (一钱)、上沉香 (三分)、公丁香 (三分)。

【化学成分】

薤白中含有甾体皂苷、挥发油、含氮化合物、酸性成分等。

【药理作用】

1. 抗癌的药理作用

（1）薤白挥发油及包含挥发油的提取物可有效抑制小鼠腹水型肉瘤 S180 细胞、小鼠肝癌 H22 细胞、人肝癌 HepG2 细胞、人宫颈癌 HeLa 细胞和人胃癌 SGC-7901 细胞等多种肿瘤细胞的生长，其机制可能包括：①通过破坏细胞核、细胞器直接杀伤肿瘤细胞。②促进细胞 p53 基因的表达，诱导细胞凋亡。③通过影响细胞周期，抑制 DNA 合成和细胞增殖来诱导细胞凋亡。④通过与肿瘤细胞某些酶上的自由巯基发生巯基－二硫基交换反应，进而改变这些酶的生物学活性。⑤刺激内源性前列环素 PGI_2 的生成，PGI_2 可体外诱导肿瘤细胞的分化，促使肿瘤细胞向正常细胞逆转，抑制其生长和转移。⑥提升荷瘤小鼠的脾脏、胸腺和肝脏指数，促进腹腔巨噬细胞的吞噬作用，明显升高脾细胞增殖指数，从而增强免疫功能。

（2）薤白总皂苷对宫颈癌 HeLa 细胞有显著的抑制增殖和诱导细胞凋亡的作用，其机制可能与其降低 HeLa 细胞线粒体膜电位，上调 Bax mRNA 表达，下调 Bcl-2mRNA 表达，以及增强 Caspase-9 和 Caspase-3 的活性有关。

2. 其他药理作用

（1）解痉平喘作用：薤白可能是通过抑制炎性反应，缓解支气管平滑肌的痉挛而起到平喘作用。

（2）调血脂、抗动脉粥样硬化及抑制内皮细胞凋亡：薤白制剂能缓解动脉粥样硬化，降低动脉壁厚度。其作用机制是增加前列环素的合成及前列腺素的含量，干扰花生四烯酸的代谢，抑制血栓素 A2 的合成，从而改变前列环素和血栓素 A2 的比值，进而解除血液的高凝状态。

此外，薤白还有抗氧化、抑制血小板活化聚集及相关炎性反应、抗菌等药理作用。

【注意事项】

气虚者慎服。

薤白引起的不良反应少，但服用过多对胃黏膜有刺激，溃疡患者不宜常用；且胃气虚寒者，服本品后往往发生噫气，也不宜多用。据报道，1 例患者在治疗过程中，因在方剂中加用薤白，引起严重腹泻，一天达 8 次以上，泻下黄水样便，经鉴定确为小根蒜的鳞茎，没有发霉。

【现代应用】

瓜蒌薤白半夏汤加味：全瓜蒌 30g，薤白 15g，杏仁 15g，夏枯草 15g，生半夏 9g，生胆南星 9g，桂枝 12g，苏子 12g，草河车 12g，生姜、大枣为引。可用于治疗食管癌。

33. 九香虫
(《本草纲目》)

【基原】

本品为蝽科昆虫九香虫 *Aspongopus chinensis* Dallas 的干燥体。

【别名】

黑兜虫（《本草纲目》），瓜黑蝽（蔡邦华《昆虫分类学》），屁板虫（《药材资料汇编》），蜣螂虫、打屁虫、屁巴虫（《中药志》）。

【性味归经】

咸，温。归肝、脾、肾经。

【功能主治】

理气止痛，温中助阳。用于胃寒胀痛，肝胃气滞，肾虚阳痿，腰膝酸痛。

【化学成分】

九香虫的化学成分主要有脂肪酸、蛋白质、氨基酸等营养成分，以及臭气类成分、核苷类和多巴胺类化合物等。

【药理作用】

1. 抗癌的药理作用

（1）九香虫含药血清可诱导人结肠癌细胞凋亡，并影响凋亡相关因子 p53、FADD 的表达，起到抗肿瘤作用。

（2）九香虫提取物可抑制胃癌细胞的增殖并促进细胞凋亡，其机制是通过降低 STAT3 和 Survivin 蛋白的表达水平实现的。

（3）九香虫水提液主要为氨基酸、脂肪酸、糖类物质，蛋白含量较高，对人乳腺癌 MDA-MB-453、HCC-1937 细胞及小鼠乳腺癌 4T1 细胞的体外增殖具有显著抑制作用。

2. 其他药理作用

（1）抗菌作用：九香虫对革兰氏阳性菌和革兰氏阴性菌都具有一定的抑制作用，主要发现九香虫中的抗菌肽 CcAMP1 对大肠杆菌和金黄色葡萄球菌有抑制作用。九香虫血淋巴对藤黄微球菌、金黄色葡萄球菌等革兰氏阳性菌有明显抑制作用，抑菌活性高于大肠杆菌、青枯假单胞菌等革兰氏阴性菌，对血淋巴进一步纯化，发现1 种具有抗菌作用的小分子肽。

（2）抗氧化作用：九香虫醇提物有助于提高训练大鼠的运动能力及骨骼肌抗氧化酶活性，其机制之一为上调了 SOD、CAT 和 GST 抗氧化酶编码基因的表达水平。

（3）生殖保护作用：九香虫石油醚提取物、水提物及粉末均具有改善生殖能力和保护生殖损伤等作用。其机制是通过抑制 FAK，使其去磷酸化，同时增加支持细胞紧密连接相关蛋白（claudin1、occludin、ZO-1 和 JAM-A）的表达来实现的。

【注意事项】

阴虚阳亢者慎服。

据报道，含九香虫的方剂引起荨麻疹样皮疹患者3 例，有1 例伴呼吸系统反应。虫类药是动物异体蛋白，有时会引起过敏而出现药疹瘙痒。且虫类药剂量难以掌握，使用剂量不同，其药效有很大差异，因此，用虫类药治病，需辨证精准、选药得当，同时注意配伍、剂量、疗程等。并且虫类药多辛温燥烈，易伤津液，所以对于阴虚阳亢、血虚发痉生风者应慎用，或与养阴药配伍使用。

【现代应用】

噎膈志断汤：远志9g，川断续9g，扁豆花9g，白芍9g，枇杷叶9g，钩藤9g，鸡内金9g，沙苑子9g，海浮石9g，柿蒂9g，砂仁9g，桃仁9g，代赭石9g，九香虫2 对，党参15g，天冬30g。具有益气养阴，顺气降逆，软坚化痰之功。可用于治疗食管癌。

第七节 化湿健脾药

34. 藿香

（《名医别录》）

【基原】

本品为唇形科植物广藿香 *Pogostemon cablin*（Blanco）Benth. 的干燥地上部分。

【别名】

土藿香、猫把、青茎薄荷、排香草、大叶薄荷、绿荷荷、川藿香、苏藿香、野藿香、猫尾巴香、猫巴虎、拉拉香、八蒿、鱼香、鸡苏、水麻叶（《中华本草》）。

【性味归经】

辛，微温。归脾、胃、肺经。

【功能主治】

芳香化浊，和中止呕，发表解暑。用于湿浊中阻，脘痞呕吐，暑湿表证，湿温初起，发热倦怠，胸闷不舒，寒湿闭阻，腹痛吐泻，鼻渊头痛。

【传统应用】

《普济方》：藿香利膈丸，厚朴九两，枳实三两，当归一两，人参一两，藿香一两，槟榔一两半，木香一两半，甘草一两半，陈皮二两。上为极细末，水糊为丸，如梧桐子大。可宽肠快膈，和胃利痰，进食，化宿酒，表解寒暑，主酒食所伤，脾胃不和。

《圣济总录》：藿香汤，藿香叶二两，白术二两，人参一两，白茯苓（去黑皮）一两，丁香半两，甘草（炙）半两。上为粗末。每服三钱匕，水一盏，加生姜三片，同煎至七分。去滓温服，不拘时候。可调中顺气，消痰利膈，主治气逆上盛，头目昏眩，不思饮食，时发恶心，或作中满。

【化学成分】

藿香含有黄酮类、萜类、苯丙素、甾体、生物碱、含氮类化合物、脂肪酸类、糠醛类、邻苯二甲酸酯、吡喃酮类等化学成分。

【药理作用】

1. 抗癌的药理作用

（1）在 Balb/c 裸鼠体内，广藿香油可通过诱导肿瘤细胞凋亡和阻断肿瘤细胞周期抑制人雄激素非依赖性前列腺癌 PC3 和 DU145 细胞增殖。

（2）广藿香酮可通过调控线粒体凋亡途径相关蛋白及细胞周期相关蛋白的表达水平抑制胆囊癌 SGC-996 细胞的增殖，并将细胞周期阻滞于 S 期。

（3）广藿香醇可能通过抑制人胃癌细胞 HGC-27 的上皮间质转化而抑制其侵袭、转移能力。

（4）广藿香提取物可以有效下调 CYP1B1、MDR-1、MRP-1 mRNA 及其蛋白的表达量，从而抑制子宫内膜癌细胞对紫杉醇的耐药性，提高子宫内膜癌细胞的生长抑制率。

2. 其他药理作用

（1）免疫调节：广藿香油不同时相含药血清对小鼠外周白细胞、腹腔巨噬细胞和脾淋巴细胞有影响。

（2）胃肠调节作用：广藿香挥发油、去油水提取物、水提取物，可抑制兔离体平滑肌收缩，广藿香有增强对醋酸引起的内脏绞痛、新斯的明引起的小鼠胃肠推进运动亢进和正常小鼠胃肠推进运动的作用；其水提物能明显提高胃蛋白酶的活性，增强胰腺分泌淀粉酶的功能，提高血清淀粉酶活力。

（3）抗炎、镇痛：广藿香油、乙醇提取物和水提物能显著抑制二甲苯所致的小鼠耳郭肿胀，抑制外源性刺激所致局部血管扩张，有抗炎消肿的作用，精制后的广藿香油抗炎作用更佳。

此外广藿香还具有抗菌、抗病毒、抗过敏、抗血小板聚集、止咳、平喘、止呕等作用。

【注意事项】

藿香正气水由苍术、陈皮、厚朴、白芷、茯苓、大腹皮、生半夏、甘草浸膏、广藿香油、紫苏叶油等中药组成，所致不良反应涉及了多个系统和器官，主要有全身性损害（潮红、过敏性休克、双硫仑样反应、过敏样反应、苍白、发热、低血糖），神经和精神系统损害（抽搐、烦躁不安、昏迷、头痛），心血管系统损害（心跳加速、胸闷、紫绀、心悸、心动过速），皮肤及其附件损害（药疹、瘙痒、过敏性紫癜），消化系统损害（恶心、呕吐、消化道出血、肠梗阻、肝损害），呼吸系统损害（呼吸急促、气喘、憋气、呼吸困难），视觉损害（视物不清、结膜充血）等。另有报道1例化脓性阴道炎患者因用药途径错误导致死亡。对藿香正气水相关成分过敏者禁用，同时，过敏体质的患者，包括有食物、药物过敏史的患者需谨慎使用。儿童、年老体弱者应在医师或药师指导下服用。在使用过程中要严格依照说明书规定的剂量，并严格按照说明书规定的给药途径给药，避免用于非药用途径。在藿香正气水用药期间要加强观察，如发现问题应及时处理。

【现代应用】

戊己饮（2号方）：茯苓、薏苡仁、炒山药各 10 ~ 15g，藿香、车前子、扁豆、厚朴、清半夏、生甘草各 10g。可用于食管癌、贲门癌患者术后腹泻的治疗。

35. 佩兰

（《神农本草经》）

【基原】

本品为菊科植物佩兰 *Eupatorium fortunei* Turcz. 的干燥地上部分。

【别名】

兰草、水香（《神农本草经》），都梁香（《李当之药录》），大泽兰（《雷公炮炙论》），燕尾香、香水兰（《开宝本草》），孩儿菊、千金草（《续古今考》），省头草（《唐瑶经验方》），女兰、香草（《本草纲目》），醒头草（《得配本草》），石瓣、针尾凤（《广东中药》）。

【性味归经】

辛，平。归脾、胃、肺经。

【功能主治】

芳香化湿，醒脾开胃，发表解暑。用于湿浊中阻，脘痞呕恶，口中甜腻，口臭，多涎，暑湿表证，湿温初起，发热倦怠，胸闷不舒。

【化学成分】

佩兰全草含挥发油，叶中有邻香豆酸、香豆精及麝香草氢醌，花中含有蒲公英甾醇、蒲公英甾醇棕榈酸酯、蒲公英甾醇醋酸酯等，佩兰地上部分和根中含有双稠吡咯啶生物碱。

【药理作用】

1. 抗癌的药理作用

（1）佩兰乙醇提取物对结肠癌 RKO 细胞具有抑制生长、促进凋亡的作用。

（2）日本佩兰生物碱在达到一定浓度条件下，对体外培养的 HeLa 细胞具有杀伤作用，且可延长腹水型 5180 肉瘤小鼠的生命周期，但不同给药途径具有不同的抗癌效果。

2. 其他药理作用

（1）免疫调节作用：佩兰增强免疫力的作用机制可能是诱使转移因子选择性激发和增强机体细胞免疫反应，特异性的将供体的某一特定细胞免疫功能转移给受体，并非特异性增强机体免疫力，以调整患者机体的免疫状态。

（2）抗炎作用：佩兰挥发油对巴豆油所致的小鼠耳郭肿胀有明显的抑制作用，且抗炎作用随着剂量增加而增强。

此外佩兰还具有祛痰、抑菌、兴奋平滑肌的作用。

【注意事项】

阴虚、气虚者忌服。

急性毒性实验显示，佩兰挥发油对小鼠灌胃给药后，小鼠出现躁动不安、竖毛、呼吸急促等症状，死亡高峰出现在给药后 12~24 小时，死亡前表现为呼吸衰竭、紫绀、四肢抽搐、尿失禁。存活下来的小鼠在给药后 3 天逐渐恢复正常。

佩兰挥发油的不良反应表现为烧心、恶心和稀便等。佩兰挥发油中的对伞花烃有明显的祛痰作用。将对伞花烃代替佩兰挥发油，与佩兰水浸膏混合制成片剂，能有效克服佩兰挥发油的副作用。

【现代应用】

内镜下治疗，术后 3 天无明显消化道大出血者，予中药处方：沙参 30g，石斛 30g，枸杞子 30g，代赭石 30g，旋覆花 15g，木贼草 15g，象牙屑 15g，佩兰 15g，茯苓 15g，枳实 10g，苏梗 10g，木香 10g，陈皮 10g，半夏 10g，生黄芪 45g，阿胶（烊化）10g，白蔻仁 6g，熟大黄 3~6g。可用于失去手术机会的晚期食管癌患者的治疗，从而改善患者胃肠道症状，提高患者生存质量。

36. 苍术

(《神农本草经》)

【基原】

本品为菊科植物茅苍术 *Atractylodes lancea*（Thunb.）DC. 或北苍术 *Atractylodes chinensis*（DC.）Koidz. 的干燥根茎。

【别名】

赤术（陶弘景），马蓟（《说文系传》），青术（张衮《水南翰记》），仙术（《本草纲目》）。

【性味归经】

辛，苦，温。归脾、胃、肝经。

【功能主治】

燥湿健脾，祛风散寒，明目。用于湿阻中焦，脘腹胀满，泄泻，水肿，脚气痿躄，风湿痹痛，风寒感冒，夜盲，双目昏涩。

【传统应用】

《太平惠民和剂局方》：平胃散，苍术（去粗皮、米泔浸二日）五斤，厚朴（去粗皮、姜汁制、炒香），陈皮（去白）各三斤二两，甘草（炒）三十两。上为细末，每服二钱，以水一盏，入生姜二片，干枣两枚，同煎至七分，去姜、枣，带热服，空心食前，入盐一捻，沸汤点服亦得。治脾胃不和，不思饮食，心腹胁肋胀满刺痛，口苦无味，呕吐恶心，常多自利。

【化学成分】

北苍术中分离得到的成分主要以挥发油为主，非挥发油成分主要有黄酮类、苷类、有机酸类、多糖类等化合物。

【药理作用】

1. 抗癌的药理作用

（1）茅苍术醇提取物能有效抑制宫颈癌 SKOV-3 细胞的增殖，细胞周期蛋白 D1（Cyclin D1）的表达，进而将细胞周期阻滞于 G_0/G_1 期，最终实现其抗肿瘤的效果，且抑制效果有浓度依赖性。

（2）茅苍术麸炒品可通过上调 Bax 蛋白表达，下调 Bcl-2 和 Survivin 蛋白表达，抑制肝癌 SMMC-7721 细胞增殖并诱导细胞凋亡，同时能抑制裸鼠移植瘤的生长。

（3）苍术酮可通过降低 CCDC12、PI3K、p-Akt 和 mTOR 的表达，来抑制结直肠癌 HT29 细胞的增殖，并能介导凋亡。

（4）苍术素可通过影响细胞因子分泌和阻断细胞周期，抑制人结肠腺癌 LS174T 细胞增殖，且抑制作用呈时间和浓度依赖性。

（5）茅苍术提取物可通过阻滞 BGC-823 细胞周期于 S 期，抑制 SGC-7901 细胞周期于 G_0/G_1 期，抑制胃癌 BGC-823 细胞增殖，诱导胃癌细胞凋亡，且呈浓度和时间依赖性。

（6）茅苍术提取物通过有效抑制 Cyclin D1 的表达，进而将细胞周期阻滞于 G_1 期，抑制肺癌 A549 细胞增殖，且抑制效果对茅苍术提取物浓度呈依赖性。

2. 其他药理作用

（1）免疫调节作用：北苍术可刺激动物机体产生自身免疫因子，提高动物机体免疫功能。

（2）保肝作用：麸炒苍术水提液、多糖部位及麸炒苍术挥发油能显著降低小鼠血清天门冬氨酸氨基转移酶和谷丙转氨酶水平，其保肝作用均强于生苍术。

（3）抗炎作用：北苍术 75% 乙醇提取物能显著抑制肿胀和醋酸导致的小鼠腹腔毛细血管通透性增加。

此外苍术还具有镇痛、抗溃疡、杀菌及抑制大鼠子宫平滑肌收缩的作用。

【注意事项】

阴虚内热、气虚多汗者忌服。

采用苍术方（苍术、决明子、白芍各 10g）治疗儿童功能性便秘时，1 例患者在服苍术方第 1 天出现轻微腹泻症状，但继续服药后恢复正常。

苍术挥发油急性毒性实验显示，给药后小鼠活动减少，趴卧不动，运动失调，对外界反应降低，呼吸减慢，进食量下降或不进食，体重减轻。部分小鼠死亡时，脸面部、尾巴发黑。4 小时内死亡小鼠解剖无明显的病理变化，延长至 48 小时内死亡的小鼠解剖时可见膀胱集尿、胆汁分泌增多、肺充血或瘀血，部分小鼠有肠道水肿甚至胃底和十二指肠出血，晶状体混浊。实验测得 LD_{50} 为 2245.87mg/kg。说明苍术挥发油具有一定的毒性，应引起注意。少数患者服用含苍术的复方煎剂时，出现不同程度的"阿托品中毒"样现象。主要表现为面部潮红，口干舌燥，视物不清，手掌发红且有紧张感，身烦热，头昏头痛，小便淋漓不畅等症状。一般停药后可自行消失。临床研究证明这些不良反应确因复方中的苍术引起。

【现代应用】

花宝金教授自拟方：旋覆花 15g，代赭石 15g，竹茹 12g，急性子 12g，威灵仙 15g，生白术 30g，云苓 20g，青皮 6g，陈皮 6g，苍术 12g，木香 6g，砂仁 6g，郁金 9g，胆南星 12g，白芍 30g，酸枣仁 30g，龙眼肉 15g，玄参 20g，蒲公英 30g，焦山楂 15g，神曲 15g，地黄 20g，肉苁蓉 20g，生姜 5 片，大枣 5 枚。可用于治疗噎膈。

37. 厚朴

（《神农本草经》）

【基原】

本品为木兰科植物厚朴 *Magnolia officinalis* Rehd. et Wils. 或凹叶厚朴 *Magnolia officinalis* Rehd. et Wils. var. *biloba* Rehd. et Wils. 的干燥干皮、根皮及枝皮。

【别名】

厚皮（《吴普本草》），赤朴（《名医别录》），烈朴（《日华子本草》）。

【性味归经】

苦、辛，温。归脾、胃、肺、大肠经。

【功能主治】

燥湿消痰，下气除满。用于湿滞伤中，脘痞吐泻，食积气滞，腹胀便秘，痰饮喘咳。

【传统应用】

《奇效良方》：厚朴丸，厚朴（去粗皮、生姜汁炙令紫）一两，干姜（炮）一两，陈橘皮（汤浸、去白、焙）一两，诃黎勒（炮、去核）一两，白茯苓（去黑皮）一两，芜荑（微炒香）一两，阿胶（炙令燥）一两，熟艾（微炒、别捣）一两，胡粉（炒黄）一两，黄石脂（赤石脂亦可）一两，乌梅（去核、炒干）一两，当归（切、焙）一两，蜀椒（去目并闭口、炒出汗）一两。上为细末，酒煮糊为丸，如梧桐子大，每服 50 ~ 70 丸，空腹时用米饮送下。治胁肋虚胀，胸膈痞闷，痰逆恶心，呕吐酸水，肠鸣泄泻，不思饮食，虽食迟化，留滞脏腑，面色萎黄，四肢少力，气出多寒，手足逆冷，肌体羸瘦，积年冷痢，日三五行，胀闷肠鸣，食不消化，面黄渐瘦，鼻衄不止。

《太平惠民和剂局方》：平胃散，苍术（去粗皮、米泔浸二日）五斤，厚朴（去粗皮、姜汁制、炒香），陈皮（去白）各三斤二两，甘草（炒）三十两。上为细末，每服二钱，以水一盏，入生姜二片，干枣两枚，同煎至七分，去姜、枣，带热服，空心食前，入盐一捻，沸汤点服亦得。治脾胃不和，不思饮食，心腹胁肋胀满刺痛，口苦无味，呕吐恶心，常多自利。

【化学成分】

厚朴主要含有酚性化合物、生物碱及挥发油等多种化学成分。

【药理作用】

1. 抗癌的药理作用

（1）厚朴酚联合 5-FU 可通过调节 HCT-8 细胞中 SFRP-4 和 β-catenin 蛋白的表达，抑制人结肠癌 HCT-8 细胞的增殖，增加 G_0/G_1 期细胞所占比例。

（2）厚朴酚与和厚朴酚对鼻咽癌细胞 HONE1 有较显著的抑制增殖、迁移和侵袭效应，而且这种效应呈显著的剂量依赖性。

（3）和厚朴酚可通过抑制 mTOR 和 EGFR 的表达并诱导凋亡，抑制人神经胶质瘤 U87 肿瘤细胞的生长。

（4）和厚朴酚可能通过上调 miR-99a/b 表达，进而抑制宫颈癌 HeLa 细胞增殖和侵袭。

（5）和厚朴酚以浓度和时间依赖性，可通过上升 Bad 蛋白水平，下调 Bcl-2 蛋白水平，上调 A431 细胞中 p53 蛋白的表达，抑制人皮肤鳞癌细胞 A431 增殖，并诱导其凋亡。

（6）和厚朴酚在体外可通过调节细胞周期相关蛋白的表达抑制胆囊癌细胞的增殖，启动细胞凋亡内始式途径而诱导细胞凋亡。

（7）和厚朴酚可通过抑制 Wnt/β-catenin 信号通路的活性，从而降低上皮细胞-间充质转化活性，抑制前列腺癌细胞 PC3 的迁移和侵袭。经和厚朴酚作用后的 PC3 细胞迁移与侵袭能力显著降低，细胞内 N-cadherin，vimentin 及 β-catenin 蛋白表达显著下降，E-cadherin 蛋白表达显著升高，β-catenin 和 MMP-9 mRNA 相对表达量显著降低，且呈剂量依赖性。

2. 其他药理作用

（1）改善胃肠运动障碍：厚朴的提取物具有改善实验动物脓毒症所致胃肠运动障碍、促进小肠推进率、降低溃疡率和增加血清胃泌素含量等作用，通过拮抗氧化应激和调控 Cajal 细胞，达到改善脓毒症所致胃肠运动障碍的目的。

（2）抗炎镇痛作用：厚朴的抗炎机制可能与其降低炎症介质生成有关，通过下调丝裂原活化蛋白激酶（MAPK）信号通路 c-Jun 氨基末端激酶（JNK）和 p38 的磷酸化水平，下调 NF-κB 信号通路中 NF-κB 抑制因子 α（IκBα）、p65 的磷酸化水平，抑制溶酶体酶的释放，下调脊髓损伤后 Kruppel 样因子 4（Klf-4）的表达，抑制 IL-17/IL-23 炎症轴等发挥抗炎活性，外周镇痛是其主要的镇痛机制。

此外厚朴还具有降脂、降血糖、抗氧化、抗病原微生物、抗肺损伤、镇咳、降血压、改善心功能、抗癫痫、抗抑郁、抗痴呆等作用。

【注意事项】

孕妇慎用。

厚朴排气合剂为口服中成药，主要成分为厚朴（姜制）、木香、枳实（麸炒）、大黄。服用厚朴排气合剂后所出现的不良反应：面部及颈部潮红，点片状出血点，全身皮肤瘙痒，心悸，胸闷，呼吸急促，大汗淋漓，呼气困难。但这些不良反应较少见，临床使用时应引起医师注意。

【现代应用】

齐元富教授经验方：陈皮 15g，清半夏 15g，厚朴 15g，炒莱菔子 30g，重楼 15g，郁金 15g，莪术 15g，青礞石 30g，白术 15g，枳壳 15g，炒神曲 30g，炒麦芽 30g，全瓜蒌 24g，紫苏梗 15g。适用于痰湿郁阻型的食管癌患者。

38. 豆蔻

（《名医别录》）

【基原】

本品为姜科植物白豆蔻 *Amomum kravanh* Pierre ex Gagnep. 或爪哇白豆蔻 *Amomum compactum* Soland ex Maton 的干燥成熟果实。

【别名】

多骨（《本草拾遗》），壳蔻（《本经逢原》），白蔻（《本草经解》）。

【性味归经】

辛，温。归肺、脾、胃经。

【功能主治】

化湿行气，温中止呕，开胃消食。用于湿浊中阻，不思饮食，湿温初起，胸闷不饥，寒湿呕逆，胸腹胀痛，食积不消。

【传统应用】

《医学入门》：丁香透膈汤，治五噎十膈，痞塞不通。白术一钱三分，甘草九分，人参、白茯苓、缩砂、香附子各七分，沉香、藿香、陈皮、厚朴各五分，丁香、木香、麦芽、青皮、肉豆蔻、白豆蔻各三分，草果、神曲、半夏各二分。上锉，作一贴，姜三枣二，水煎服。

【化学成分】

豆蔻的化学成分主要是挥发油。

【药理作用】

1. 抗氧化作用

白豆蔻精油具有良好的抗氧化效果，其清除羟基自由基的能力强于前列腺素。

2. 肾脏保护作用

白豆蔻能减轻阿霉素肾病大鼠的肾脏损伤，降低大鼠尿液中尿蛋白、潜血、胆红素的含量，且作用优于尿毒清颗粒。同时白豆蔻可抑制肾脏组织蛋白 TGF-β1、PAI-1 的表达。

此外白豆蔻还具有促进胃液分泌、胃肠蠕动，抑制肠内异常发酵，抗菌，解热镇痛等作用，挥发油有平喘作用。

【注意事项】

阴虚血燥者慎用。

食用精制油作为溶剂配制豆蔻油按寇氏法测得雌鼠 LD_{50} = 2.148（2.000～2.308）g/kg，雄鼠 LD_{50} = 2.211（2.095～2.333）g/kg，属低毒级。1 次经口灌胃后高剂量组动物当即出现烦躁、抽搐、震颤和毛松，之后进入深呼吸、昏迷，1 小时后动物开始出现死亡。

【现代应用】

沈舒文教授经验方：黄芪 30g，黄精 15g，白术 15g，麦冬 10g，石斛 15g，山慈菇 30g，石见穿 30g，硇砂（研冲）4g，陈皮 10g，白英 20g，浙贝母 15g，豆蔻（后下）5g，佛手 10g，鸡血藤 20g，炙甘草 6g。可用于治疗食管癌。

39. 茯苓

（《神农本草经》）

【基原】

本品为多孔菌科真菌茯苓 *Poria cocos*（Schw.）Wolf 的干燥菌核。

【别名】

茯菟（《神农本草经》），伏苓、伏菟（《唐本草》），松腴（《记事珠》），云苓（《滇海虞衡志》），茯兔（《本草纲目》），松薯、松木薯、松苓（《广西中药志》）。

【性味归经】

甘、淡，平。归心、肺、脾、肾经。

【功能主治】

利水渗湿，健脾宁心。用于水肿尿少，痰饮眩悸，脾虚食少，便溏泄泻，心神不安，惊悸失眠。

【传统应用】

《医学心悟》：北沙参（三两），荷叶（去筋净，一两），广陈皮（浸去白，一两），茯苓（一两），川贝母（去心，米拌炒，一两），丹参（三两），陈仓米（炒熟，三两），五谷虫（酒炒焦黄，一两）共为细末。每用米饮调下二钱，日二服。通噎膈，开关和胃。主噎膈。

【化学成分】

茯苓主要含有三萜类、多糖类、甾体类、胆碱、氨基酸、组氨酸、挥发油等成分及以钾盐为代表的微量元素。

【药理作用】

1. 抗癌的药理作用

（1）茯苓多糖可在提高机体免疫力的同时调控 Bcl-2/Bax 蛋白，抑制裸鼠胃癌原位移植瘤，促进肿瘤细胞凋亡。

（2）茯苓多糖对 Lewis 肺癌小鼠实体瘤无明显抑制作用，但能够抑制其自发肺转移，对外周血白细胞数量、脾质量及脾指数无明显影响，可增加外周血白细胞 CD11b、CD18 mRNA 表达，活化外周血白细胞可能是茯苓多糖抑制肿瘤转移的机制之一。

（3）茯苓对移植瘤的生长具有明显的抑制作用，其作用机理与茯苓促进肿瘤细胞凋亡、抑制肿瘤血管内皮生长因子的表达有关。

（4）胃癌 SGC-7901 细胞株中存在且能成功分离出 SP 细胞。含茯苓药物血清通过对细胞周期的改变来抑制胃癌 SGC-7901 细胞株 SP 细胞的增殖能力。

（5）茯苓多糖可通过下调 p-ERK1/2 表达，抑制 ERK 信号通路磷酸化，抑制人宫颈癌 HeLa 细胞增殖，并诱导其凋亡。茯苓多糖对抑制 HeLa 细胞的迁移也有一定的作用。

（6）茯苓酸通过抑制 TRIM29 表达降低 Wnt 通路活性，从而抑制宫颈癌 Caski 细胞存活，促进细胞凋亡。茯苓酸能降低 Caski 细胞存活率，促进细胞凋亡，增加 Caspase-9、β-catenin 表达，降低 Cyclin D1、GSK-3β、c-Myc 表达，抑制 TRIM29 的 mRNA 和蛋白表达。沉默 TRIM29 可降低 Caski 细胞存活率，促进细胞凋亡，促进 Caspase-9 表达，抑制 Cyclin D1 表达。过表达 TRIM29 可通过上调 Wnt 通路活性部分逆转茯苓酸对宫颈癌 Caski 细胞存活和凋亡的作用。

（7）茯苓酸可通过激活 PARP，抑制 MDA-MB-231 细胞的增殖并诱导其凋亡。

2. 其他药理作用

（1）对消化系统的影响：茯苓的水煎液能直接松弛家兔离体肠肌、降低肠肌收缩振幅；防治大鼠实验性胃溃疡，抑制胃液分泌；茯苓三萜及其衍生物可抑制无水硫酸铜引起的呕吐。

（2）对免疫功能的作用：茯苓增强免疫功能的主要机制是由于茯苓中主要成分三萜及多糖能增强机体免疫功能，调节机体免疫。

（3）抗炎作用：茯苓多糖小剂量下能抑制二甲苯所致的小鼠耳肿，同时对棉球所致大鼠皮下肉芽肿的形成有抑制作用；茯苓酸首先通过减弱白细胞与微血管内皮细胞间的黏附，抑制肠黏膜微血管内皮细胞的过量分泌，阻止过多白细胞到达炎症部位，防止过度炎症反应，发挥抗炎作用。

（4）保肝作用：茯苓醇能降低转氨酶活性，防止肝细胞坏死，保护四氯化碳致肝硬化模型大鼠肝损伤；新型羧甲基茯苓多糖可明显减轻肝损伤小鼠的代谢障碍，降低血清转氨酶活性，连续给药可明显加快肝再生速度，增加肝质量，防止肝细胞坏死。

此外茯苓还有镇静、利尿等作用。

【注意事项】

虚寒精滑或气虚下陷者忌服。

偶见过敏反应，表现为皮肤红肿、丘疹、风团，有时可见腹痛等。茯苓致支气管哮喘等呼吸系统的损害，因接触茯苓粉，出现鼻咽部奇痒难忍，伴有流大量清涕，胸闷，呼吸急促，冷汗出，口唇紫绀，系过敏性支气管哮喘急性发作。

【现代应用】

茯苓汤：茯苓 15g，人参 9g，橘皮 10g，白术 10g。若痰湿较甚，加法半夏、扁豆以助化痰除湿；若胸脘痞闷、腹胀便秘者，加枳实、厚朴、火麻仁行气导滞，润肠通便；癌毒久居，用石见穿、半枝莲活血化瘀、解毒散结。

40. 薏苡仁

（《神农本草经》）

【基原】

本品为禾本科植物薏米 *Coix lacryma-jobi* L. var. *mayuen*（Roman.）Stapf 的干燥成熟种仁。

【别名】

解蠡（《神农本草经》），起实、赣米（《名医别录》），感米（《备急千金要方》），薏珠子（《本草图经》），回回米、草珠儿、菩提子、赣珠（《救荒本草》），必提珠（《滇南本草》），芑实（《本草纲目》），薏米（《药品化义》），米仁（《本草崇原》），薏仁（《本草新编》），苡仁（《临证指南医案》），苡米（《本草求原》），草珠子（《植物名汇》），六谷米（《中药形性经验鉴别法》），珠珠米（《贵州民间方药集》），胶念珠（《福建民间草药》），尿塘珠、老鸦珠（《广西中兽医药植》），菩提珠（《江苏植药志》），药玉米、水玉米、沟子米。

【性味归经】

甘、淡，凉。归脾、胃、肺经。

【功能主治】

利水渗湿，健脾止泻，除痹排脓，解毒散结。用于水肿脚气，小便不利，脾虚泄泻，湿痹拘挛，肺痈，肠痈，赘疣，癌肿。

【传统应用】

《太平惠民和剂局方》卷三：嘉禾散，枇杷叶（去毛尽，涂姜汁，炙令香熟为度）一两，薏苡仁（微炒）一两，白茯苓（去皮）一两，人参（去芦）一两，缩砂仁（去皮）一两，大腹子（微炒）三分，随风子（如无，楝实，诃子亦得）三分，杜仲（去皮，用姜汁与酒合和涂，炙令香熟微焦）三分，石斛（细锉，酒拌，微炒）三分，藿香叶三分，木香三分，沉香三分，陈皮（去白）三分，谷蘖（微炒）半两，槟榔（炒）半两，丁香半两，五味子（微炒）半两，白豆蔻（微炒，去皮）半两，青皮（去瓤）半两，桑白皮（微炒）半两，白术（炒）二两，神曲（微炒）一分，半夏（汤洗七遍，生姜一分，切作片子，与半夏同捣烂，作饼炙黄）一分，甘草（炙）一两半。常服育神养气，和补脾胃，进美饮食。主中满下虚，五噎五膈，脾胃不和，胸膈痞闷，胁肋胀满，心腹刺痛，不思饮食，或多痰逆，口苦吞酸，胸满短气，肢体怠惰，面色萎黄；如中焦虚痞，不任攻击，脏气虚寒，不受峻补，或因病气衰，食不复常，禀受怯弱不能多食，尤宜服之。

【化学成分】

薏苡仁的主要活性成分为多糖、氨基酸、脂肪酸及脂类、醇类、三萜类、苋酮类、生物碱类化合物。

【药理作用】

1. 抗癌的药理作用

（1）薏苡仁油可通过下调 FAS mRNA 的表达和降低 FAS 的活性来抑制人前列腺癌 PC-3 肿瘤细胞；可通过影响人原位胰腺癌 BxPC-3 细胞生长周期，阻滞细胞周期，下调 VEGF 和 bFGF 的表达水平，对抑制胰腺癌细胞的扩散产生一定作用；可通过调控上皮-间充质转化（EMT）来抑制喉鳞癌的侵袭迁移；可通过破坏线粒体来促进人乳腺癌细胞系 MCF-7 细胞的凋亡；可通过下调 PRMT5-PI3K/Akt 信号通路，阻断下游多种抗凋亡分子的活化，诱导细胞凋亡、抑制胃癌 SGC-7901 细胞的侵袭与转移。而炒薏苡仁油可促进细胞内 ROS 及其相关氧化应激指标的释放，下调 Bcl-2，上调 Bax，起到抗乳腺癌的作用。

（2）薏苡仁脂肪酸类组分对人肝癌 SMMC-7721 细胞的作用机制是通过诱导 SMMC-7721 细胞早期凋亡，抑制 G_2/M 细胞周期，从而达到治疗肝肿瘤的作用。

（3）薏苡仁酯可通过下调 CD44、CD133 的表达，降低胃癌黏附、侵袭、迁移的能力。

2. 其他药理作用

（1）免疫调节作用：薏苡仁水提液对机体免疫功能具有较好的增强作用，可显著提高免疫低下小鼠腹腔巨噬细胞的吞噬百分率和吞噬指数，促进溶血素、溶血空斑形成和淋巴细胞转化。

（2）抗炎镇痛作用：薏苡仁可缓解癌性疼痛及炎症反应，其中薏苡仁油低浓度可兴奋平滑肌，高浓度则对平滑肌具有抑制作用，而薏苡仁汤对蛋清导致的大鼠关节炎及二甲苯导致的小鼠耳郭肿胀等均有抑制作用。

此外薏苡仁还具有抗菌、降血糖的作用。

【注意事项】

本品力缓，可多服久服。脾虚无湿、大便燥结者及孕妇慎服。

薏苡仁性滑利，对子宫肌有兴奋作用，能促使子宫收缩，因此有诱发流产的可能。

【现代应用】

丹参饮加味：丹参 30g，瓜蒌 30g，威灵仙 30g，生薏苡仁 30g，白花舌蛇草 30g，地龙 30g，鸡血藤 30g，檀香（后下）8g，枳壳 15g，川楝子 15g，延胡索 15g，五灵脂 10g，生蒲黄 6g，赤芍 12g，砂仁 9g，急性子 9g，代赭石 20~30g。随症加减，治疗吞咽困难。

41. 猪苓

（《神农本草经》）

【基原】

本品为多孔菌科真菌猪苓 *Polyporus umbellatus*（Pers.）Fries 的干燥菌核。

【别名】

豕零（《庄子》），猳猪屎（《神农本草经》），豕橐（《庄子》司马彪注），豨苓（《韩昌黎集》），地乌桃（《本草图经》），野猪食（《东北药植志》），猪屎苓（《四川中药志》）。

【性味归经】

甘、淡，平。归肾、膀胱经。

【功能主治】

利水渗湿。用于小便不利，水肿，泄泻，淋浊，带下。

【传统应用】

《金匮要略》：猪苓散，猪苓、茯苓、白术各等分。上三味，杵为散，饮服方寸匕，日三服。治呕吐而病在膈上。

【化学成分】

猪苓的化学成分主要包括多糖类、甾体类、氨基酸类、蛋白质、维生素类及微量无机元素类等。

【药理作用】

1. 抗癌的药理作用

（1）猪苓酮 A 可通过调控 Bcl-2 家族蛋白的表达量，抑制 ER 阴性乳腺癌细胞的增殖并诱导其凋亡。

（2）猪苓多糖（PPS）可通过上调膀胱癌大鼠外周血的 $CD8^+$、$CD3^+$、$CD28^+$ 及 TCRγδ+T 淋巴细胞水平，提高膀胱癌大鼠对抗原的免疫应答水平，从而促进免疫功能的恢复。

2. 其他药理作用

（1）免疫调节作用：猪苓多糖可增强小鼠脾脏淋巴细胞的杀伤能力，促进小鼠 B 细胞和 T 细胞的增殖，同时抑制大肠杆菌和金黄色葡萄球菌，具有免疫作用；对脐带血干细胞有明显扩增作用，并能促进脐带血干细胞移植小鼠免疫造血重建；可促进小鼠淋巴细胞增殖，显著提高小鼠血清中的 IgG2b 抗体水平。

（2）抗炎作用：猪苓多糖能降低炎症因子水平，同时降低丝裂原活化蛋白激酶、丝裂原活化蛋白激酶蛋白磷酸化和细胞核因子 ErK42/44 的表达，可能通过丝裂原活化蛋白激酶信号通路来降低炎症损伤。

（3）保肝作用：猪苓多糖能够抑制 CCL4 造成的肝细胞损伤，降低肝细胞中谷丙转氨酶、谷草转氨酶和丙二醛活性，提高肝细胞成活率，同时显著诱导 CYP3A mRNA 的表达，具有保护肝细胞的作用；可治疗酒精性脂肪肝；阿德福韦酯联合猪苓多糖可通过抑制病毒、促进肝细胞修复等作用治疗慢性乙型肝炎。

此外猪苓还具有利尿、保护肾脏、抗氧化、抑菌、抗突变、抗辐射、促进头发生长等作用。

【注意事项】

无水湿者忌服。

猪苓多糖注射液的不良反应主要表现为皮疹、过敏性休克、血管神经性水肿、过敏性紫癜、系统性红斑狼疮、关节肿胀疼痛、慢性活动性肝炎恶化、渗出性出血、阴道出血、恶心呕吐、肾损害等。

【现代应用】

温胆汤、半夏泻心汤合五苓散：黄连 6g，橘红 15g，姜半夏 15g，茯苓 15g，枳实 15g，竹茹 15g，干姜 7g，黄芩 7g，党参 15g，猪苓 15g，泽泻 15g，炒白术 15g，桂枝 7g，炙甘草 6g。用于治疗食管癌。

42. 泽泻

（《神农本草经》）

【基原】

本品为泽泻科植物东方泽泻 *Alisma orientale*（Sam.）Juzep. 或泽泻 *Alisma plantago-aquatica* Linn. 的干燥块茎。

【别名】

水泻、芒芋、鹄泻（《神农本草经》），泽芝（《典术》），及泻（《名医别录》），天鹅蛋、天秃（《药材资料汇编》）。

【性味归经】

甘、淡，寒。归肾、膀胱经。

【功能主治】

利水渗湿，泄热，化浊降脂。用于小便不利，水肿胀满，泄泻尿少，痰饮眩晕，热淋涩痛，高脂血症。

【传统应用】

《四圣心源》：苓桂半夏汤，茯苓 3 钱，泽泻 3 钱，甘草 2 钱，桂枝 3 钱，半夏 3 钱，干姜 3 钱，生姜 3 钱，芍药 3 钱。水煎大半钟，温服。可治噎膈。

《宣明论方》：泽泻散，泽泻一分、蝉衣（全者）二十一个、黄明胶（手掌大一片，炙令焦）。上为细末，每服一钱，温米汤调下，日进二服，未愈再服。治小儿齁蛤，膈上壅热，涎潮。

【化学成分】

泽泻的化学成分为三萜、倍半萜、糖类、脂肪烃及其衍生物、含氮化合物、苯丙素、黄酮、甾体、二萜等。

【药理作用】

1. 抗癌的药理作用

泽泻醇提物及泽泻醇 B、23-乙酰泽泻醇 B 均具有较好的抗癌效果，其机制与血清中某些蛋白成分的改变有关。

泽泻醇 B 还可通过激活 Caspase 及提高 ROS 积累水平而引起细胞凋亡，抑制 MDA-MB-231 细胞增长；可诱导细胞凋亡及细胞周期改变，抑制 SGC7901 细胞侵袭和转移，可通过介导细胞凋亡和线粒体功能，改变细胞周期及产生活性氧来抑制 MDA-MB-231 细胞增殖，可通过激活 CaMKK-AMPK-mammalian rapamycin 通路诱导细胞自噬，增加细胞自噬流和自噬体的形成，破坏钙稳态，其分子靶标为肌浆网或内质网的 Ca^{2+} ATP 酶，是一种潜在的治疗肿瘤的化合物。23-乙酰泽泻醇 B 还可引起卵巢癌细胞 sub 在 G_1 期累积，抑制细胞迁移及入侵，可改变细胞周期分布，通过线粒体 Caspase 通路引起肺癌 A549 和 NCI-H292 细胞凋亡，抑制胃癌细胞株 SGC7901、前列腺癌 PC-3 细胞增殖，引起人肝癌 Hep3B 细胞凋亡。

2. 其他药理作用

（1）利尿作用：泽泻水提物具有良好的利尿作用，其机制与肾末端血管的 Na^+-Cl^- 协同转运蛋白有关。

（2）抗炎作用：泽泻醇提物可抑制细胞因子活化及炎症介质增生，抑制肺气肿，降低肺纤维化，减少肺炎症细胞浸润，降低促细胞炎症因子 TNF-α，IL-6，TGF-β 表达；通过抑制 NF-κB 及其相关基因的表达和激活 Nrf 2 来减少急性肺损伤及抑制小鼠肺部感染；抑制酵母多糖导致的大鼠爪肿胀和酵母多糖激活小鼠血清导致的血管通透性增加。

（3）对心血管系统的作用：泽泻降糖、降血脂的作用与其能明显抑制 Bmal 1 异常高表达有关。

此外泽泻还具有抗结石及肾脏保护、保肝、抗氧化损伤、抑制 P-糖蛋白、改善线粒体能量代谢、抑制补体导致的溶血、治疗痛风、舒张血管、增加十二指肠运动、治疗慢性前列腺炎等药理作用。

【注意事项】

肾虚精滑者忌服。

长期使用泽泻，其含有的泽泻醇会在体内缓慢蓄积，有一定的肾毒性，因此对泽泻的用药周期和剂量都要严格把控，在使用过程中应定期监测肾功能，对肾功能异常的患者应谨慎应用或不用。

【现代应用】

花宝金教授经验方：南沙参 15g，北沙参 15g，炒白术 15g，茯苓 20g，陈皮 6g，前胡 12g，黄芩 12g，泽泻 15g，柴胡 9g，升麻 6g，藤梨根 30g，姜半夏 10g，黄连 6g，夏枯草 15g，半枝莲 30g，生姜 5 片，大枣 5 枚。可用于治疗食管癌。

第八节　消食药

43. 莱菔子

(《日华子本草》)

【基原】

本品为十字花科植物萝卜 *Raphanus sativus* L. 的干燥成熟种子。

【别名】

萝卜子（《日华子本草》）。

【性味归经】

辛、甘，平。归肺、脾、胃经。

【功能主治】

消食除胀，降气化痰。用于饮食停滞，脘腹胀痛，大便秘结，积滞泻痢，痰壅喘咳。

【化学成分】

莱菔子的主要化学成分有生物碱、硫代葡糖苷、异硫氰酸盐、黄酮、挥发油、脂肪油、蛋白质、多糖等。

【药理作用】

1. 抗癌的药理作用

（1）莱菔子素对人卵巢癌 A2780 细胞（MyD88 阴性）、OVCAR-3 细胞（MyD88 阳性）均有剂量依赖性生长抑制及时间依赖性促凋亡作用，且能明显增加人卵巢癌 MyD88 阳性细胞紫杉醇的敏感性。

（2）莱菔子可通过抑制胃癌干细胞的自我更新及下调 piR-1245 的表达来抑制胃癌细胞的转移能力。

2. 其他药理作用

（1）增强胃肠道动力：莱菔子水煎液可通过促胃肠动力来明显提高实验大鼠的小肠推进率。

（2）抗菌作用：莱菔素有抑菌作用，其机制为莱菔素耐热，甚至水浴煮沸 30 分钟活性仍没有明显损失。

此外莱菔子还具有平喘、祛痰、镇咳、抗氧化、降血压、降血脂、抗突变、改善泌尿系统的作用。

【注意事项】

气虚者慎服。

《中药方剂学》中记载莱菔子不宜与熟地黄、何首乌同用。据报道，一患者所服中药组方中同时含莱菔子、何首乌、熟地黄，当晚煎服 300mL 左右，1 小时后即感口干、头晕、神志恍惚、四肢抽搐。立即送医院，经洗胃治疗后症状消失，后去莱菔子，再服无任何不良反应。

【现代应用】

齐元富经验方：陈皮 15g，清半夏 15g，厚朴 15g，炒莱菔子 30g，重楼 15g，郁金 15g，莪术 15g，青礞石 30g，白术 15g，枳壳 15g，炒神曲 30g，炒麦芽 30g，全瓜蒌 24g，紫苏梗 15g。可用于治疗食管癌。

44. 隔山消

（《本草纲目》）

【基原】

本品为萝藦科植物耳叶牛皮消 *Cynanchum auriculatum* Rayle ex Wight 的块根。

【别名】

隔山撬（《分类草药性》），隔山锹（《天宝本草》）。

【性味归经】

甘、苦，平。归脾、胃、肝经。

【功能主治】

消食健胃，理气止痛，催乳。用于虚损劳伤，痢疾，疳积，胃痛饱胀，白带，疮癣。

【传统应用】

《孙天仁集效方》：隔山消二两，鸡肫皮一两，胆南星、朱砂各一两，急性子二钱。为末，炼蜜丸，小豆大。每服一钱，淡姜汤下。治气膈噎食，转食。

【化学成分】

隔山消主要含萜类、糖类、甾体皂苷类、苯乙酮类化合物 cynandione A 和 cynanchone A 等。

【药理作用】

1. 抗癌的药理作用

白首乌甾体总苷对 Hce-8693、PC3、HeLa、PAA 等肿瘤细胞均有较强的致毒作用，且浓度越高，毒性越强。

2. 其他药理作用

（1）免疫调节作用：白首乌总苷通过激活小鼠腹腔巨噬细胞，提高其吞噬消化功能，提高小鼠的非特异性免疫力；通过提高巨噬细胞抗原提呈的能力，改善机体的特异性免疫作用。

（2）抗炎作用：隔山消生品及炮制品均能减少炎症渗出液中的前列腺素 E_2 含量，并明显抑制醋酸所致的小鼠腹腔毛细血管通透性增加。

（3）保肝作用：耳叶牛皮消中的 C_{21} 甾体酯苷对 CCl_4 所致小鼠急性肝损伤具有保护作用，能明显抑制肝损伤小鼠血清中丙氨酸氨基转移酶和天门冬氨酸氨基转移酶活性的升高，并能显著增强其肝组织中超氧化物歧化酶的活性，抑制 MDA 含量的升高。此外隔山消还具有抗氧化、抗癫痫、抗生育、促进胃肠动力、降低胆固醇的作用。

【注意事项】

过量服用隔山消易引起中毒。临床表现为口流清涎、呕吐、心动过缓、四肢癫痫性痉挛、强烈抽搐等症状。中毒较轻者，可快速催吐，并送至医院洗胃及导泻，也可服用蛋清、牛奶或活性炭，并服用镇静剂预防痉挛并中和毒性。

【现代应用】

自拟隔山顺气方：隔山消 10g，金荞麦 10g，莪术 10g，鱼腥草 10g，白花蛇舌草 10g，鸡内金 15g，石菖蒲 6g。随症加减，胃热炽盛者，加黄连 5g，黄芩 15g；胃阴不足者，加南沙参、北沙参各 15g；胃气上逆者加乌贼骨 15g，竹茹 15g；便血者加阿胶、地榆炭各 15g。每日 1 剂，水煎，分 2 次服，连服 3 天。可用于包括食管癌在内的肿瘤患者行消化道重建术后胃肠道功能的恢复。

45. 阿魏

（《新修本草》）

【基原】

本品为伞形科植物新疆阿魏 *Ferula sinkiangensis* K. M. Shen 或阜康阿魏 *Ferula fukanensis* K. M. Shen 的树脂。

【别名】

熏渠（《唐本草》），魏去疾（侯宁极《药谱》），阿虞、形虞（《酉阳杂俎》），哈昔泥（《本草纲目》），五彩魏（《中药志》），臭阿魏（《新疆中草药手册》）。

【性味归经】

苦、辛，温。归脾、胃经。

【功能主治】

消积，化癥，散痞，杀虫。用于肉食积滞，瘀血癥瘕，腹中痞块，虫积腹痛。

【传统应用】

《仙拈集》：大枳壳二个（剖开去瓤），阿魏六分，杏仁（苦杏仁）十粒。研匀，装壳内，湿棉纸包七层，慢火内炙存性，去阿魏、杏仁，研末。每个作一服，烧酒调下，枳壳散，治噎膈、反胃。

【化学成分】

阿魏的化学成分主要为倍半萜、挥发油、香豆素类、含硫化合物、多糖、树胶、树脂等。

【药理作用】

1. 抗癌的药理作用

（1）抗食管癌的药理作用：阿魏菇乙酸乙酯相三萜类化合物（ethyl acetate fraction of Pleurotus ferulatus triterpenoid，PFTP-E）可通过线粒体损伤途径、周期阻滞、内质网应激来诱导食管癌 Eca109 细胞凋亡。

（2）抗其他癌症的药理作用：多伞阿魏可通过下调 survivin mRNA 的表达水平，上调凋亡相关蛋白 Bax、Caspase-3 和 Caspase-9 等表达水平来抑制人胃癌 MGC-803 皮下异位移植瘤的生长。其挥发油对胃癌细胞 AGS 呈现出较强的细胞毒活性，可阻滞于 G_0/G_1 期，阻止细胞进入 S 期及 G_2/M 期，三氯甲烷部位可抑制 5 种胃癌细胞的增殖，将胃癌 SGC-7901 细胞周期阻滞于 S 期，其中对胃癌细胞 SGC-7901 尤为敏感。

阿魏酸可通过诱导细胞凋亡，上调胃癌细胞 p53 的 mRNA 和蛋白表达，下调 COX-2、Survivin 和 XIAP 的 mRNA 和蛋白表达来抑制人胃癌 SGC-7901 细胞；抑制人肝癌 HepG2 细胞，影响细胞周期，使其阻滞于 G_2/M 期，抑制药物代谢酶 CYP1A1 和 CYP3A4 mRNA 的表达，抑制 CYP3A4 的蛋白表达；A549 肺癌通过下调 mTOR 表达抑制 Ki-67 蛋白表达，增加 Caspase-3 蛋白表达来使移植瘤增殖。

新疆阿魏乙酸乙酯提取物可提高 PTEN 基因表达水平，来抑制人结肠腺癌 Caco-2 细胞的迁移和侵袭。

2. 其他药理作用

（1）消化道作用：阜康阿魏、新疆阿魏、多伞阿魏对小鼠应激性溃疡和乙酰水杨酸性胃溃疡有显著的预防及治疗作用；新疆大果阿魏石油醚提取物可通过提高胃黏膜的抗氧化能力、提高超氧化物歧化酶活力、降低脂质过氧化物（MDA）含量、加快胃黏膜的增殖与修复，从而起到保护胃黏膜的作用。

（2）免疫调节作用：新疆阿魏提取物可能通过降低小鼠体内 CD19$^+$ T 细胞数量，增加小鼠体内效应 T 淋巴细胞活性及免疫球蛋白的数量，从而参与机体的细胞免疫调节。

（3）抗炎作用：阿魏中伞形花醚（UMB）和甲基磺酸甲酯（MG）成分可抑制植物血凝素（PHA）诱导的脾细胞增殖，抑制干扰素分泌，诱导抗炎因子 IL-4 生成。

（4）保肝作用：阿魏酸通过抑制转化生长因子诱导肝细胞信号转导蛋白 Smad3 的表达，促进肝细胞基质金属蛋白酶 2 及基质金属蛋白酶 9 表达，从而促进肝细胞增殖，减轻肝脏纤维化。

此外阿魏还具有抑菌、提高记忆力、抗痉挛、降血压、降糖、抗病毒、抗焦虑、抗抑郁、抗骨质疏松、生殖及神经保护等作用。

【注意事项】

脾胃虚弱者及孕妇忌服。

1.《本草经疏》：脾胃虚弱之人，虽有痞块坚积，不可轻用。

2.《医林纂要》：多服耗气昏目。

3.《本草求真》：胃虚食少人得之，入口便大吐逆，遂致夺食泄泻，因而羸瘦怯弱。

研究表明，高剂量口服阿魏可引起腹泻、腹胀气、头痛和头晕等不良反应。且阿魏挥发油水悬液和乳剂、阿魏原汁都存在一定毒性。

【现代应用】

1. 康力欣胶囊是一种口服复方制剂，由冬虫夏草、九香虫、阿魏、姜黄、大黄、诃子、丁香、木香组成。可用于辅助治疗中晚期食管癌，提高患者免疫力及生活质量。

2. 回生口服液由益母草、鳖甲、水蛭（制）、虻虫、干漆（煅）、桃仁、红花、川芎、延胡索（醋炙）、三棱（醋炙）、乳香（醋炙）、没药（醋炙）、香附、人参、大黄、五灵脂、虻虫、阿魏等34味中药组成。具有活血化瘀、疏畅气机、补虚扶正及化痰通络的作用。联合替吉奥及放化疗，可用于高龄食管癌患者的治疗。

第二章 祛邪类

扶正祛邪是中医治疗疾病的指导原则，扶正和祛邪是相互联系的两个方面。上一章我们介绍了扶正固本药，通过使用增强正气的药物，驱邪外出，从而恢复健康，即所谓"正盛邪自去"。本章重点介绍祛邪药，通过该类药物的使用，有利于消除致病因素的损害而达到保护正气、恢复健康的目的，即所谓"邪去正自安"。

食管癌病机为本虚标实，而热结、气郁、痰凝、血瘀为常见的实邪。分清标本虚实，用药时注意扶正祛邪药物的配伍使用方能获取好的疗效。如食管癌患者气虚痰凝，日久郁滞，可化热成毒，灼伤阴血，形成恶性循环，使病程不断进展。因此，用清热解毒养阴类药物能够很好地治疗疾病，比如生地黄凉血止血，天花粉清热生津，消肿排脓，与沙参配伍，共奏养阴清热解毒之功，调整脏腑功能，去除病理产物。另外，当体质虚弱、外邪入侵、精神刺激等各种原因导致五脏的气化运行功能失调时，会造成水液停聚，凝结成痰，阻于食管，致噎膈患者出现吞咽不适、胸膈痞闷等症，故常用化痰药物进行治疗。同时，食管癌的并发症如感染、便秘等也属于邪毒，应予祛邪治疗。另外，在中西医联合治疗过程中，中医学认为放疗的射线属"热毒之邪"，若出现咽喉肿痛，在扶正的基础上可加山豆根、桔梗、牛蒡子等清热解毒利咽。临床上中药配合手术治疗食管癌，有人主张在术前阶段当以攻邪为主，术后阶段当以扶正为要。可见祛邪类中药对食管癌的治疗有至关重要的作用。

祛邪药的应用主要是以下情况：针对高热烦渴、湿热泻痢、痈疮肿毒等可辨证采用清热泻火、清热燥湿、清热解毒、清热凉血等药；针对恶寒发热、头身疼痛等外感表证，可辨证使用发散风寒、发散风热等解表药；针对大便秘结、胃肠积滞、湿热内结等，可辨证采用攻下、润下、峻下逐水等药；针对风寒湿痹、风湿热痹、痹证日久等，可辨证使用祛风湿药；针对脘腹痞满、呕吐泛酸、舌苔白腻等，可辨证使用化湿药；针对各种痰证可辨证采用化痰药。这也是本章各节药物分类的主要依据。

第一节 清热解毒药

46. 金银花

（《新修本草》）

【基原】

本品为忍冬科植物忍冬 *Lonicera japonica* Thund. 的干燥花蕾或带初开的花。

【别名】

忍冬花（《唐本草》），银花（《温病条辨》），鹭鸶花（《植物名实图考》），苏花（《药材资料汇编》），金花（《江苏植药志》），金藤花（《河北药材》），双花（《中药材手册》），双苞花（《浙江民间草药》），二花（《陕西中药志》），二宝花（《江苏验方草药选编》）。

【性味归经】

甘，寒。归肺、心、胃经。

【功能主治】

清热解毒，疏散风热。用于痈肿疔疮，喉痹，丹毒，热毒血痢，风热感冒，温病发热。

【传统应用】

《白喉全生集》：清咽利膈汤，芒硝、金银花、牛蒡子各三钱，大黄六钱（酒炒），黄连八分，枳实、连翘、栀子、薄荷各一钱五分，姜蚕（姜汁炒）二钱，厚朴一钱，生石膏三钱，人中黄二钱，水煎服。治热势渐重，白见于关内，外色必干焦或黄而凸，厚而多，牙关紧闭，满喉红肿，疼痛异常，痰涎壅甚，饮食难咽，语言不爽，舌苔深黄，甚或焦黑芒刺。口渴口臭，便闭便涩，目赤心烦，身轻恶热。

【化学成分】

金银花药用部位的主要成分包括黄酮类、有机酸、环烯醚萜类、挥发油类、胡萝卜苷、微量元素等。

【药理作用】

1. 抗癌的药理作用

（1）抗食管癌的药理作用：金银花水煎液可有效抑制食管癌放射治疗引起的患者免疫功能下降的情况，提高免疫水平，降低放射性食管炎发生率。金银花水煎液可有效降低患者炎性因子及 C 反应蛋白水平，稳定淋巴细胞亚群结构比例，提高 CD3$^+$T、CD4$^+$T、CD4$^+$/CD8$^+$水平，同时还可有效提高免疫因子 IgG 及补体 C3 水平。表明金银花水煎液可有效提高放疗患者免疫水平。降低放射性食管炎发生率及发病程度。金银花治疗放射性食管炎的作用机制可能与其清热解毒、提高免疫功能、避免炎症反应的发生或降低炎症反应有关。

（2）抗其他癌症的药理作用：金银花多糖通过调节 Bcl-2/Bax 凋亡通路及促进 TNF-α 的分泌来抑制肿瘤生长，且对荷瘤小鼠的生长和免疫功能没有明显不良影响。

金银花多酚粗提物可通过下调 Bcl-2 的蛋白表达，上调 Bax 的蛋白表达，激活 Caspase 级联反应来抑制肺癌细胞增殖，促进肺癌细胞凋亡，诱导细胞周期阻滞。

2. 其他药理作用

（1）增强免疫功能：金银花多糖可有效改善免疫低下小鼠的胸腺、脾脏指数，促进溶血素抗体的生成，并提升 IL-2 的含量，其作用表现出剂量依赖性，说明金银花多糖可改善环磷酰胺诱导的免疫功能低下模型小鼠的免疫功能。

（2）抗炎作用：金银花枝叶醇提物可显著减少二甲苯所致的小鼠耳肿胀和角叉菜胶所致的小鼠足肿胀，同时具有剂量依赖性，说明金银花具有较好的抗炎作用。

（3）护肝利胆：金银花对大鼠肝纤维化损伤具有较好的干预作用，且可减轻肝组织内的结缔组织增生。

此外金银花还具有解热、抗菌、抗病毒、抗氧化、抗紫外线、调控血糖与血脂、抗胚胎发育、抗血小板凝聚、保护神经等作用。

【注意事项】

脾胃虚寒及气虚疮疡脓清者忌用，本品所含的绿原酸静脉注射或经呼吸道吸入常会引起过敏反应，有致敏原作用，可引起变态反应，但口服一般无此反应。绿原酸注射液可能会引起机体出现发热、药疹、呼吸中枢麻痹、低热和周身酸痛等不良反应。绿原酸还会引起微循环障碍及组织损伤。

【现代应用】

自拟方：金银花 15g，蒲公英 20g，丹参 15g，威灵仙 15g，北沙参 20g，天花粉 10g，醋延胡索 15g，茯苓 20g，姜半夏 9g，浙贝母 15g，黄连 6g，竹茹 12g，生姜 5 片，大枣 5 枚。水煎服。配合食管癌患者放射治疗，起到减毒增效、活血清热解毒的作用。

47. 连翘

（《神农本草经》）

【基原】

本品为木犀科植物连翘 *Forsythia suspensa*（Thunb.）Vahl 的干燥果实。

【别名】

旱连子（《药性论》），大翘子（《唐本草》），空壳（《中药志》）。

【性味归经】

苦，微寒。归肺、心、小肠经。

【功能主治】

清热解毒，消肿散结，疏散风热。用于痈疽，瘰疬，乳痈，丹毒，风热感冒，温病初起，温热入营，高热烦渴，神昏发斑，热淋涩痛。

【传统应用】

《太平惠民和剂局方》：凉膈散，川大黄、朴硝、甘草各二十两，山栀子仁、薄荷叶（去梗）、黄芩各十两，连翘二斤半。上药为粗末，每二钱，水一盏，入竹叶七片，蜜少许，煎至七分，去滓，食后温服。主治中下二焦邪郁生热证。烦躁口渴，面赤唇焦，胸膈烦热，口舌生疮，睡卧不宁，谵语狂妄，或咽痛吐衄，便秘溲赤，或大便不畅，舌红苔黄，脉滑数。

《外科选要》：清咽利膈汤，连翘、黄芩、甘草、桔梗、荆芥、防风、党参各一钱，大黄、朴硝各二钱，水煎八分，食远服。治积热，咽喉肿痛，痰涎壅盛，及乳蛾，喉痹，喉痈，重舌，或胸膈不利，烦躁饮冷，大便秘结。

【化学成分】

连翘中含有苯乙醇苷类、木脂素、萜类、黄酮、有机酸、甾体等化学成分。

【药理作用】

1. 抗癌的药理作用

（1）抗食管癌的药理作用：连翘根乙醇提取物通过下调抗凋亡蛋白 Bcl-2、Mcl-1 和 Bcl-XL，上调促凋亡蛋白 Bad、Bax 和 Noxa 在 T-13 细胞中的表达，诱导细胞凋亡而抑制食管癌细胞的增殖。

连翘叶乙醇提取物能显著抑制人食管癌细胞 TE-13、TE-1、Yes-2 和 Eca-109 的增殖活性，通过 Caspase 依赖性的内源途径诱导细胞凋亡。其在体外可明显抑制食管癌细胞的增殖，诱导 TE-13 细胞凋亡，其抑制强度呈时间和剂量依赖性，随着药物浓度增大，作用时间延长，抑制率明显增加。

（2）抗其他癌症的药理作用：连翘苷可通过下调 Lewis 肺癌组织中血管内皮生长因子（VEGF）的表达、上调血管生成抑制因子内皮抑制素（endostatin）的表达而抑制肺部肿瘤发展；可通过 PI3K/Akt 信号通路调控 786-0 细胞凋亡与细胞周期，抑制肾癌细胞生长；连翘苷可通过 PI3K/Akt 通路，干扰细胞周期，上调 p21、p27、Fasl 及 Bim 表达水平，有效抑制肾癌细胞生长、促进凋亡；连翘苷能明显抑制 PI3K、Akt、FOXO3a 磷酸化，且呈浓度依赖性。

连翘酯苷 B 通过抑制转录因子 NF-κB，影响 p21/CyclinE/CDK2 信号通路抑制宫颈癌细胞增殖。

连翘提取物可通过抑制 PI3K/Akt/mTOR 信号通路，从体外明显抑制结肠癌 5-FU 耐药细胞株 SW480R 的生长，诱导凋亡；也可通过抑制乳腺癌细胞的侵袭，增加破骨细胞发生、增强破骨细胞活性来抑制乳腺癌引起的骨破坏的潜力。

连翘的果实和叶片提取物在非细胞毒性浓度下，可降低 MMPs 和组织蛋白酶 K 的活性，抑制核因子 κB 配体诱导的破骨细胞形成受体活化和破骨细胞介导的骨吸收活性，从而显著抑制人乳腺癌细胞的侵袭。

2. 其他药理作用

（1）抗炎作用：连翘提取物能减轻由精制大豆 β-伴大豆球蛋白引起的猪幼仔过敏反应，能显著减少过敏抗体、肥大细胞脱粒和组胺的释放，增加肠内的微生物菌群，还能显著抑制 T 淋巴细胞增殖和 IL-4 的合成。

（2）保肝作用：连翘苷具有很好地清除羟基自由基、超氧自由基等作用，抑制过氧化氢诱导的红细胞溶血，可降低体内过氧化产物丙二醛的积累，抑制线粒体的氧化损伤，抗肝损伤。

此外连翘还具有抗菌、抗病毒、抗内毒素、抗衰老、抗应激、解热镇痛等作用。

【注意事项】

脾胃虚寒及气虚脓清者不宜用。

连翘含三萜皂苷，静脉注射时容易产生不良反应，对呼吸系统、血液系统、循环系统造成影响，皂苷接触血液后会引起细胞破裂，导致溶血。

【现代应用】

玄参连桃汤加减：生地黄 10g，玄参 10g，麦冬 10g，沙参 10g，石膏 30g，桃仁 10g，牡丹皮 10g，连翘 10g，金银花 15g，白及 20g，半枝莲 10g，石上柏 15g，延胡索 10g，川楝子 10g，八月札 10g，甘草 10g。可用于治疗放射性食管炎。

48. 穿心莲

(《岭南采药录》)

【基原】

本品为爵床科植物穿心莲 *Andrographis paniculata*（Burm. f.）Nees 的干燥地上部分。

【别名】

春莲秋柳（《岭南采药录》），一见喜（《泉州本草》），榄核莲、苦胆草、斩蛇剑、圆锥须药草（《常用中草药手册》），日行千里、四方莲、金香草、金耳钩、春莲夏柳、印度草（《广东中草药》），苦草（《福建中草药》）。

【性味归经】

苦，寒。归心、肺、大肠、膀胱经。

【功能主治】

清热解毒，凉血消肿。用于感冒发热，咽喉肿痛，口舌生疮，顿咳劳嗽，泄泻痢疾，热淋涩痛，痈肿疮疡，蛇虫咬伤。

【化学成分】

穿心莲的主要成分包括二萜内酯类、黄酮类、苯丙素类、环烯醚萜类、生物碱、甾醇类、酚苷类、四甲基环己烯类、有机酸、三萜类和蛋白质等。

【药理作用】

1. 抗癌的药理作用

（1）抗食管癌的药理作用：穿心莲内酯能提高食管癌细胞的放射敏感性，通过提高食管癌细胞相关蛋白 Caspase-3 的凋亡率，调节细胞内 NF-κB，增加 Bax 表达，抑制食管癌 ECA-109 细胞的生长，且呈明显的时间和剂量依赖性。

穿心莲内酯通过下调 Bcl-2，激活 Caspase-9、Caspase-3，抑制人食管癌 Ec9706 细胞的增殖和克隆的形成，阻滞细胞周期于 G_0/G_1 期并诱导细胞凋亡。

穿心莲的热水提取物可通过显著增加肿瘤中的细胞凋亡来抑制基于细胞系的异种移植物的生长。

（2）抗其他癌症的药理作用：穿心莲二萜内酯类化合物的内酯环是抗肿瘤的必需活性基团，其抗肿瘤作用可能与内酯环部分（包括 C11 和 C12）双键的个数、位置及 14-位羟基均有一定关系，且环外 12，13-位双键和 14-位羟基的抗肿瘤活性较强。

穿心莲内酯能抑制活化小鼠腹腔巨噬细胞的 TNF-α mRNA 和蛋白水平，并能抑制 IL-12a mRNA、IL-12b mRNA 和 IL-12 蛋白水平，且抑制作用随穿心莲内酯浓度增加而增强；可抑制人胃癌细胞株 BGC-823 细胞增殖，阻滞其细胞周期在 G_0/G_1 期，并诱导其细胞凋亡。

在 T24 膀胱癌细胞中联合应用穿心莲内酯和肿瘤坏死因子相关凋亡诱导配体（TRAIL）可抑制 NF-κBp65 通路的激活，在蛋白水平下调 NF-κBp65（RelA）、cIAP2 基因的表达，在 mRNA 水平下调抗凋亡基因 Bcl-2、XIAP 的表达；穿心莲内酯上调死亡受体 4、死亡受体 5 的蛋白表达与 P53 基因的蛋白表达水平成正比。

2. 其他药理作用

（1）免疫调节作用：穿心莲内酯能干扰 T 细胞繁殖和负责变态原刺激的细胞因子释放，通过阻断体内外 T 细胞的刺激作用，下调体液和细胞适应性免疫反应，且在大鼠体内能显著抑制抗体对胸腺依赖性抗原的反应，降低过敏性。

（2）抗炎作用：穿心莲的抗炎作用在体内和体外效果均显著，其主要抗炎机制为抑制 NF-κB 的活性，激活 Nrf 2 活性使抗氧化防御能力增强。

（3）保肝作用：穿心莲内酯单体通过降低氧化反应基因 mRNA 的表达，降低血清乳酸脱氢酶和髓过氧化物酶活性，进而防止由刀豆蛋白 A 造成的肝损伤。

此外穿心莲还具有抗菌、抗病毒、抑制血小板聚集、降糖、抗心血管疾病等作用。

【注意事项】

不宜多服久服，脾胃虚寒者不宜用。穿心莲及其多种制剂口服较大剂量可致胃肠不适，食欲减退。据报道，穿心莲片、穿心莲注射液可引起药疹、上腹痛、过敏性休克，严重者可致死亡。临床用药应当注意用量，出现不良反应当及时给予对症治疗。

在动物实验中，莲必治注射液（成分为亚硫酸氢钠穿心莲内酯）对 SD 大鼠尾静脉注射会引起动物摄食量减少和体重降低，甚至出现动物死亡，同时莲必治注射液还会引起肾损伤和过敏反应等。莲必治注射液在大剂量使用和不合理的联合用药时会出现毒性反应，因此临床每次用药量不要超过 10mg/kg，用药期间注意监测肾功能。

【现代应用】

莲必治注射液：主要成分为穿心莲内酯，可用于包括食管癌、胃癌、贲门癌等多种恶性肿瘤的治疗。

49. 板蓝根

（《新修本草》）

【基原】

本品为十字花科植物菘蓝 *Isatis indigotica* Fort. 的干燥根。

【别名】

靛青根（《本草便读》），蓝靛根（《分类草药性》），靛根（《中药形性经验鉴别法》）。

【性味归经】

苦，寒。归心、胃经。

【功能主治】

清热解毒，凉血利咽。用于温疫时毒，发热咽痛，瘟毒发斑，痄腮，烂喉丹痧，大头瘟疫，丹毒，痈肿。

【传统应用】

《本草纲目》：蓝凡五种，辛苦、寒、无毒，止血、杀虫、治噎膈。

【化学成分】

板蓝根中的主要化学成分包括生物碱、有机酸、蒽醌、黄酮、苯丙素、甾醇、芥子油苷、核苷及其代谢产物等。

【药理作用】

1. 抗癌的药理作用

（1）抗食管癌的药理作用：板蓝根多糖通过提高食管癌 Eca-109 细胞中 NKG2D 配体 MICA、MICB、ULBP1 和 ULBP2 的表达，促进 NK-92 细胞中 TNF-α 和 IFN-γ 的表达，增强 NK-92 细胞对食管癌细胞的杀伤作用。

（2）抗其他癌症的药理作用：板蓝根双糖 fructopyrano-（1→4）-glucopyranose 有较强的体内抗肿瘤活性，通过增强荷瘤小鼠腹腔巨噬细胞的吞噬功能，促进淋巴细胞转化反应，升高荷瘤小鼠细胞因子 IL-2、IL-6、IL-12、TNF-α 的水平，提高荷瘤小鼠的脾指数和胸腺指数。

板蓝根多糖通过抑制小鼠肿瘤的生长，刺激脾淋巴细胞的转化，增强 NK 细胞的杀伤活性，升高血清中 TNF-α、INF-γ 和 IL-2 的含量，增强荷瘤小鼠的免疫功能，使其产生抗肿瘤作用，并延长荷瘤小鼠的生存时间。

板蓝根二酮 B 具有抑制肝癌 BEL-7402 细胞、卵巢癌 A2780 细胞增殖，诱导分化的能力，可降低端粒酶活性的表达。

靛蓝杆叶氯仿提取物通过激活 p53 和 Bax，减少 Bcl-2 表达，并导致线粒体应激和细胞凋亡诱导因子释放到细胞质中，然后转移到细胞核中，从而导致肝癌细胞凋亡。

2. 其他药理作用

（1）免疫调节作用：板蓝根多糖能明显增加正常小鼠脾的重量、淋巴细胞数、白细胞总数，从而提高小鼠的免疫功能。

（2）抗炎作用：70%的板蓝根提取液对二甲苯所致的小鼠耳肿胀、蛋清所致的大鼠足跖肿有一定程度的抑制作用。

此外板蓝根还具有抗病原微生物、抗菌、抗病毒、抗内毒素、治疗白血病的作用。

【注意事项】

体虚而无实火热毒者忌服，脾胃虚寒者慎用。有报道称板蓝根口服可引起消化系统症状，或引起溶血反应；其注射液可致过敏反应，如引起荨麻疹、多形性红斑、过敏性皮炎、多发性肉芽肿及过敏性休克等，应引起注意。

复方板蓝根喷雾剂由板蓝根和大青叶组成，以最大给药浓度、最大给药剂量给小鼠灌胃给药 2 次，灌胃后部分给药组小鼠 0.5 小时内出现活动减少、静卧不动、闭目、反应迟钝等反应，1 小时后活动如常。

【现代应用】

消癌三号散：威灵仙 60g，板蓝根 30g，猫眼草 30g，人工牛黄 6g，硇砂 6g，制胆南星 9g，制成浸膏干粉。可去除气、火、痰、瘀之邪气，对食道梗阻，饮食难入的症状均有效果。

50. 蒲公英

（《新修本草》）

【基原】

本品为菊科植物蒲公英 *Taraxacum mongolicum* Hand. – Mazz.、碱地蒲公英 *Taraxacum borealisinense* Kitam. 或同属数种植物的干燥全草。

【别名】

凫公英（《千金方》）、耩褥草（《唐本草》）、仆公英（《千金翼方》）、仆公罌（《本草图经》）、地丁（《本草衍义》）、金簪草（《土宿本草》）、孛孛丁菜、黄花苗、黄花郎（《救荒本草》）、鹁鸪英（《庚辛玉册》）、婆婆丁（《滇南本草》）、白鼓丁、黄花地丁、蒲公丁、真痰草、狗乳草（《本草纲目》）、奶汁草（《本经逢原》）、残飞坠（《生草药性备要》）、黄狗头（《植物名实图考》）、卜地蜈蚣、鬼灯笼（《草木便方》）、羊奶奶草（《本草正义》）、双英卜地（《贵州民间方药集》）、黄花草、古古丁（《江苏植药志》）、茅萝卜（《四川中药志》）、黄花三七（《杭州药植志》）。

【性味归经】

苦、甘，寒。归肝、胃经。

【功能主治】

清热解毒，消肿散结，利尿通淋。用于疔疮肿毒，乳痈，瘰疬，目赤，咽痛，肺痈，肠痈，湿热黄疸，热淋涩痛。

【传统应用】

《医林纂要》：蒲公英，一茎两花，高尺许，根下大如拳，旁有人形拱抱，捣汁酒和，治噎膈神效。吾所见皆一茎一花，亦鲜高及尺者，然以治噎膈。

【化学成分】

蒲公英的主要化学成分有黄酮类、酚酸类、萜类、甾醇类、多糖、挥发油、香豆素等。

【药理作用】

1. 抗癌的药理作用

（1）抗食管癌的药理作用：蒲公英黄酮类醇提物能显著抑制人食管鳞癌细胞增殖，通过增加上皮间质转化相关蛋白 E-cadherin 的蛋白表达量，降低 N-cadherin、Snail-1、ZO-1 等蛋白的表达量，且呈时间和浓度梯度依赖性，随着浓度增加能明显抑制 ESCC 细胞的迁移和侵袭。

（2）抗其他癌症的药理作用：在体外，蒲公英全草水煎醇提取物可抑制肝癌、大肠癌 LoVo 细胞的增殖，蒲公英花提取物的各萃取部位可抑制肝癌细胞 HepG2 的增殖。

蒲公英根提取物（DRE）可通过诱导侵袭性耐药胰腺癌细胞凋亡和自噬，引起线粒体膜电位的破坏，导致自噬；可显著抑制 HepG2 细胞中抗凋亡蛋白 Survivin、BCL-xL 和 BCL-2 的表达，促进促凋亡蛋白 Smac、Caspase-3、Caspase-7、Caspase-9 的表达，促进 Cytochromec 从线粒体释放到细胞质中，从而发挥抗肿瘤作用，且其作用呈浓度依赖性；降低了人乳腺癌 MDA-MB-231 细胞的活力，增加 Caspase-3 和 PARP 蛋白表达，触发 G_2/M 期阻滞和细胞凋亡，强烈诱导了三种与内质网应激相关的信号，包括 ATF4、ATF6、XBP1s、GRP78 和 CHOP 基因的 mRNA 表达增加，磷酸化的 PERK、eIF2α、IRE1 的蛋白水平升高。

蒲公英多糖通过促进 P53 和 Bax 蛋白的表达，抑制 Bcl-2 蛋白的表达来诱导乳腺癌细胞凋亡，抑制其增殖，从而发挥体内抗乳腺癌的作用。

蒲公英根水提物呈浓度依赖性，可降低 Bcl-2 的蛋白表达，增加 Bax、p53、c-PARP、Caspase-8、Caspase-9 和 Caspase-3 表达量，而 Caspase-8 抑制剂（Z-IETD-FMK）和 caspas-9 抑制剂（Z-LEHD-FMK）能逆转蒲公英水提物对 MDA-MB-231 细胞

增殖活性的抑制，促进凋亡。

蒲公英萜醇可通过上调 LC3-Ⅱ 和酵母 Atg6 同系物（Beclin-1）蛋白表达水平，显著下调细胞内 p-mTOR 和磷酸化的真核细胞翻译起始因子 4E 结合蛋白的表达水平，抑制乳腺癌 MCF-7 细胞增殖，并诱导自噬，这与抑制 mTOR 信号通路，通过线粒体途径诱导其凋亡有关。

2. 其他药理作用

（1）胃肠保护作用：蒲公英中的阿魏酸和齐墩果酸有促进胃肠动力的作用，且齐墩果酸的药理活性强于阿魏酸，另外蒲公英对大鼠胃酸分泌有明显的抑制作用，同时对幽门螺杆菌治疗有效率高达 72%。

（2）免疫调节作用：蒲公英多糖能显著提高小鼠脾脏指数和胸腺指数，促进小鼠免疫器官的生长发育，有利于提高小鼠免疫能力。

（3）抗炎作用：蒲公英总多糖能抑制炎症因子 COX-2、TNF-α、IL-6 和 IL-1β mRNA 的表达，通过降低 IL-6、IL-6 受体及糖蛋白 130 的水平，以起到抑制炎症反应，保护和修复黏膜组织的作用，有治疗溃疡性结肠炎的作用。

此外蒲公英还具有抗氧化、抑菌、抗病毒、降血糖、保护心肌细胞、抗突变、抗疲劳、利尿、抗过敏等作用。

【注意事项】

口服蒲公英煎剂偶见恶心、呕吐、腹部不适及轻度泄泻等胃肠道反应，亦可出现全身瘙痒、荨麻疹等。服用酒浸剂有头晕、恶心、多汗等反应，少数患者出现荨麻疹并发结膜炎，停药后消失。部分患者服片剂后有胃部发热感。个别病例在静脉注射蒲公英注射液后出现寒战、面色苍白青紫及精神症状，肌内注射可致局部疼痛。

【现代应用】

十全大补汤合五味消毒饮加减：人参 15g，茯苓 10g，白术 10g，甘草 10g，黄芪 12g，当归 12g，白芍 10g，熟地黄 15g，制首乌 12g，金银花 18g，菊花 12g，蒲公英 10g，紫花地丁 10g。于食管癌术后第 2~9 天经鼻饲管滴入，可明显改善患者术后生活质量，提高免疫力。

51. 野菊花

（《日华子本草》）

【基原】

本品为菊科植物野菊 *Chrysanthemum indicum* L. 的干燥头状花序。

【别名】

苦薏（陶弘景），野山菊（《植物名实图考》），路边菊（《岭南采药录》），黄菊仔（《中国药用植物志》），野黄菊（《江苏植药志》），鬼仔菊（《广西中药志》），山九月菊（《辽宁经济植物志》）。

【性味归经】

苦、辛，微寒。归肝、心经。

【功能主治】

清热解毒，泻火平肝。用于疔疮痈肿，目赤肿痛，头痛眩晕。

【化学成分】

野菊花中含有萜类、挥发油、黄酮类、苯丙素、多糖、少量微量元素和其他化学成分。

【药理作用】

1. 抗癌的药理作用

野菊花水提物对 HepG2 细胞的增殖具有抑制作用，同时能诱导 HepG2 细胞凋亡，抑制其迁移及侵袭能力；野菊花水提物抑制 HepG2 细胞增殖、促进 HepG2 细胞凋亡的分子机制可能与下调 CyclinD1、Bcl-2 基因的表达和上调 Bax 基因的表达有关。此外，野菊花水提物抑制 HepG2 细胞迁移和侵袭的分子机制可能与下调 COX-2、MMP2、MMP9 基因的表达有关。

野菊花总黄酮在诱导人骨肉瘤 MG-63 细胞凋亡中起重要作用。野菊花总黄酮与顺铂单独及联合作用均能抑制 MG-63 细胞增殖，诱导其凋亡，并下调 Bcl-2 及上调 Caspase-3、p21 基因的表达；Q 值提示两者低质量浓度联合作用具有协同效应，而较高质量浓度联合作用则表现为叠加效应，未显示出拮抗效应。

野菊花总黄酮对肺癌 A549 细胞具有抑制及诱导凋亡的作用。野菊花总黄酮能有效抑制肺癌 A549 细胞增殖，并诱导其凋亡，且效果与浓度、时间呈现依赖性。

2. 其他药理作用

（1）抗菌作用：野菊花总黄酮对葡萄牙假丝酵母、金黄色葡萄球菌、嗜麦芽寡养单胞菌、腐生葡萄球菌都有较强的抑制作用。

（2）抗氧化作用：野菊花挥发油有较好的体外抗氧化活性，对 ABTS 自由基、DPPH 自由基和亚硝酸钠有清除作用，且使用量与抗氧化活性存在量效关系。

（3）肝脏保护作用：野菊花总黄酮能明显降低酒精性脂肪肝大鼠血清中的 AST、ALT、TC、TNF-α 水平，降低肝脏中的 MDA 含量，增强 SOD 活性，改善酒精性脂肪肝大鼠的肝细胞脂肪变性，对大鼠酒精性脂肪肝具有较好的防治作用。

（4）抗炎作用：野菊花挥发油对二甲苯所致的小鼠耳部肿胀具有明显的抗炎作用。

（5）心血管保护作用：野菊花提取液灌胃可以不同程度地降低高血压大鼠全血黏度，其有效成分主要为黄酮类化合物。另有研究表明，野菊花提取物中的木犀草素具有舒张血管的作用。

（6）降压作用：野菊花挥发油能显著提高小鼠体内 NOS 的活性，增加 NO 含量，这可能是其舒张血管内皮细胞、降低血压的机制之一。

【注意事项】

脾胃虚寒者及孕妇慎用。

患者无药物、食物过敏史，在使用野菊花注射液雾化对症治疗 2 分钟后，患者出现气促、呼吸困难。

野菊花栓用于治疗慢性前列腺炎出现 1 次不良反应事件，表现为症状加重，停药后恢复。

【现代应用】

自拟方：党参 15g，白术 15g，茯苓 20g，陈皮 6g，木香 6g，砂仁 6g，急性子 10g，威灵仙 15g，延胡索 12g，白芍 15g，野菊花 15g，蒲公英 20g，杏仁 10g，谷芽、麦芽各 15g，焦山楂 15g，焦神曲 15g。食管癌患者放疗配合服用该方，可缓解症状，减少副反应。

52. 重楼

（《神农本草经》）

【基原】

本品为百合科植物云南重楼 *Paris polyphylla* Smith var. *yunnanensis*（Franch.）Hand.-Mazz. 或七叶一枝花 *Paris polyphlla* Smith. var. *chinensis*（Franch.）Hara 的干燥根茎。

【别名】

七叶一枝花，金线重楼，灯台七，铁灯台，蚤休。

【性味归经】

苦，微寒。有小毒。归肝经。

【功能主治】

清热解毒，消肿止痛，凉肝定惊。用于疔疮痈肿，咽喉肿痛，蛇虫咬伤，跌仆损伤，惊风抽搐。

【化学成分】

重楼的化学成分包括甾体皂苷类、黄酮类、甾醇类、脂肪酸、生物碱、苯丙素等成分。

【药理作用】

1. 抗癌的药理作用

（1）抗食管癌的药理作用：重楼皂苷Ⅵ通过激活线粒体凋亡途径诱导食管癌细胞凋亡，其作用机制与 JNK 通路的激活有关；通过抑制 ERK/c-Myc 通路，抑制糖酵解相关蛋白的表达调控食管癌细胞糖代谢重编程。

（2）抗其他癌症的药理作用：重楼皂苷Ⅰ能促进结肠癌细胞及其耐药细胞凋亡，对结肠癌细胞及耐奥沙利铂细胞均有良好的抗肿瘤活性，其抗肿瘤作用是通过介导结肠癌细胞凋亡实现的。重楼皂苷Ⅰ对 HaCaT 细胞的增殖具有抑制作用，具有时间和浓度依赖性，说明重楼皂苷Ⅰ对 HaCaT 细胞的生长有量-效和时-效关系。此外，重楼皂苷Ⅰ在卵巢癌细胞的体外生长过程中有明显的抑制作用，且能通过干扰细胞周期、诱导细胞凋亡而影响卵巢癌细胞的生长，发挥抗肿瘤作用。重楼皂苷Ⅱ

能有效促进人卵巢癌细胞 SKOV3 的凋亡，且作用时间越长，剂量越大，细胞凋亡率越高。重楼皂苷Ⅵ可通过降低基质金属蛋白酶 MMP-2 和 MMP-9 的表达与活性，抑制结肠癌细胞 LoVo 的迁移，从而发挥抗肿瘤作用。重楼皂苷Ⅶ可以通过线粒体和死亡受体途径诱导 SW-480 细胞凋亡，将 SW-480 细胞周期阻滞于 G_1 期，通过上调 P21，抑制 Cdk-4、Cdk-6 与 Cyclin D1 周期调控蛋白的表达，从而起到抑制人结肠癌的作用。

在一定的药物浓度范围内，重楼总皂苷能抑制人肝癌 HepG2 细胞的增殖，而且其抑制率随着药物浓度的增加、持续时间的延长而增高，呈现出浓度和时间依赖性。低细胞毒性浓度的重楼总皂苷（25μg/uL）对人肝癌 HepG2 细胞具有一定的放射增敏作用，其机制可能与抑制肿瘤细胞增殖、诱导肿瘤细胞凋亡，降低人肝癌 HepG2 细胞中 MUC-1 蛋白的表达有关，而与调节肿瘤细胞周期变化可能无明显关系。

重楼皂苷Ⅰ可抑制结肠癌 HCT116 细胞生长，诱导 HCT116 细胞凋亡，且其诱导 HCT116 细胞凋亡的机制可能与其降低线粒体途径相关的细胞凋亡因子 Bcl-2 表达，升高 Bax 表达，并上调线粒体通路下游的 Caspase-3 蛋白有关。重楼皂苷Ⅶ对人结肠癌 HCT116 细胞和 SW620 细胞增殖、迁移、侵袭有一定的抑制作用，其作用呈明显剂量依赖性，并影响上皮间质转化（EMT）相关蛋白 E-cadherin、N-cadherin 的表达，其机制可能是调控 EMT 过程，抑制细胞迁移和侵袭。重楼皂苷Ⅰ还对人乳腺癌细胞株 MCF-7 生长具有抑制作用，其机制可能与调节 Bcl-2、Bax 和 Caspase-3 有关。

重楼醇提取物对胃癌 SGC-7901 细胞生长有明显抑制作用，并可诱导胃癌 SGC-7901 细胞凋亡。重楼醇提取物能够导致 S 期阻滞，G_2/M 期细胞比例显著下降。

重楼提取物通过内源性和外源性途径以浓度依赖性方式诱导前列腺癌细胞凋亡。重楼提取物在 G_0/G_1 和 G_2/M 期诱导 PC3 细胞周期停滞，而在 DU145 细胞中，重楼提取物在 G_0/G_1 期诱导细胞停滞。（PC3 细胞和 DU145 细胞为两种人前列腺癌细胞）。重楼提取物可以抑制前列腺癌的体内外生长，诱导前列腺癌细胞凋亡，引起细胞周期阻滞，这为进一步研究重楼提取物的抗肿瘤机制奠定了基础。

重楼皂苷Ⅰ能抑制卵巢癌细胞的增殖并诱导其凋亡，从而发挥抗肿瘤作用。重楼皂苷Ⅰ在 $0.5\sim5μg/mL$ 浓度范围对高转移人卵巢癌细胞（HO-8910PM）的增殖有明显抑制作用，并呈现明显的剂量-时间依赖性。重楼皂苷Ⅰ主要影响 HO-8910PM 细胞的 DNA 合成前期（G_0/G_1 期）。

2. 其他药理作用

（1）抑菌、抗病毒作用：重楼皂苷Ⅱ、重楼皂苷Ⅵ和重楼皂苷Ⅶ在体外具有较好的抗甲型流感病毒活性。

（2）心血管保护作用：重楼皂苷对血小板聚集有直接诱导效应，且随着剂量的增加作用强度越大。

（3）抗氧化作用：重楼总皂苷提取物能有效清除·OH、O_2^{2-}自由基，对脂质过氧化及DNA的·OH氧化损伤有显著的抑制作用。

【注意事项】

体虚、无实火热毒者、孕妇及患阴证疮疡者忌服。

重楼会导致体质虚寒。重楼中毒量为60~90g，中毒潜伏期为1~3个小时，中毒症状为恶心、呕吐、腹泻、头痛头晕，严重者可导致痉挛。

【现代应用】

齐元富自拟方：陈皮15g，清半夏15g，厚朴15g，炒莱菔子30g，重楼15g，郁金15g，莪术15g，青礞石30g，白术15g，枳壳15g，炒神曲30g，炒麦芽30g，全瓜蒌24g，紫苏梗15g。用于治疗食管癌。

53. 拳参

（《本草图经》）

【基原】

本品为蓼科植物拳参 *Polygonum bistorta* L. 的干燥根茎。

【别名】

山虾子（《江苏省植物药材志》），倒根草（《新疆药材》），紫参、破伤药、刀剪药、疙瘩参（《河北药材》），虾参、回头参、山柳柳、石蚕（《山东中药》），刀枪药（《中药志》），马峰七（《广西中药志》）。

【性味归经】

苦、涩，微寒。归肺、肝、大肠经。

【功能主治】

清热解毒，消肿止血。用于赤痢热泻，肺热咳嗽，痈肿瘰疬，口舌生疮，血热吐衄，痔疮出血，蛇虫咬伤。

【化学成分】

拳参中含有的主要成分有挥发油、有机酸及酚类、黄酮类、糖苷类、萜类、甾类皂苷类、苯丙素类、生物碱类等化合物。

【药理作用】

（1）抗炎作用：拳参可促使白蛋白水平下降，使游离的抗炎血浆水平持续升高；还可增加黏液、SOD 和过氧化氢酶含量，降低溃疡指数和硫代巴比妥酸活性物质含量，预防诱导的黏膜氧化应激，使脑内致炎物质 IL-6 显著上升。

（2）抗病原微生物作用：拳参消肿止痛、清热解毒的功效与没食子酸密切相关，拳参鞣质成分也有抗病毒作用，可阻止宿主细胞表面病毒吸附。

（3）抗氧化作用：拳参发挥抗氧化作用的药效物质主要为黄酮类、酚类化合物，拳参醇提物的抗氧化活性可与同浓度的水溶性维生素 E 相当。

（4）保护心脑血管作用：拳参对心脑血管保护的作用突出，可改善心肌细胞抗氧化酶系统功能，治疗心肌肥厚，抗心律失常，这可能与多靶点起作用密切相关。

此外，拳参还具有预防药源性肝损伤、镇痛、增强免疫等作用。

【注意事项】

无实火热毒者不宜使用，阴证疮疡患者忌服。

【现代应用】

抗癌乙片：是由黄药子、拳参、北豆根、夏枯草、败酱草和白鲜皮组成的复方蜜丸，用于贲门癌和食管癌的治疗。

54. 漏芦

（《神农本草经》）

【基原】

本品为菊科植物祁州漏芦 *Rhaponticum uniflorum*（L.）DC. 的干燥根。

【别名】

野兰（《神农本草经》），鬼油麻（《日华子本草》）。

【性味归经】

苦、微寒。归胃经。

【功能主治】

清热解毒,消痈下乳,舒筋通脉。用于乳痈肿痛,痈疽发背,瘰疬疮毒,乳汁不通,湿痹拘挛。

【化学成分】

漏芦中含有多种化学成分,主要有植物甾醇、蜕皮激素、黄酮、萜类、噻吩类等。

【药理作用】

1. 抗癌的药理作用

(1)漏芦相关成纤维细胞对 TGFβ1 和 IL-6 的分泌而逆转其促癌作用。

(2)祁州漏芦水提物对小鼠 H22 移植瘤具有明显的抑制作用,其作用可能与其增强机体免疫功能和抗氧化能力有关。祁州漏芦提取物对 H22 移植瘤小鼠具有抑制血管生成和诱导细胞凋亡的作用,其抗血管生成作用可能与下调移植瘤组织血管内皮生长因子、缺氧诱导因子 1α、血管内皮生长因子受体 2 的蛋白表达有关。

(3)漏芦可能通过抑制氧化应激相关蛋白 Ets-1 和 Prx1 的表达,抑制二者的抗氧化作用,从而抑制口腔癌细胞的生长。

(4)中药漏芦能够通过下调促癌非编码小 RNA 的表达抑制胃癌细胞的生长。漏芦乙醇提取物能显著下调胃癌细胞中促癌非编码小 RNA MiR-191-5p、MiR-125b、PiRNA651 和 PiRNA932 的表达水平,有抑制胃癌细胞的锚定非依赖性生长能力、迁移能力和侵袭能力的作用。

(5)漏芦乙酸乙酯提取物以浓度依赖性方式抑制人口腔鳞状细胞癌(OSCC)SCC15 细胞活力,诱导细胞凋亡并抑制细胞侵袭和迁移。用 RUEA 提取物处理后,E-cadherin 的 mRNA 和蛋白表达增加,而 Prx1、波形蛋白和 Snail 的 mRNA 和蛋白表达减少。RUEA 提取物还影响了上皮间质转化程序,并抑制了 Prx1 抑制的 SCC15 细胞中的细胞侵袭和迁移。RUEA 提取物(25mg/kg 和 250mg/kg)显著抑制了肿瘤的生长。用 RUEA 提取物治疗的移植肿瘤中 Ki67 表达降低,凋亡率升高。RUEA 提取物在体内可增加 E-钙黏着蛋白的表达,并降低 Prx1、波形蛋白和 Snail 的表达。RUEA 提取物可通过减少 Prx1 表达并抑制 OSCC 中的 EMT 过程来抑制肿瘤的生长和侵袭。

2. 其他药理作用

（1）抗氧化、抗衰老作用：体外实验发现，漏芦水提取物可以显著降低肝匀浆脂质过氧化物的含量，表明其具有抗氧化作用。同时漏芦水提取物能够提高 D-半乳糖致衰老小鼠脑组织中一氧化氮合酶活性及 NO 含量，降低脂褐素含量，表明漏芦具有抗衰老作用。

（2）肝、肾保护作用：漏芦乙醇提取物能够显著降低因 CCL4 所致的急性肝损伤大鼠血清天冬氨酸转氨酶、丙氨酸转氨酶的升高，对急性肝损伤血清 SOD、谷胱甘肽-过氧化物酶的活性有明显的升高及降低 MDA 含量的作用，表明漏芦乙醇提取物具有保肝作用。而漏芦水提取物可降低慢性肾功能不全大鼠尿蛋白、血尿素氮、肌酐水平，减轻肾组织硬化，抑制肾组织转化生长因子和结缔组织生长因子表达，表明其保护肾脏功能可能与降低肾脏 TGF-β_1 和 CTGF 的表达有关。

（3）降血脂作用：漏芦水提物降低总胆固醇、甘油三酯、低密度脂蛋白含量，表明漏芦有显著的降脂作用，可以改善肾病综合征患者的脂质代谢紊乱。

（4）抗炎、镇痛、耐缺氧及抗疲劳作用：漏芦水提物对二甲苯所致小鼠耳郭肿胀有抑制作用，能减少冰醋酸所致小鼠的扭体次数，延长缺氧情况下的存活时间，小鼠游泳 45 分钟后肝糖原的含量明显增加，乳酸含量明显减少。

（5）中枢神经作用：漏芦乙醇提取物能显著促进正常大鼠主动回避式条件反射的形成；明显改善戊巴比妥钠致小鼠记忆获得障碍、$NaNO_2$ 致小鼠记忆巩固障碍、东莨菪碱致小鼠空间辨别性障碍；剂量依赖性地延长急性脑缺血小鼠存活时间，降低急性脑缺血大鼠脑含水量，表明漏芦乙醇提取物具有促进学习记忆功能的作用，此作用可能与其增强中枢胆碱能神经系统功能及其对缺血缺氧状态下的脑细胞保护作用有关。

【注意事项】

气虚、疮疡平塌者及孕妇忌服。

现代研究显示，漏芦有毒性，且中毒剂量为常规用量的 2 倍。漏芦中的蓝刺头碱小剂量可以引起兴奋作用，大剂量会引起痉挛症状，还会造成血压下降、心脏收缩力增强，甚至导致心脏停搏。故使用时要谨遵医嘱，不可自行增加药量。

【现代应用】

周仲瑛自拟消癌解毒方：姜半夏 10g，生半夏 10g，蜂蜜 30g，白花蛇舌草 15g，半枝莲 30g，漏芦 12g，僵蚕 15g，蜈蚣 5g，八月札 15g，太子参 15g，麦冬 15g，炙甘草 10g。随症加减。直至放疗结束，用以治疗食管癌。

55. 土茯苓

（《本草纲目》）

【基原】

本品为百合科植物光叶菝葜 *Smilax glabra* Roxb. 的干燥块茎。

【别名】

禹余粮，白余粮（《本草经集注》），革禹余粮（《本草拾遗》），刺猪苓（《本草图经》），过山龙、仙遗粮（《滇南本草》），土草薢（《本草汇编》），过冈龙（《本草纲目》），毛尾薯（《中药材手册》），地胡苓、硬饭头薯（《广西中药志》），土苓（《四川中药志》）。

【性味归经】

甘、淡，平。归肝、胃经。

【功能主治】

解毒除湿，通利关节。用于梅毒及汞中毒所致的肢体拘挛，筋骨疼痛，湿热淋浊，带下痈肿，瘰疬疥癣。

【化学成分】

土茯苓含多种化学成分，有糖类、有机酸类、苯丙素类、黄酮和黄酮苷类、甾醇类、皂苷类及挥发油等，还含有钙、镁等一些微量元素。

【药理作用】

1. 抗癌的药理作用

土茯苓提取物对 Eca-109 和 SGC-7901 细胞具有抑制增殖、诱导 S 期细胞增加和诱导细胞凋亡的作用，对 COLO 205 人结肠癌细胞增殖也有一定抑制作用，但对 JF-305 人胰腺癌细胞无明显增殖抑制作用。

土茯苓水提物及醇提物对体外培养的人肝癌细胞 HepG2 生长有抑制作用，且水提物较醇提物毒性小；土茯苓水提物能抑制 HepG2 细胞的生长，而土茯苓醇提物对细胞增殖没有明显的抑制作用；土茯苓水提物抑制体外培养肝癌细胞的 S 期，使细

胞进入 G_2/M 期受阻；土茯苓水提物具有诱导人肝癌细胞系 HepG2 细胞凋亡的作用；土茯苓诱导 HepG2 细胞凋亡的作用机制之一可能是上调促凋亡基因 Bax、Bcl-2 的表达；土茯苓水提物能上调 Fas/FasL 的表达，从而诱导肝癌细胞的凋亡。

土茯苓通过抑制 Akt（Thr308）的磷酸化，有效抑制 SGC7901 胃癌细胞系的增殖和侵袭。此外，土茯苓可以通过抑制 Akt（p-Thr308）/Bad 途径显著诱导 SGC7901 细胞凋亡，并通过抑制 Akt（p-Thr308）/MMPs 途径部分抑制其迁移和侵袭。

2. 其他药理作用

（1）心血管保护作用：赤土茯苓苷具有抗异丙肾上腺素介导的脂质过氧化作用及对缺血心肌的保护作用。赤土茯苓苷对大鼠颈动-静脉旁路术形成的血栓也具有显著的抑制作用。

（2）细胞免疫作用：土茯苓的作用特点为选择性地抑制致敏 T 淋巴细胞释放淋巴因子以后的炎症过程，即选择性地抑制细胞免疫反应，而不抑制体液免疫反应。

（3）利尿作用：从土茯苓中提取分离得到的落新妇苷能明显增加大白鼠的排尿总量，且有剂量-反应关系，给药后1小时能增加尿中 Na^+ 排出量，但 K^+ 排出量没有明显改变。

（4）抗菌作用：土茯苓有较好的抗菌作用，尤其是对大肠埃希菌和肺炎克雷伯菌抗菌效果最为明显。

【注意事项】

肝肾阴虚者慎服，服药时忌茶。

土茯苓总苷片可能引起头晕、困倦、胃脘部不适、胃痛、食欲不振等症状，并可能会对患者的白细胞、淋巴细胞、中性粒细胞数量产生影响。

【现代应用】

太子参 15g，生白术 15g，土茯苓 30g，肉苁蓉 30g，女贞子 15g，枸杞子 10g，当归 15g，何首乌 10g，莪术 6g，郁金 10g，威灵仙 15g，石见穿 10g，僵蚕 10g，蜈蚣 6g，生蒲黄 10g，蜂房 5g，白芷 10g，血余炭 10g，鳖甲 10g，代赭石 15g，三七 6g，甘草 10g。可用于治疗食管癌。

56. 鱼腥草

（《名医别录》）

【基原】

本品为三白草科植物蕺菜 *Houttuynia cordata* Thunb. 的新鲜全草或干燥地上部分。

【别名】

臭菜（《中药志》），侧耳根（《遵义府志》）。

【性味归经】

辛，微寒。归肺经。

【功能主治】

清热解毒，消痈排脓，利尿通淋。用于肺痈吐脓，痰热喘咳，热痢，热淋，痈肿疮毒。

【化学成分】

鱼腥草中含有黄酮类、生物碱类、有机酸、脂肪酸、氨基酸、甾醇、挥发性成分及一些微量元素等。其主要药效成分为挥发性成分和黄酮类成分。

【药理作用】

1. 抗癌的药理作用

（1）抗食管癌的药理作用：鱼腥草注射液对体外培养的食管癌细胞 EC-109 生长有明显的抑制作用，且抑制作用呈剂量依赖性，其作用机制可能是诱导细胞凋亡。

（2）抗其他癌症的药理作用：①新鱼腥草素钠对非小细胞肺癌增殖、凋亡、侵袭和迁移均具有抑制作用。②鱼腥草生物碱能够明显抑制体外肺癌细胞的增殖，且随浓度增加，效果加强。③从鱼腥草中提取的有效成分鱼腥草素能抑制人肝肿瘤细胞、人骨肉瘤细胞、人舌癌细胞三种肿瘤细胞的增殖，促进细胞凋亡。④鱼腥草总黄酮可促进人乳腺癌细胞株 MCF-7 的凋亡，其中浓度为 6g/L 时作用最强，推测是通过下调 PI3K、Bcl-2 mRNA 和 PI3K、pAkt、Bcl-2 蛋白表达，上调 Bax mRNA 和蛋白的表达，与 PI3K/Akt 信号通路有关。

2. 其他药理作用

（1）抗菌作用：鱼腥草具有广谱的抗菌作用，鱼腥草煎剂在体外对金黄色葡萄球菌、溶血性链球菌、肺炎双球菌、流感杆菌、大肠杆菌和痢疾杆菌均有不同程度的抑制作用。

（2）抗病毒作用：鱼腥草煎剂对流感病毒亚洲甲型京科 68-1 株有抑制作用，并能延缓孤儿病毒所致的细胞病变。

（3）增强机体免疫力：鱼腥草水煎液能明显增强人外周血中性粒细胞吞噬金黄色葡萄球菌的能力，对 X 线照射和环磷酰胺所致的小鼠白细胞减少也有保护作用。

（4）抗炎作用：高剂量的鱼腥草挥发油能够对二甲苯所致的炎症起到抑制作用，并且能显著缓解关节炎大鼠的足肿胀情况。

（5）利尿作用：鱼腥草由于含有槲皮苷和大量的钾盐，所以具有一定的利尿作用。

【注意事项】

本品含挥发油，不宜久煎，虚寒证及阴性疮疡忌服，鱼腥草素的副作用一般轻微，口服有鱼腥味，肌内注射时少数患者局部疼痛。阴道内给药时，个别病例会出现阴道充血，上述反应停药后均消失。另有报道，少数患者应用鱼腥草注射液有引起大疱性药物性皮炎、末梢神经炎等风险，或导致过敏性休克，甚至死亡。

【现代应用】

小陷胸汤+左金丸+竹叶石膏汤+二术郁灵丹+调胃气方化裁：全瓜蒌 15g，清半夏 9g，黄连 10g，吴茱萸 5g，淡竹叶 10g，生石膏 30g，太子参 15g，莪术 9g，郁金 15g，威灵仙 20g，石见穿 15g，代赭石 15g，鸡内金 30g，生麦芽 30g，蜈蚣 5g，浙贝母 15g，桔梗 10g，鱼腥草 30g，草河车 15g，生甘草 10g。

57. 金荞麦

（《新修本草》）

【基原】

本品为蓼科植物金荞麦 *Fagopyrum dibotrys*（D. Don）Hara 的干燥根茎。

【别名】

赤地利、赤薛荔、金锁银开、天荞麦根、开金锁、贼骨头（《中华本草》）。

【性味归经】

微辛、涩，凉。归肺经。

【功能主治】

清热解毒，排脓祛瘀。用于肺痈吐脓，痰热喘咳，乳蛾肿痛。

【化学成分】

金荞麦中含有的化学成分有多酚类、黄酮类、蛋白质、脂肪酸、甾体类、三萜类、矿物类及一些挥发性成分。

【药理作用】

1. 抗癌的药理作用

（1）抗食管癌的药理作用：金荞麦提取物可抑制人食管癌细胞株 CaES-17 增殖并诱导其凋亡，且与刺梨提取物在体外有协同作用。

（2）抗其他癌症的药理作用：金荞麦提取物可抑制人宫颈癌 HeLa 细胞增殖、诱导细胞凋亡，其机制可能与通过促进诱导凋亡蛋白 Bax 表达和抑制抗凋亡蛋白 Bcl-2 表达，从而增加细胞色素 C 和 Caspases 含量有关。

金荞麦提取物 Fr4 具有明显的抗肿瘤作用，分子机制可能与下调小鼠 Lewis 肺癌组织基质金属蛋白酶 9 的表达有关。Fr4 可抑制金属蛋白酶 9 的表达，并不增加金属蛋白酶组织抑制因子 1 的表达，提示 Fr4 可能是通过影响金属蛋白酶 9 的基因转录、酶原分泌、激活及 mRNA 的稳定性等来抑制金属蛋白酶 9 的活性。

金荞麦中的游离酚提取物对人乳腺癌 MDA-MB-231 细胞表现出剂量依赖性的抗癌活性。通过诱导细胞凋亡（上调 p-p38 和 p-ASK1 表达，下调 TRAF2 和 p-p53 表达）并负面调节细胞周期进程，是通过 p38/MAP 激酶途径实现的。

2. 其他药理作用

（1）抗菌作用：金荞麦提取物能明显抑制金黄色葡萄球菌胞外耐热核酸酶的活性。

（2）镇咳、祛痰、抗炎作用：有学者通过实验研究发现，金荞麦浸膏具有镇咳、祛痰和抗炎作用。

（3）抗氧化作用：金荞麦中分离的 diboside A 和 lapathoside A 具有弱抗氧化作用。

（4）增强免疫功能：金荞麦E灌胃能显著提高正常小鼠网状内皮系统的吞噬指数K及吞噬系数α，并且能减轻化疗时氟尿嘧啶和CTX诱导的小鼠网状内皮系统吞噬功能低下的不良反应，说明金荞麦E对小鼠机体免疫功能有提高和保护作用。

（5）H_1受体阻断作用：金荞麦片具有H_1受体阻断作用，与其改善气管炎过敏的临床症状有一定关系。

【注意事项】

服用金荞麦后，如不注意防晒，很可能出现光敏反应，引起皮肤瘙痒、红斑、水肿、水疱等。一般症状较轻者可自行缓解，症状严重者需要及时就医。

【现代应用】

叶丽红教授经验方：旋覆花（包煎）10g，煅赭石（先煎）10g，炒白术15g，炙黄芪15g，茯神15g，姜竹茹10g，刀豆壳10g，莱菔子15g，炒苏子20g，姜半夏10g，石斛10g，麦冬10g，姜厚朴19g，蛤壳20g，焙蛤蚧5g，藤梨根15g，半枝莲10g，急性子10g，预知子10g，金荞麦15g，浙贝母10g。可用于治疗噎膈。

58. 败酱草

（《神农本草经》）

【基原】

本品为败酱科植物黄花败酱 *Patrinia scabiosaefolia* Fisch. ex Link.、白花败酱 *P. villosa* Juss. 的干燥全草。

【别名】

鹿肠（《神农本草经》），鹿首、马草、泽败（《名医别录》），鹿酱（《药性论》），酸益（《日华子本草》）。

【性味归经】

辛、苦，微寒。归胃、大肠、肝经。

【功能主治】

清热解毒，消痈排脓，祛瘀止痛。用于肠痈、肺痈及疮痈肿毒，实热瘀滞所致的胸腹疼痛，产后瘀滞腹痛等症。

【化学成分】

败酱草的化学成分主要为黄酮类、三萜皂苷类、环烯醚萜类、挥发油类、甾醇类和苯丙素类（香豆素类和木脂素类）等；黄花败酱中以三萜皂苷类成分为主，而白花败酱主要以黄酮类成分为主。

【药理作用】

1. 抗癌的药理作用

败酱草多糖具有调节小鼠免疫功能及抑制 S180 荷瘤小鼠肿瘤生长的作用，其机制与免疫调节及抗氧化作用有关。败酱草多糖能抑制 S180 荷瘤小鼠的肿瘤生长，升高小鼠脾脏指数、胸腺指数及血清白蛋白水平，并能升高血清 TNF-α、IL-2、GSH-Px、CAT 及 SOD 水平，降低血清 VEGF、MDA 水平。

异叶败酱草多糖级分 1（PHB-P1）在体外可以明显抑制 HeLa 细胞的增殖，抑制 HeLa 细胞明胶酶和端粒酶的活性，从而诱导 HeLa 细胞发生凋亡。而且 PHB-P1 还会干扰 HeLa 细胞的周期分布，使细胞周期明显阻滞于 G_0/G_1 期。PHB-P1 在体外 HeLa 细胞实验中，能增强 HeLa 细胞 Caspase-3 的活性，显著上调细胞中 p53、Bax、p14ARF 的 mRNA 表达量，下调 Bcl-2 的 mRNA 表达量，最终通过凋亡信号调控途径引起 HeLa 细胞凋亡。PHB-P1 能显著上调肿瘤组织 Bax 蛋白的表达量、显著下调突变型 p53 和 Bcl-2 蛋白的表达量、提高 p19ARF 蛋白的表达水平，最终通过细胞信号调节途径发挥 PHB-P1 的抗肿瘤作用。

白花败酱草可促进宫颈癌 HeLa 细胞的凋亡，其作用机制可能与提高 Bax 活性，降低 Bcl-2 活性有关。

败酱草具有显著抑制大肠癌 5-FU 耐药细胞株（HCT-8/5-FU）的作用，败酱草干预能抑制 HCT-8/5-FU 细胞的外排功能。因此，败酱草对大肠癌耐药具有一定的抑制作用。

败酱草醇提物可诱导人结肠癌 Caco-2 细胞凋亡并抑制其增殖，且通过抑制 Bcl-2 的表达和促进 Bax 的表达可能是其内在机制。

败酱草可以通过诱导凋亡和抑制肿瘤血管生成来抑制大肠癌的生长。败酱草乙醇提取物在体内和体外均抑制结直肠癌细胞生长，这与败酱草乙醇提取物对癌细胞增殖的抑制作用有关。另外，败酱草乙醇提取物显著阻断了人结直肠癌细胞系 HT-29 细胞中 G_1 期到 S 期的细胞周期进程。此外，败酱草乙醇提取物在 mRNA 和蛋白质水平上均降低了增殖细胞周期蛋白 D1 和 CDK4 的表达。因此，通过 G_1/S 细胞周期阻滞抑制细胞增殖可能是败酱草治疗癌症的潜在机制。

2. 其他药理作用

（1）镇痛作用：用复方败酱草注射液进行小鼠扭体反应、热板镇痛法实验，结果表明其有明显的镇痛作用，且有剂量差异，强度较颅痛定弱，对家兔离体和豚鼠在体子宫平滑肌均有兴奋作用，并使子宫收缩率下降。

（2）抗菌作用：败酱草能增强网状细胞和白细胞的吞噬能力，促进抗体形成并提高血清溶菌酶的水平，从而达到抗菌消炎的目的。

（3）抗病毒作用：败酱草有效成分 AP4（败酱草多糖）具有明显抑制呼吸道合胞病毒（RSV）增殖的作用，且其抗病毒指数明显高于利巴韦林。

【注意事项】

脾胃虚弱、食少泄泻者忌服。据报道，个别患者服黄花败酱后有口干和胃部不适等反应。大量应用易引起暂时性白细胞减少和头昏、恶心。在用白花败酱注射液治疗的 134 例急性细菌性炎症患者中，有 3 例分别于用药的 2、5、7 天时白细胞数降至（2.2~2.8）$\times 10^9$/L，停药 1 周左右恢复正常。

药材市场中败酱草供应品种极其混乱，混伪品众多。临床报道 1 例患者服用含败酱草的复方后出现全身瘙痒、出现红色丘疹等过敏症状，后鉴定发现复方中的败酱草为其混伪品苣荬菜。也有临床报道 1 名患者产后恶露不尽，服用含败酱草的方剂后病情已有好转，但继服后发现脓臭之物反多，鉴定发现后续所服方剂中的败酱草实为其混伪品菥蓂。由此可见，败酱草混伪品也会给其临床应用带来隐患，因此在使用时应注意鉴别真伪。

【现代应用】

旋覆代赭汤加味方：旋覆花（包）10~20g，代赭石 10~30g，半夏 20~30g，鹅管石 20~30g，金钱草 20~30g，党参（生晒参）10~15g，炙甘草 6~10g，露蜂房 6~10g，蛇舌草 15~30g，煅瓦楞子 15~30g，威灵仙 12~15g，败酱草 30~45g，生姜 3~5 片，大枣 4~6 枚。可用于治疗反流性食管炎。

59. 射干

（《神农本草经》）

【基原】

本品为鸢尾科植物射干 *Belamcanda chinensis* （L.）DC. 的干燥根茎。

【别名】

乌扇、乌蒲（《神农本草经》），夜干（《本草经集注》），风翼（《本草拾遗》），野萱花、扁竹（《本草纲目》），较剪草、黄花扁蓄（《生草药性备要》），开喉箭、黄知母（《分类草药性》），较剪兰、剪刀梏（《广州植物志》），冷水丹、冷水花（《南京民间药草》）。

【性味归经】

苦，寒。归肺经。

【功能主治】

清热解毒，消痰利咽。用于热毒痰火郁结，咽喉肿痛，痰涎壅盛，咳嗽气喘。

【化学成分】

射干主要含有黄酮类化合物，此外还有醌类、酚类、二环三萜类、甾类化合物及其他微量成分。

【药理作用】

1. 抗癌的药理作用

射干苷可通过抑制结肠癌细胞增殖、诱导凋亡、抑制细胞侵袭而发挥抗肿瘤活性。射干苷对结肠癌 SW480 细胞的抗肿瘤作用机制可能是通过下调结肠癌细胞的增殖和上调细胞凋亡相关蛋白的表达而达到抗肿瘤的目的。

射干可以抑制肺癌细胞的生长，具有良好的抗肺癌作用。射干乙醇提取物有效抑制了肺癌细胞的锚定非依赖性生长能力和侵袭能力，显著下调了肺癌细胞中 microRNA-21 的表达水平。

射干苷可通过调控 PI3K/Akt 信号通路抑制卵巢癌 SK-OV-3 细胞的增殖、迁移和侵袭能力。

2. 其他药理作用

（1）抗炎作用：射干的70%乙醇提取液无论是对炎性早期，还是炎性晚期均有明显的抑制作用，并且有一定的解热作用。

（2）抗病毒作用：射干水煎剂或注射液在鸡胚中可抑制流感病毒，在组织培养中可抑制或延缓流感病毒、副流感病毒、鼻病毒、腺病毒、柯萨奇病毒、埃可病毒和疱疹病毒的致细胞病变作用。。

（3）抑菌作用：射干的水提物在5%的浓度即可对部分浅表部真菌产生抑制作用。

（4）雌性激素样作用：静脉注射射干提取物能抑制被切除卵巢小鼠的促性腺激素释放激素的间断释放和促黄体生成素的分泌。

【注意事项】

本品苦寒，脾虚便溏者不宜使用，孕妇忌用或慎用。

射干抗病毒注射液引起皮肤过敏1例。患者静脉注射抗病毒注射液，用药后第4天其颈部、背部皮肤出现红色斑丘疹及水疱，停药并给予抗过敏治疗后症状逐渐消失。故患者用药前应详细询问个人及家族不良反应过敏史，且静脉用药产生的不良反应明显高于口服给药，因此在使用过程中提倡口服给药。

【现代应用】

王彦刚教授自拟方：茵陈20g，黄芩12g，黄连12g，蒲公英30g，栀子9g，金银花15g，柴胡10g，香附12g，青皮12g，紫苏梗9g，首乌藤15g，合欢皮15g，浙贝母12g，海螵蛸12g，薏苡仁30g，败酱草30g，炒莱菔子12g，焦槟榔12g，冬凌草15g，射干15g。

60. 马勃

（《名医别录》）

【基原】

本品为灰包科真菌脱皮马勃 *Lasiosphaera fenzlii* Reich. 、大马勃 *Calvatia gigantea*（Batsch ex Pers.）Lloyd 或紫色马勃 *Calvatia lilacina*（Mont. et Berk.）Lloyd 的干燥子实体。

【别名】

马疕（《名医别录》），马屁勃（陶弘景），灰菇（《经验良方》），牛屎菇（《本草纲目》），灰包菌（《中药形性经验鉴别法》），药苞（《河北药材》）。

【性味归经】

辛，平。归肺经。

【功能主治】

清热，解毒，止血。用于风热郁肺之咽痛，音哑，咳嗽；外治鼻衄，创伤出血。

【化学成分】

马勃含有甾体化合物、萜类化合物、醌类化合物、氨基酸、脂肪酸及多糖、蛋白质和多肽等，还含有一些微量元素。

【药理作用】

1. 抗癌的药理作用

马勃醇沉多糖及醇溶多糖对宫颈癌细胞和乳腺癌细胞都具有良好的抑制作用，但是醇沉多糖对宫颈癌细胞的抑制作用优于醇溶多糖，对于 MDA 细胞，醇溶多糖的抑制作用要明显优于醇沉多糖。所以，马勃多糖对于不同的肿瘤细胞株的抑制作用具有选择性。

马勃多糖对乳腺癌荷瘤小鼠的肿瘤生长具有抑制作用，该作用与免疫调节及抑制 PI3K/Akt/mTOR 信号通路的激活有关。

马勃提取物通过降低 CCND1、CCND2、CDK4、Akt 和 Bcl-2 的表达及增加 A549 肺癌细胞中 Bax、p53、Caspase-3 和 Caspase-9 的表达来诱导细胞周期停滞和凋亡。

2. 其他药理作用

（1）抗炎止咳作用：研究发现，马勃可不同程度延长咳嗽潜伏期，抑制二甲苯所致的小鼠耳郭肿胀。

（2）止血作用：马勃对肝、膀胱、皮肤黏膜及肌肉等处的创伤出血均有抑制效果，主要机制为孢子粉或孢丝的机械止血作用。

（3）抑菌作用：马勃水煎剂对奥杜益氏小芽孢藓菌、铁锈色小芽孢藓菌等浅表性皮肤寄生真菌有抑制作用。此外，马勃在体内、体外实验中还呈现出一定的抗流感病毒活性。

（4）杀虫作用：黄硬皮马勃子实体的甲醇-氯仿浸膏的石油醚萃取部位对黏虫

幼虫具有较强的杀灭活性，具有开发成高效低毒的生物农药的潜力。

【注意事项】

风寒伏肺、咳嗽失音者禁服，在用药过程中，偶有身热、头昏、倦怠、呕吐、腹痛、失眠、尿频及皮肤过敏等不良反应，一般在 1~2 周可消失，严重者停药后即愈。

马勃致过敏报告 1 例。某患儿于原服中药组方中加入马勃，服第 1 剂药后约 5 分钟即出现胸部不适，咽喉痒感，恶心，呕吐胃内容物，随即全身皮肤瘙痒。立即给予相应治疗后病情逐渐稳定，去掉马勃，继续服用原方剂，未再出现过敏症状。此患儿有菠萝过敏史。此案例提示，过敏体质者应慎用马勃，以防意外发生。

【现代应用】

益气散结方加减：制半夏 10g，陈皮 15g，制胆南星 9g，太子参 15g，茯苓 15g，白术 10g，青皮 15g，夏枯草 15g，莪术 12g，白花蛇舌草 30g，枳壳 10g，桔梗 10g，全瓜蒌 10g，木香 9g，鸡内金 15g，甘草 5g。失音者加马勃 10g，诃子 10g，玄参 10g。可联合放疗用于治疗食管癌，可缓解放疗过程中产生的毒副反应，提高疗效。

61. 青果

（《日华子本草》）

【基原】

本品为橄榄科植物橄榄 *Canarium album* Raeusch. 的干燥成熟果实。

【别名】

橄榄子（《南州异物志》），橄榄（孟诜），忠果（《记事珠》），青子（《东坡诗集》），谏果（《齐东野语》），白榄（《广东新语》），黄榄、甘榄（《陆川本草》）。

【性味归经】

甘、酸，平。归肺、胃经。

【功能主治】

清热解毒，利咽生津。用于咽喉肿痛，咳嗽痰黏，烦热口渴，鱼蟹中毒。

【传统应用】

《张聿青医案》：伯，年逾花甲，阴液已亏，加以肝气不和，乘于胃土，胃中之阳气不能转旋。食入哽阻，甚则涎沫上涌。脉两关俱弦。噎膈根源，未可与寻常并论。遂用药，四诊，开展气化，原所以泄气热而保津液也，数日来舌心光剥之处稍淡，然左臂仍时作痛，噎塞时重时轻，无非津液不济，胃土不能濡润。接服，鲜生地黄（五钱）、天花粉（一钱五分）、大麦冬（三钱）、甜杏仁（三钱）、生怀药（三钱）、白蒺藜（三钱）、焦秫米（二钱）、青果（三枚打）、梨汁（一两温冲）。

【化学成分】

青果中含有的化学成分有挥发油、黄酮、多酚、三萜、多酚类等。

【药理作用】

1. 抗癌的药理作用

青果多酚对人宫颈癌 HeLa 细胞有抑制增殖和促进凋亡的作用，并存在时间和剂量依赖性；青果多酚可通过激活 Caspase-3 促进细胞的凋亡。

2. 其他药理作用

（1）抑菌作用：青果对大肠杆菌、金黄色葡萄球菌、枯草杆菌、黄曲霉等均有较明显的抑制作用，其中的黄酮类、多酚类、没食子酸是抑菌的主要药效成分。

（2）抗氧化作用：青果中多酚、黄酮为抗氧化的主要活性成分。

（3）利咽止咳作用：没食子酸、东莨菪内酯和滨蒿内酯为青果的主要清热利咽成分，临床上由青果等中药组成的青果止咳汤、橄榄止咳颗粒和止嗽青果丸，对急慢性咽炎、慢性支气管炎、支气管扩张等有较好疗效。

【注意事项】

中医学认为青果无毒，服用青果，如出现恶心、呕吐、腹痛、腹泻等情况时，需立即停用，若停药后症状无缓解，需立即就医。如需要长期服用青果，请咨询医生或在医生指导下服用。

【现代应用】

竹叶石膏汤加减：竹叶 15g，生石膏（先煎）30g，党参 20g，清半夏 12g，天冬 15g，麦冬 15g，天花粉 12g，芦根 30g，地龙 10g，三七粉 5g，青果 10g，炒神曲 12g，山楂 12g，麦芽 12g，炙甘草 10g，炒决明子 15g。用于治疗放射性食管炎。

62. 锦灯笼

（《神农本草经》）

【基原】

本品为茄科植物酸浆 *Physalis alkekengi* L. var. *franchetii*（Mast.）Makino 的干燥宿萼或带果实的宿萼。

【别名】

酸浆实、灯笼儿、王母珠、洛神珠、天泡草铃儿、金灯笼、天灯笼（《救荒本草》）。

【性味归经】

苦、寒。归肺经。

【功能主治】

清热解毒，利咽化痰，利尿通淋。用于咽痛音哑，痰热咳嗽，小便不利，热淋涩痛；外治天疱疮，湿疹。

【化学成分】

锦灯笼中的化学成分包括甾体类、黄酮类、苯丙素类、生物碱类及多糖类化合物等。

【药理作用】

1. 抗癌的药理作用

锦灯笼抑制人肺腺癌细胞株（SPC-A-1）生长，其抑制作用可能是通过使细胞周期抑制于 G_1/G_0 期并诱导细胞凋亡而实现的。锦灯笼对 SPC-A-1 有明显的生长抑制作用，且呈剂量−时间依赖性。锦灯笼可阻滞 SPC-A-1 细胞的细胞周期，使 G_1/G_0 期细胞增多，S 期细胞减少，同时诱导 SPC-A-1 细胞的凋亡。

锦灯笼醇提取物对肝癌 SMMC-7721 细胞增殖有抑制作用，表明其具有体外抗肿瘤的生物学活性。锦灯笼醇提取物对肝癌 SMMC-7721 细胞的增殖抑制作用随浓度的增加及时间的延长而逐渐增强，表现具有药物剂量依赖性和作用时间依赖性。

2. 其他药理作用

（1）抗菌作用：锦灯笼宿萼提取物具有明显的抑菌作用。

（2）免疫调节作用：锦灯笼中的果实多糖、宿萼皂苷等富含丰富的多糖，因此具有较强的免疫作用。

（3）降血糖、降血脂作用：锦灯笼果实的水提醇沉物降糖效果最佳，锦灯笼水提物舒张血管的作用可能与其抑制钙离子外流及抑制 PKC 信号转导通路有关。

【注意事项】

脾虚泄泻者及孕妇忌用。

酸浆宿萼总皂苷急性毒性实验显示，灌胃 15 分钟后，高剂量给药组小鼠出现呆滞、活动减少、呼吸急促、皮毛凌乱、粪便颜色加深，随着给药剂量降低，小鼠上述症状逐渐减轻至消失。连续观察 5 小时后发现，高剂量组小鼠应激行为逐步减轻至恢复正常。

【现代应用】

组方：僵蚕 10g，诃子 10g，连翘 30g，玄参 15g，生地黄 15g，麦冬 10g，薄荷 6g，桔梗 10g，牛蒡子 10g，锦灯笼 10g，浙贝母 10g。煎成汤剂 200mL，置入雾化器中雾化吸入。每日放疗前 1 小时、放疗后 1 小时、放疗后 10 小时分别接受半小时中药雾化吸入，可用于防治包括食管癌在内的多种癌症患者因放疗所导致的放射性咽炎。

63. 白头翁

（《神农本草经》）

【基原】

本品为毛茛科植物白头翁 *Pulsatilla chinensis*（Bge.）Regel 的干燥根。

【别名】

野丈人、胡王使者（《神农本草经》），白头公（《本草经集注》）。

【性味归经】

苦，寒。归胃、大肠经。

【功能主治】

清热解毒，凉血止痢。用于热毒血痢，阴痒带下。

【化学成分】

白头翁中含有白头翁灵、白头翁英、白头翁素、原白头翁素等，此外还包括三萜皂苷、三萜酸、木脂素、胡萝卜苷及糖蛋白等成分。

【药理作用】

1. 抗癌的药理作用

白头翁皂苷 D 有良好的体外抗肝癌作用，其机制与调节线粒体途径凋亡相关蛋白 Bcl-2、Caspase-3 的表达有关。白头翁皂苷 D 对人肝癌细胞 BEL-7402 增殖有抑制作用，能明显抑制 BEL-7402 细胞集落的形成，显著诱导 BEL-7402 细胞凋亡，降低 BEL-7402 细胞线粒体膜电位，上调 BEL-7402 细胞中 Caspase-3 的表达，下调 Bcl-2 的表达。

白头翁皂苷 B_4（Anemoside B_4，AB_4）对肝癌细胞 HepG2 和 Huh-7 的增殖有抑制作用，能够增加细胞中凋亡相关蛋白 Cleaved Caspase-3、Cleaved PARP、Cytochrome C 的表达，诱导凋亡的发生；AB_4 抑制荷瘤裸鼠肿瘤的生长，并抑制肿瘤组织 Ki67 的表达，从而抑制肿瘤组织细胞的增殖；AB_4 抑制肝癌的作用可能与抑制 Notch 信号通路相关蛋白 Notch1、Jagged1、NICD1、Hes1、Hey1 的表达有关。

白头翁皂苷 D 对人脑恶性胶质瘤细胞系 U87MG 及 U251MG 有明显的抑制增殖作用，且呈时间和浓度依赖性；体内体外实验均证实白头翁皂苷 D 对人脑恶性胶质瘤细胞系 U87MG 及 U251MG 有较强的致凋亡作用，使细胞周期阻滞在 G_0/G_1 期；且其致凋亡作用主要通过肿瘤坏死因子受体途径和线粒体途径介导，初步研究发现白头翁皂苷 D 可诱导 U87MG 及 U251MG 细胞发生自噬。

白头翁皂苷 D 对人乳腺癌 MCF-7 细胞有显著的体内外抑制作用，其机制可能是通过下调 PI3K/Akt/mTOR 信号传导通路诱导细胞凋亡。白头翁皂苷 D 可抑制 MCF-7 细胞的增殖，且呈剂量依赖关系；白头翁皂苷 D 对 MCF-7 细胞具有促凋亡作用，且随着给药剂量的增加变化越明显；白头翁皂苷 D 还可下调 PI3K/Akt/mTOR 信号传导通路相关蛋白 PI3K、p85、p-Akt、p-mTOR、p-p70S6K 的表达。

白头翁皂苷可明显抑制人结肠癌细胞株 HT29 增殖，其抗肿瘤作用与诱导肿瘤细胞凋亡有关。

白头翁皂苷 PSA 能有效干扰人结直肠癌 SW480 细胞糖酵解途径，其机制可能与抑制 HIF-1α 蛋白表达，下调 HK-Ⅱ、PKM2 及 GLUT1 mRNA 的表达有关。

白头翁皂苷可抑制口腔鳞癌 CAL27 细胞增殖、迁移与侵袭过程，其机制可能与 calpain 1、N-cadherin 表达下调、E-cadherin 表达上调有关。

2. 其他药理作用

（1）杀菌作用：体外抑菌实验显示，白头翁汤对志贺氏菌、施氏菌、福氏菌、宋内氏菌等痢疾杆菌有明显的抑制作用，其中对志贺氏菌、施氏菌有较强的抑制作用，对福氏菌、宋内氏菌作用较弱。

（2）抗炎作用：白头翁汤对大鼠多种实验性脚爪浮肿及肉芽有消炎作用，局部用药能延缓肉芽肿的发展，效果近似保泰松。

（3）增强免疫功能：白头翁汤能增强白细胞吞噬金黄色葡萄球菌的能力，并能增强单核-吞噬细胞系统的吞噬功能，对于细菌素还有明显的解毒效应，可促进机体功能恢复，增强抗病能力。

（4）抗阿米巴原虫作用：白头翁汤具有抗阿米巴原虫的作用，煎剂更为明显，浓度较高时可完全抑制阿米巴原虫生长。

【注意事项】

虚寒泻痢忌服。鲜白头翁全草捣烂后因原白头翁素溢出而有强烈的刺激性气味，对皮肤黏膜有强烈的刺激作用，接触眼部可引起流泪，吸入可引起喷嚏、咳嗽；内服可引起流涎、胃肠炎症、呕吐、腹痛、肾炎、血尿及心衰，并可因呼吸衰竭而死亡。干燥久贮者局部刺激作用则大为降低。

【现代应用】

白头翁汤加减：黄连 10g，黄柏 12g，黄芩 12g，白头翁 12g，地榆 12g，槐花 10g，知母 12g，败酱草 15g，秦皮 10g，赤白芍 10g，甘草 6g，马齿苋 15g。可用于包括食管癌在内的多种癌症的治疗。

64. 鸦胆子

（《本草纲目拾遗》）

【基原】

本品为苦木科植物鸦胆子 *Brucea javanica*（L.）Merr. 的干燥成熟果实。

【别名】

老鸦胆（《生草药性备要》），鸦胆、苦棒子（《吉云旅钞》），苦参子（《本草纲目拾遗》），鸦蛋子（《植物名实图考》），鸭蛋子（《医学衷中参西录》），鸭胆子

（《中药志》）。

【性味归经】

苦，寒。有小毒。归大肠、肝经。

【功能主治】

清热解毒，截疟止痢，腐蚀赘疣。用于痢疾，疟疾；外治赘疣、鸡眼。

【化学成分】

鸦胆子的主要成分为苦木内酯，此外还有鸦胆子苦素、豆甾醇、腺嘌呤核苷、豆甾醇-3-O-β-D-葡萄糖苷、尿嘧、对羟基苯磺酸、大黄素、大黄酚苷、大黄酚、没食子酸、β-谷甾醇、4-乙氧甲酰喹诺-2-酮、香草酸、槲皮素-3-O-β-D-半乳吡喃糖苷、木犀草素-7-O-β-D-葡萄吡喃糖苷、胡萝卜苷、油酸、三油酸甘油酯和 6'-O-反-p-香豆酰橄榄苦苷等成分。

【药理作用】

1. 抗癌的药理作用

（1）抗食管癌的药理作用：鸦胆子乳剂比正常细胞株更能抑制食管癌细胞的生长，并且显著抑制了食管癌细胞（EC109 和 JAR）的迁移和侵袭。此外，鸦胆子乳剂还能促进细胞凋亡并增强放射治疗对食管癌细胞的作用。在生存力测试中，降低了半数最大有效浓度和半数最大致死浓度。放疗过程中加入鸦胆子乳剂可明显促进 EC109 细胞的凋亡率。凋亡蛋白 Bax 和 p21 的表达增加，而 Bcl-2 的表达稳定。

（2）抗其他癌症的药理作用：鸦胆子油乳可诱导非小细胞肺癌 A549 细胞自噬，可抑制肿瘤细胞增殖和迁移。

鸦胆子种子可以抑制三阴性乳腺癌（TNBC）细胞系 MDA-MB-231 增殖并诱导细胞凋亡。在暴露于鸦胆子油乳的细胞中，UNC-51 样激酶 1（ULK1）和 Beclin-1 的蛋白表达和轻链 3 II／I 的比率（LC3 II／I）降低，p62 的表达降低。此外，鸦胆子油乳在 MDA-MB-231 中促进了雷帕霉素、磷脂酰肌醇 3-激酶（PI3K）和 Akt 的哺乳动物靶标的磷酸化。鸦胆子油乳还在体内抑制了 MDA-MB-231 肿瘤的生长。与体外结果一致，LC3II／I和Beclin-1 的比例降低，同时 mTOR 磷酸化增强，表明肿瘤组织中的自噬被削弱。

鸦胆子油乳可能通过活化 Caspase-3 诱导人大细胞肺癌 NCI-H460 细胞凋亡，抑制 NCI-H460 细胞增殖。

鸦胆子油乳可有效抑制宫颈癌 HeLa 细胞的增殖且呈时间依赖性，其机制可能与诱导细胞凋亡和阻滞细胞于 S 期有关。

鸦胆子油脂质体对 HepG2 细胞在体内体外均具有抑制增殖的作用，并可诱导肿瘤细胞凋亡。

鸦胆子苦醇能显著抑制人前列腺癌 DU145 细胞增殖和凋亡，MAPK 途径的活化可能是鸦胆子苦醇对 DU145 细胞生长抑制的作用机制之一。

鸦胆子素 D 随着浓度的增加及时间的延长，结肠癌 HT29 细胞的存活率降低、凋亡率增高，呈明显的作用-时间-药物浓度依赖性。

2. 其他药理作用

（1）治疗消化道溃疡：研究发现，鸦胆子油乳颗粒剂灌胃给药可显著抑制幽门结扎大鼠胃溃疡、阿司匹林所致小鼠胃溃疡、小鼠束水应激性胃溃疡的形成，并对氨水所致大鼠慢性萎缩性胃炎有显著抑制作用。

（2）降血脂作用：鸦胆子油乳能明显降低高血脂沙鼠血清中 TG、TC 水平。

（3）抗寄生虫作用：鸦胆子中分离得到的一些苦木素类成分对耐药症原虫具有很好的效果，具有抗恶性症原虫的活性。

【注意事项】

鸦胆子壳及种子均有毒，临床的毒性反应发生率较高。其毒性成分主要存在于水溶性的苦味成分中，为剧烈的细胞原浆毒，对中枢神经有抑制作用，对肝肾实质有损害作用，并能使内脏动脉显著扩张，引起出血。其挥发油对皮肤和黏膜有强烈的刺激性。据报道，成人服 12 粒鸦胆子种子即有中毒危险。中毒时主要表现为恶心、呕吐、食欲不振、头昏、乏力、腹痛、便血、胃肠道充血、尿量减少、体温增高、眼结膜充血、四肢麻木或瘫痪、昏迷、抽搐等。局部应用对皮肤和黏膜有强烈的刺激性，个别患者会发生过敏反应。鸦胆子中毒的主要原因：一是用量过大；二是口服时直接吞服或嚼服。因此，应用鸦胆子必须严格掌握好用量，且按正确方法服用，以保证用药安全。中毒救治的一般疗法为早期催吐、洗胃、口服牛奶或蛋清、酌用泻药；静脉注射葡萄糖、生理盐水及维生素；在昏睡、呼吸困难时，酌情给予中枢兴奋剂，必要时可行人工呼吸。

【现代应用】

通幽汤联合鸦胆子乳剂：生地黄 15g，熟地黄 15g，桃仁 9g，当归 9g，红花 9g，炙甘草 6g，柴胡 9g，升麻 6g。胸膈胀痛加延胡索 9g；呕吐痰多加白芥子 6g，半夏 9g，贝母 10g；淋巴结转移加牡蛎 24g，龙骨 24g，玄参 10g；治疗肿瘤加山豆根 9g，半枝莲 24g，白花舌蛇草 24g，半边莲 24g。服用时配合鸦胆子油乳剂。

65. 地锦草
《《嘉祐本草》》

【基原】

本品为大戟科植物地锦 *Euphorbia humifusa* Willd. 或斑地锦 *Euphorbia maculata* L. 的干燥全草。

【别名】

地联、夜光、承夜（《吴普本草》），地噤、地锦（《本草拾遗》），猢狲头草（《本草纲目》）。

【性味归经】

辛，平。归肝、大肠经。

【功能主治】

清热解毒，凉血止血，利湿退黄。用于痢疾，泄泻，咯血，尿血，便血，崩漏，疮疖痈肿，湿热黄疸。

【化学成分】

地锦草主要含有黄酮类、萜类、酚类和生物碱类等成分。

【药理作用】

1. 抗癌的药理作用

地锦草抗肿瘤机制可能是通过增强抗氧化防御系统抑制肿瘤细胞的生长，纠正机体凋亡蛋白与抗凋亡蛋白失衡，激活 Caspase-3 酶活性而诱导肿瘤细胞凋亡。

地锦草乙醇提取物（EEEH）能抑制人胃癌（GC）细胞增殖，其机制可能与 EEEH 诱导细胞凋亡和周期阻滞有关。

地锦草能抑制 HeLa 细胞增殖，其作用可能是通过诱导 HeLa 细胞凋亡和分化实现的。

地锦草提取物中的乙酸乙酯级分（EA/EuH）抑制了高转移性 MDA-MB-231 乳

腺癌细胞的迁移和侵袭能力，并减弱了小鼠 4T1 乳腺癌细胞的同基因肺转移。从机理上讲，EA/EuH 通过抑制 MDA-MB-231 细胞中 NF-κB 活性而降低了 TNF-α 诱导的基质金属蛋白酶 9 mRNA 表达。

2. 其他药理作用

（1）抗氧化作用：地锦草提取物灌胃小鼠，可以明显提高小鼠血液超氧化物歧化酶活性，降低脂质过氧化产物丙二醛水平，提高肝脏组织的抗氧化能力。

（2）抗炎、抗菌及抗病毒作用：地锦草鲜汁、水煎剂等对金黄色葡萄球菌、白色葡萄球菌、溶血性链球菌、大肠杆菌、伤寒杆菌、绿脓杆菌、肠炎杆菌等多种致病性球菌及杆菌有明显的抑制作用，具有抗菌能力强、广谱杀菌等优点。

（3）止血作用：地锦草可用于治疗子宫出血、牙齿出血、急性出血性坏死性肠炎等各类出血性疾病。

（4）免疫调节作用：实验观察到地锦草水提液可以增加小鼠免疫器官重量，还能明显增强巨噬细胞的吞噬能力，提示地锦草能提高机体的免疫能力。

【注意事项】

血虚及脾胃虚弱者慎用，孕妇不宜用，小儿慎用。少数人用药后可出现全身瘙痒、皮肤血疹等过敏反应。

【现代应用】

放射性肺炎是食管癌患者胸部放疗 1 个月后常引起的炎症反应。自拟方：南沙参 12g，北沙参 12g，大麦冬 10g，太子参 12g，知母 10g，山慈菇 12g，猫爪草 20g，泽漆 15g，仙鹤草 15g，地锦草 15g，旱莲草 12g，老鹳草 20g，炙僵蚕 10g，炙桑白皮 12g，炙款冬花 10g，法半夏 10g，炒苏子 10g，旋覆花（包煎）5g，茜根炭 10g，炙刺猬皮 12g，蜂房 10g，煅瓦楞子 15g，肿节风 20g，制胆南星 10g，陈皮 6g，炒神曲 10g，景天三七 20g，炒蒲黄（包煎）10g。可用于治疗放射性肺炎。

66. 委陵菜

（《救荒本草》）

【基原】

本品为蔷薇科植物委陵菜 *Potentilla chinensis* Ser. 的干燥全草。

【别名】

翻白草（《救荒本草》）。

【性味归经】

苦，寒。归肝、大肠经。

【功能主治】

清热解毒，凉血止痢。用于赤痢腹痛，久痢不止，痔疮出血，痈肿疮毒。

【化学成分】

委陵菜中含有黄酮、鞣质、三萜类、甾体类和其他化学成分。

【药理作用】

1. 抗癌的药理作用

鹅绒委陵菜多糖的抗肿瘤作用和其免疫调节作用有明显的相关性，鹅绒委陵菜多糖的抗肿瘤作用可能与激活体内免疫系统有关。

委陵菜乙醇提取物对 MG-63 人骨肉瘤癌细胞具有细胞毒性，而正常细胞系（上皮细胞）的敏感性较低。骨肉瘤癌细胞中提取物处理引起细胞皱缩和起泡。提取物诱导癌细胞的早期和晚期凋亡。流式细胞仪分析表明，委陵菜乙醇提取物可诱导 G_0/G_1 细胞周期停滞，并显示出明显的剂量依赖性。

2. 其他药理作用

（1）肝脏保护作用：委陵菜能显著降低四氯化碳所致小鼠急性肝损伤引起的血清转氨酶、肝脂质过氧化物含量，对小鼠肝脏化学损伤具有保护作用。

（2）抗炎作用：对于炎症后期大鼠无菌棉球植入所致的肉芽组织增生的慢性炎症有抑制作用。

（3）抗菌作用：三叶委陵菜根的乙酸乙酯部位对常见龋齿菌变形链球菌（S. mutans 8148）和茸毛球菌（S. sobrinus 6715）的生长均有明显的抑制作用。

（4）免疫调节作用：三叶委陵菜醇提物和水提物均可增加小鼠免疫器官脾脏和胸腺的重量，可明显促进机体免疫功能，从而预防疾病。

【注意事项】

以 8mg/10g 剂量给小鼠灌胃委陵菜黄酮化合物混悬液，每天 2 次，24 小时内第 1 次给药后，小鼠活动无明显改变，第 2 次给药后，部分动物活动减少、行动缓慢、精神不振，个别小鼠背毛不顺。测得委陵菜黄酮的最大耐受量为 1600mg/kg。

67. 半边莲

（《本草纲目》）

【基原】

本品为桔梗科植物半边莲 *Lobelia chinensis* Lour. 的干燥全草。

【别名】

急解索（《本草纲目》），蛇利草（《岭南采药录》），细米草（《中国药用植物志》），鱼尾花（《江西中药》），半边菊、半边旗（《广西中药志》），奶儿草、半边花（《浙江民间草药》），箭豆草（《四川中药志》）。

【性味归经】

辛，平。归心、小肠、肺经。

【功能主治】

清热解毒，利水消肿。用于痈肿疔疮，蛇虫咬伤，鼓胀水肿，湿热黄疸，湿疹湿疮。

【化学成分】

半边莲主要含有黄酮、香豆素、萜类、生物碱类和一些其他类化合物。

【药理作用】

1. 抗癌的药理作用

半边莲醇提物及其单体生物碱对 HeLa 细胞生长具有抑制作用，相同给药浓度下半边莲醇提取物对 HeLa 细胞生长的抑制效果不如半边莲单体生物碱，可以确定半边莲中的生物碱对 HeLa 细胞癌症模型有抑制作用。

2. 其他药理作用

（1）内皮细胞调节作用：半边莲生物碱可抑制高血压鼠脑基底动脉 ET-1 蛋白及 ET1 mRNA 的表达，因此可以说半边莲生物碱在预防和治疗高血压诱发的脑血管重塑中起至关重要的作用。

（2）镇痛抗炎作用：半边莲黄酮类和生物碱类物质是其镇痛消炎作用的主要药效成分，芹菜素是其有效成分之一。

（3）抑制 α-葡萄糖苷酶作用：半边莲活性成分之一的木犀草素能使 α-葡萄糖苷

酶的酪氨酸和色氨酸残基周围的极性增加，疏水性降低；同时能改变α-葡萄糖苷酶的构象，使其二级结构的含量发生变化，α-螺旋含量降低，活性中心口袋关闭，从而达到不利于底物催化的目的。

【注意事项】

虚证水肿忌用。肌内注射时，少数患者有头晕汗出等反应。注射给药过量可出现中毒症状，主要表现为初起流涎，恶心呕吐，头痛，腹泻，血压升高，脉搏先缓后快，心动过速，传导阻滞，继而肌肉抽搐，呼吸困难；重者昏迷，瞳孔散大，血压下降，终至呼吸中枢麻痹而死亡。

现代研究表明，复方半边莲注射液的不良反应主要表现为大汗、寒战、面色苍白、胸闷、呼吸急促、视力模糊、双眼结膜充血、面部及手部荨麻疹、腹痛、脉搏微弱等。

68. 白花蛇舌草

《广西中药志》

【基原】

本品为茜草科植物白花蛇舌草 *Hedyotis diffusa* Willd. 的干燥全草。

【别名】

蛇舌草、矮脚白花蛇利草（《广西中药志》），蛇舌癀（《闽南民间草药》），目目生珠草、节节结蕊草（《泉州本草》），鹩哥利、千打捶、羊须草（《广东中药》），蛇总管、鹤舌草、细叶柳子（《福建中草药》）。

【性味归经】

微苦、甘，寒。归胃、大肠、小肠经。

【功能主治】

清热解毒，利湿通淋。用于痈肿疮毒，咽喉肿痛，毒蛇咬伤，热淋涩痛及各种癌症。

【化学成分】

白花蛇舌草的化学成分主要包括萜类、蒽醌类、黄酮类、甾醇类、多糖类、有机酸类。

【药理作用】

1. 抗癌的药理作用

白花蛇舌草乙醇提取物能抑制 SW 620 细胞的活力、迁移和蛋白 VEGF-C、VEGF-D 的表达，还可抑制人淋巴内皮细胞（HLEC）的迁移能力和管腔形成能力，且具有剂量依赖效应。白花蛇舌草乙醇提取物还能明显抑制 HCT-8 细胞的生长、迁移和侵袭，显著降低 HCT-8 的细胞活力，可通过抑制 TGF-β/Smad 信号转导通路活化进而抑制大肠癌上皮细胞 EMT 的发生。白花蛇舌草乙醇提取物可能通过抑制多种结直肠癌相关信号的激活，调控多种炎症和血管生成因子的表达而发挥抗癌作用。

在一定浓度范围内白花蛇舌草能抑制人胃癌 SGC-7901 细胞增殖并诱导其凋亡，且呈时间和剂量依赖性。白花蛇舌草加速肿瘤细胞凋亡进程，可能通过上调控制细胞凋亡的主要影响因子 Caspase-8 的方式，使下游执行蛋白 Caspase-3 的表达增加。

白花蛇舌草有效成分 2-羟基-3-甲基蒽醌能下调凋亡基因 Bcl-2 mRNA 的表达，上调促凋亡基因 Bax 和 Caspase-9 mRNA 的表达，从而促进 HepG2 细胞凋亡，其机制可能与抑制 IL-6/STAT-3 信号通路有关。白花蛇舌草通过提高荷瘤小鼠体内 IgG、IgM、INF-γ、IL-12 的水平，降低 AFP 含量，增强了机体细胞免疫及体液免疫能力，使机体能有效识别并清除肿瘤细胞，抑制肿瘤血管生成。

白花蛇舌草水提物对人肺癌细胞株 A549 和 PC-9 细胞具有显著剂量依赖的增殖抑制作用，促进细胞凋亡，其作用机制可能与抑制促分裂素原活化蛋白激酶（MAPK）通路中关键分子 ERK、JNK、p38 的磷酸化表达有关。

白花蛇舌草对膀胱癌 EJ 细胞株作用机制与降低端粒酶的含量有关，抑制人膀胱癌 T24 细胞株生长繁殖的作用机制是通过干扰细胞分化、增殖及凋亡调控的主要途径 JAK2/STAT3 来实现的。不同浓度白花蛇舌草均能上调 Bax 和 Caspase-3 的表达，降低 Bcl-2 蛋白表达，表明抑制膀胱癌细胞的增殖及诱导其凋亡可能与影响 JAK2/STAT3 信号通路有关。

白花蛇舌草提取物抑制细胞增殖可能与下调肿瘤细胞的增殖关键蛋白 COX-2 mRNA、PCNA mRNA、Cyclin D1 的表达有关，促进细胞凋亡的机制在于降低 Bcl-2/Bax 比率，促进 Caspase 蛋白酶级联激活。

经一定浓度白花蛇舌草处理后，胶质瘤 U87 细胞株凋亡率明显增加，其发挥作用的机制可能与白花蛇舌草干扰线粒体途径，显著上调促凋亡蛋白 Caspase-3、Bax 基因的表达并降低抗凋亡蛋白 Bcl-2/Bax 的比值有关。

白花蛇舌草能显著抑制人乳腺癌 MCF-7 细胞的增殖并促进其凋亡，存在显著的"量-效"关系。白花蛇舌草提取液对细胞增殖抑制作用呈时间-剂量依赖关系，HE 染色观察到细胞凋亡变小，核固缩深染，染色质边集，呈不规则形等凋亡形态的改变。

白花蛇舌草动物血清可诱导 HeLa 细胞凋亡，其作用机制可能与降低 HeLa 细胞中 Ki-67 mRNA 的表达有关。一定浓度的白花蛇舌草作用于 HeLa 细胞一定时间后可诱导细胞凋亡，端粒酶活性明显降低，人端粒酶逆转录酶 mRNA 的表达水平下降，进而诱导细胞凋亡而发挥抗肿瘤作用。

白花蛇舌草中对香豆酸组合物对急性髓系白血病 Kasumi-1 细胞株的生长起抑制作用，其机制与干扰 Caspase 家族蛋白、Bcl-2 家族蛋白和 IAPs 家族蛋白表达及 MAPKs 信号通路的激活有关。白花蛇舌草水提物抑制白血病 CEM 细胞生长的机制可能与促进 p53 基因高表达，加速细胞凋亡有关。

白花蛇舌草注射液对鼻咽癌 CNE-2 细胞具有体外抑制增殖作用，且呈时间浓度依赖性，可抑制 Bcl-2、Servivin 蛋白表达，增加 Bax 及 Caspase-3 蛋白表达，其诱导细胞凋亡的作用机制可能与之相关。

白花蛇舌草作用于体外培养的人喉癌 Hep-2 细胞，使其存活率显著减低，G_0/G_1 期细胞减少，S 期细胞显著增高，细胞阻滞在 S 期，并诱导细胞发生凋亡，说明白花蛇舌草对喉癌 Hep-2 细胞具有较好的抗肿瘤活性。

2. 其他药理作用

（1）免疫调节作用：白花蛇舌草多糖对有免疫损伤小鼠的脾脏和胸腺发育有促进作用，可显著增加自然杀伤细胞的细胞活性，从而起到提高机体免疫力的作用。

（2）抗炎作用：白花蛇舌草的醇提取物有明显的抗炎效果，并随着浓度的增加而增加。

（3）抗氧化作用：白花蛇舌草能不同程度的增强体内多种抗氧化酶的活性，尤其在提高肝脏的抗氧化活性能力方面比较明显。

（4）负性心肌作用：高浓度的白花蛇舌草对心率有减缓作用。一定量的白花蛇舌草溶液具有负性心肌作用，使能量和氧气消耗减少，帮助心脏恢复正常功能。

【注意事项】

阴疽及脾胃虚寒者忌用。

个别病例连续服用白花蛇舌草后有口干现象。白花蛇舌草注射液大剂量静脉注射，可使白细胞数轻度下降，停药后可恢复正常。偶见红色丘疹和呼吸困难等过敏反应，停药后缓解。

【现代应用】

李建生自拟方：生黄芪 30g，人参 10g，白术 15g，茯苓 10g，干蟾皮 6g，灵芝 30g，蜈蚣 10g，蜂房 10g，冬凌草 30g，白花蛇舌草 30g，半枝莲 15g，山慈菇 15g，黄药子 15g，女贞子 30g，菟丝子 30g，枸杞子 30g，生麦芽 30g，鸡内金 30g。随症加减，同时服用金龙胶囊，可用于治疗食管癌。

69. 山慈菇

（《本草拾遗》）

【基原】

本品为兰科植物杜鹃兰 *Cremastra appendiculata*（D. Don）Makino、独蒜兰 *Pleione bulbocodioides*（Franch.）Rolfe 或云南独蒜兰 *P. yunnanensis* Rolfe 的干燥假鳞茎。

【别名】

金灯（《本草拾遗》），鹿蹄草（《经验方》），山茨菰（《是斋百一选方》），山茨菇（《滇南本草》），朱姑、鬼灯檠（《本草纲目》），毛姑（《本草从新》）。

【性味归经】

甘、微辛，凉。归肝、脾经。

【功能主治】

清热解毒，化痰散结。用于痈肿疔毒，瘰疬痰核，蛇虫咬伤，癥瘕痞块。

【化学成分】

山慈菇中含有的化学成分有菲类化合物、联苄类化合物、糖类及苷类、萜类及甾体类化合物等。

【药理作用】

1. 抗癌的药理作用

（1）抗食管癌的药理作用：山慈菇有效成分秋水仙碱可促进肿瘤细胞凋亡，上调 Caspase-3 的表达量，减小大鼠食管瘤体体积，降低食管系数比，缓解大鼠食管梗阻。

（2）抗其他癌症的药理作用：山慈菇水煎剂可以抑制乳腺癌 MDA-MB-231 细胞增殖，并可将细胞周期阻滞在 G_2 期，同时可以促进细胞凋亡，并有效抑制其迁移。还有研究发现一定浓度的山慈菇水煎剂对人乳腺癌 T-47D 细胞生长增殖具有抑制作用，低浓度（<200g/L）的山慈菇水煎剂对 T-47D 细胞的生长增殖无影响，即无细胞毒性；高浓度（>200g/L）的山慈菇水煎剂对乳腺癌 T-47D 的增殖有明显的抑制作用；一定浓度的山慈菇水煎剂可以抑制 T-47D 细胞的迁移运动。此外，山慈菇可能通过抑制 PI3K/Akt 信号通路影响其下游抑癌基因 Bax 和促癌基因 Bcl-2、Caspase-3 的表达，从而促进乳腺癌细胞增殖，诱导其凋亡。

山慈菇能够抑制甲状腺癌 SW579 细胞的增殖并诱导其凋亡，其作用机制可能与下调 Bcl-2 蛋白表达有关。

山慈菇通过影响 VEGF-A 相关血管生成而抑制乳腺癌上皮-间质转化，抑制乳腺癌的侵袭转移。

山慈菇提取物可抑制肝癌 SMMC-7721 细胞增殖，并抑制细胞中 TNF-α、IL-1β、IL-6 的表达与分泌。山慈菇提取物可能是通过抑制炎症因子分泌，调节肿瘤微环境，从而抑制肿瘤细胞增殖。山慈菇提取物可抑制肝癌细胞 Huh7 增殖，促进细胞凋亡，其机制可能与激活 miR-329-3p 表达并负向调控其靶基因 TMBIM6 有关。

山慈菇提取物对人结肠癌 HT29 细胞有明显的促凋亡作用，其机制可能与上调 Cyt-C、Bax、Caspase-3 蛋白表达，下调 Bcl-2 蛋白表达有关。

山慈菇水提取物对胃癌 HGC-27 细胞的增殖起抑制作用，同时与药物浓度、给药时间有一定的相关性，其机制可能是通过抑制 PI3K/Akt 通路中的 Akt 活性实现的。

2. 其他药理作用

（1）血管生成作用：山慈菇乙醇提取物中分离得到化合物 5，7-二羟基-3-羟基-4-（甲氧基苄基）-6-甲氧基苯并二氢吡喃-4-酮，是一种有效的血管生成抑制剂，能在体内和体外抑制碱性成纤维细胞生长因子诱导的鸡胚胎体外血管和 CAM 体内血管的生成。

（2）降压作用：药理实验研究发现，杜鹃兰素 Ⅱ 可使大鼠血压下降，降压作用持续时间大于 30 分钟。

（3）抗氧化作用：采用临苯三酚法、DPPH 法、Fenton 法测定山慈菇多糖溶液对超氧负离子自由基、DPPH 自由基、羟自由基的清除率，研究表明山慈菇多糖在体外有较强的抗氧化作用，清除自由基效率与浓度成正相关。

（4）抗菌作用：山慈菇对总状共头霉、柔毛葡柄霉、葡萄孢霉等多种霉菌的抑制作用最明显。

【注意事项】

正虚体弱者慎用。

有的地区也将百合科植物老鸦瓣和丽江山慈菇的鳞茎作山慈菇用，此二种药材商品通称"光慈菇"，光慈菇毒性较强，治疗量与中毒量比较接近，过量可引起中毒（丽江山慈菇每次 0.6~0.9g）。丽江山慈菇中秋水仙碱含量最高。秋水仙碱是一种含氮生物碱，在体内被氧化成氧化二秋水仙碱时则有剧毒。对消化系统、泌尿系统均产生严重的刺激症状；对神经系统有抑制作用，能降低体温，使触觉迟钝，并可发生上行性麻痹；如累及膈肌，则引起呼吸运动障碍，可因呼吸衰竭而死亡。秋水仙碱在体内有蓄积作用，排泄很慢，用药过量可引起血尿、少尿。晚期中毒症状有血尿、少尿及肾功能衰竭。

现代临床研究发现，含有山慈菇等成分的复方制剂癃闭舒胶囊致严重肝功能损伤 3 例，停药后经保肝治疗可恢复正常。

山慈菇为小毒中药，虽属抗癌中药，其本身却可诱发体细胞遗传损伤，具有致突变性。因此，应用山慈菇治疗疾病的同时，不应忽视其潜在的副作用。

【现代应用】

刘嘉湘自拟方：太子参 9g，生白术 9g，茯苓 15g，八月扎 12g，月季花 9g，瓜蒌皮 15g，莪术 9g，冬凌草 60g，藤梨根 30g，石见穿 30g，生薏苡仁 30g，山慈菇 15g，干蟾皮 9g，蜈蚣 6g，木馒头 15g，玄参 30g，大枣 15g。用于治疗食管癌。

70. 熊胆

（《新修本草》）

【基原】

本品为脊椎动物熊科黑熊 *Selenarctos thibetanus G.* Cuvier 或棕熊 *Ursus arctos* Linnaeus 的胆汁加工品。

【性味归经】

苦，寒。归肝、胆、心经。

【功能主治】

清热解毒，息风止痉，清肝明目。用于湿热黄疸，暑湿泻痢，热病惊痫，目赤翳障，喉痹，鼻蚀，疔疮，痔漏，疳疾，蛔虫，多种出血。

【传统应用】

《本草撮要》：鹅血愈噎膈反胃，痔疮有核，白鹅胆二三枚，取汁入熊胆二分，片脑五厘，研匀，密封瓷器内勿泄气，用时以手指涂之立效。

【化学成分】

熊胆中的化学成分包含胆汁酸类、胆色素类、氨基酸类、微量元素类、胆固醇类等。

【药理作用】

1. 抗癌的药理作用

熊胆粉可以通过调控 STAT3 通路抑制肝癌细胞增殖，促进肝癌细胞凋亡，诱导细胞周期阻滞和抑制血管生成可能是其治疗肝癌的作用机制之一。熊胆粉通过下调 PIM1、PIM2、Bcl-x1 的表达，抑制移植瘤裸鼠肝癌的生长。

2. 其他药理作用

（1）抗炎、抗菌作用：熊胆滴眼液对绿脓杆菌、金黄色葡萄球菌有较强的抑制杀灭作用。对小鼠耳肿胀具有明显的消炎作用。

（2）抗病毒作用：熊胆牛黄胶囊体外对柯萨奇病毒 B 组 Ⅳ 型和副流感病毒 Ⅰ 型有显著抑制作用，体内对小鼠流感性肺炎有显著抑制作用，对流感致小鼠死亡有显著的保护作用。

（3）预防及溶解胆结石：熊胆粉能显著降低豚鼠的胆结石生成率，升高胆汁酸浓度，降低胆汁中胆固醇浓度及致死指数，熊胆粉对豚鼠胆囊胆固醇结石有预防作用。

（4）降血脂，抑制血栓形成：注射用熊胆粉可明显抑制大鼠体内外血栓的形成，降低血液黏度，改善血液流变性，抑制血小板聚集，降低血小板黏附性，改善血栓性缺血脑组织病变程度，降低毛细血管通透性，且可降低损伤脑组织中丙二醛水平，保护超氧化物歧化酶活性，注射用熊胆粉对脑缺血有保护和治疗作用。

【注意事项】

脾胃虚寒者忌服，虚寒证当禁用。熊胆毒副作用轻微，长期服用，可引起肝肾损害。其注射液有刺激性，眼结膜下注射可致疼痛。有因服用熊胆丸致过敏反应者，可出现皮疹、瘙痒等症状。

痰热清注射液存在明显不良反应，主要表现为皮肤系统（瘙痒、丘疹、红色斑、面色潮红、水疱），神经系统（头晕、胸闷、烦躁、乏力、视物模糊、神志不清），心血管系统（心慌、房颤、心律失常、心悸），呼吸系统（呼吸困难、胸闷、气促气短、喉头水肿），消化系统（恶心、呕吐、腹痛、腹泻），泌尿系统（肾功能异常），过敏反应（血压骤降、寒战、高热）。

【现代应用】

痰热清注射液：由黄芩、熊胆粉、山羊角、金银花和连翘组成。可用于治疗老年食管癌术后急性呼吸窘迫综合征。

71. 千里光

（《本草图经》）

【基原】

本品为菊科植物千里光 *Senecio scandens* Buch. -Ham. 的干燥地上部分。

【别名】

千里及（《本草拾遗》），千里急、黄花演（《本草图经》），眼明草（《履巉岩本草》），九里光（《滇南本草》），金钗草（《医便》），九里明（《生草药性备要》），黄花草（《本草纲目拾遗》），九岭光（《草木便方》），一扫光（《分类草药性》），九龙光（《广州植物志》），千里明（《昆明药植调查报告》），九龙明（《四川武隆药植图志》），黄花母、七里光（《江西民间草药》），黄花枝草、粗糠花（《滇南本草》整理本），野菊花、天青红、白苏杆（《湖南药物志》）。

【性味归经】

苦，寒。归肺、肝经。

【功能主治】

清热解毒，明目利湿。用于痈肿疮毒，感冒发热，目赤肿痛，泄泻痢疾，皮肤湿疹。

【化学成分】

千里光含有生物碱类、酚酸类、黄酮类、挥发油类和萜类等化合物。

【药理作用】

1. 抗癌的药理作用

千里光菲灵碱可以抑制人宫颈癌 HeLa、Caski 细胞的增殖，并能诱导完整的自噬流，抑制细胞自噬可增强千里光菲灵碱的抗肿瘤作用，千里光菲灵碱诱导的宫颈癌细胞自噬激活了 MEK/ERK1/2 信号通路，千里光菲灵碱可显著抑制宫颈癌细胞裸鼠皮下移植瘤的生长。千里光碱可能是通过阻滞细胞周期，促进细胞凋亡来改变肿瘤细胞超微结构，而发挥肿瘤抑制作用。

2. 其他药理作用

（1）抗炎作用：千里光总黄酮为千里光抗炎作用的主要有效成分之一，对多种炎症模型均有明显的对抗作用，此作用是与炎症因子 PGE2 的产生和释放受抑制有关。

（2）抗菌作用：千里光乙醇提取液对肺炎链球菌、金黄色葡萄球菌、大肠埃希菌和铜绿假单胞菌具有一定的抑制作用。千里光的抗金黄色葡萄球菌作用机制可能是抑制细菌的 DNA、RNA、蛋白质和肽聚糖的合成，其作用有效成分可能是黄酮类化合物。

（3）抗氧化及清除自由基作用：千里光提取液具有较强的清除超氧自由基和羟自由基的作用，其中水提液清除超氧自由基的抗氧化活性较好，醇提液清除羟自由基的抗氧化活性较好。

【注意事项】

脾胃虚寒者慎服。

千里光含有毒的不饱和吡咯里西啶类生物碱，会对肝脏造成严重损害，导致肝小静脉闭塞症，需要进行肝脏移植并可导致死亡。千里光中毒症状表现为乏力、恶心、呕吐、腹胀、黄疸、尿少、腹水等，还会导致肝癌、肺癌、胎儿畸形等。

【现代应用】

健甘饮：柴胡 10g，龙胆草 15g，夏枯草 10g，千里光 30g，白术 10g，薏苡仁 30g，云茯苓 20g，丹参 15g，莪术 15g，全当归 15g，白芍 15g，鳖甲 50g，甘草 9g。该方具有健脾疏肝、保肝降酶及修复肝功能等作用，对肿瘤化疗所致肝损伤有较好的防治作用。

第二节　清热泻火药

72. 石膏

（《神农本草经》）

【基原】

本品为硫酸盐类矿物石膏族石膏，主含含水硫酸钙（$CaSO_4 \cdot 2H_2O$）。

【别名】

细石、细理石（《名医别录》），软石膏（《本草衍义补遗》），寒水石（《本草纲目》），白虎（《药品化义》）。

【性味归经】

甘、辛，大寒。归肺、胃经。

【功能主治】

清热泻火，除烦止渴；煅用：收湿生肌，敛疮止血。用于外感热病，高热烦渴，肺热喘咳，胃火亢盛，头痛，牙痛。外治溃疡不敛，湿疹瘙痒，水火烫伤，外伤出血。

【传统应用】

《杂病广要》引《证治大还》：利膈豁痰汤，半夏、橘红、枳实、槟榔、沉香、桔梗、瓜蒌、黄连（炒）、栀子（炒）、香附（制）、细茶、白芥子、石膏。主治气结痰壅，膈噎饮食不下。

【化学成分】

石膏主要成分为含水硫酸钙，还含有铜、钾、镁、锰、钠、钙、硫、锌、铁、铝、铬等 15 种无机元素。

【药理作用】

（1）退热作用：生石膏可抑制发热时过度兴奋的体温中枢，有强而快的退热作用。亦可抑制汗腺分泌，故在退热时并无出汗现象。

（2）免疫调节作用：石膏的免疫作用很可能是多种元素间的协同抗病作用，其免疫成分可能包括铁、铜、钛等元素。

（3）抗病毒作用：据报道，石膏及其复方有一定的抗病毒作用，可能是其所含微量元素或所含微量元素与有机成分结合后的结果。

【注意事项】

脾胃虚寒及阴虚内热者忌用。

【现代应用】

竹叶石膏汤：竹叶 15g，石膏 30g，清半夏 12g，麦冬 15g，党参 10g，炙甘草 10g，粳米 15g。可联合放疗治疗中晚期食管癌。

73. 知母

（《神农本草经》）

【基原】

本品为百合科植物知母 *Anemarrhena asphodeloides* Bge. 的干燥根茎。

【别名】

蚳母、连母、野蓼、地参、水参、水浚、货母、蝭母（《神农本草经》），提母（《范子计然》），女雷、女理、儿草、鹿列、韭逢、儿踵草、东根、水须、苦心（《名医别录》），昌支（《唐本草》），穿地龙（《山东中药》）。

【性味归经】

苦、甘，寒。归肺、胃、肾经。

【功能主治】

清热泻火，滋阴润燥。用于外感热病，高热烦渴，肺热燥咳，骨蒸潮热，内热消渴，肠燥便秘。

【传统应用】

《医学衷中参西录》：参赭培气汤，潞党参六钱，天门冬四钱，生赭石（轧细）八钱，清半夏三钱，淡苁蓉四钱，知母五钱，当归身三钱，柿霜饼五钱（服药后含化，徐徐咽之）。可用于中气不旺，胃气不能息息下降，而乘虚上干，致痰涎并随逆气上并，以壅塞贲门，而生噎膈反胃者。

【化学成分】

知母的主要化学成分包括皂苷类、双苯吡酮类、生物碱类、氨基酸类、挥发油类等。

【药理作用】

1. 抗癌的药理作用

（1）抗肺癌的作用：知母皂苷通过调节 Hedgehog 信号通路介导的 SOX2 抑制肺癌干细胞形成，进而抑制肺癌细胞增殖及迁移。

（2）抗黑色素瘤的作用：知母皂苷 A Ⅲ 能明显抑制黑色素瘤 B16 和 A375 细胞生长，其抗肿瘤作用可能与抑制肿瘤炎症有关。

（3）抗胃癌的作用：知母皂苷 B-Ⅱ能抑制 hsa-miRNA-766-3p 的表达，进而上调其靶基因 SCARA5 的表达，最终抑制胃癌细胞 BGC-823 和 MGC-803 的增殖和迁移。

知母中所含的芒果苷可通过抑制 PKM2 二聚体的表达，抑制胃癌细胞糖酵解反应，继而抑制胃癌细胞增殖活力并降低其迁移及侵袭能力。芒果苷能抑制肝癌 HepG2 细胞的生长、迁移及侵袭，具有潜在的抗肿瘤转移作用，其机制可能与芒果苷能影响细胞周期进程、细胞骨架重建及细胞外基质水解有关。芒果苷对鼻咽癌 CNE2 细胞生长的抑制作用与其诱导细胞在 G_2/M 期停滞并发生早期凋亡有关，其机制可能是下调 Bcl-2 蛋白表达水平，上调 Bax 蛋白表达水平。

2. 其他药理作用

（1）降血糖的作用：知母总多酚具有良好的降血糖作用。知母皂苷能显著降低四氧嘧啶糖尿病小鼠血糖，其作用机制可能是促进已损伤 β 细胞的修复与再生，增强胰岛的分泌功能。

（2）防止血栓形成的作用：知母皂苷 A Ⅲ 对腺苷二磷酸、5-羟色胺和花生四烯酸诱导和人血小板聚集均有较强的抑制作用。菝葜皂苷元、薯蓣皂苷元在体外同样具有抗凝血的活性，其机制可能是通过抑制组织因子的表达来实现的。

（3）治疗阿尔茨海默病的作用：知母能有效改善阿尔茨海默病患者的症状，其中知母皂苷元对记忆力衰退有明显的改善作用。

此外，知母还具有治疗高血脂、动脉粥样硬化、抗炎等作用。

【注意事项】

本品性寒质润，有滑肠作用，故脾虚便溏者不宜用。

【现代应用】

石怀芝自拟方：生地黄 30g，玄参 10g，麦冬 15g，石斛 30g，天花粉 30g，夏枯草 15g，白花蛇舌草 30g，银柴胡 12g，知母 10g，炮穿山甲 10g，鳖甲 15g，山豆根 15g，冬凌草 15g，地骨皮 15g。配合服用扶正荡邪合剂可用于治疗食管癌热毒伤阴型患者。

74. 天花粉

（《神农本草经》）

【基原】

本品为葫芦科植物瓜蒌 *Trichosanthes kirilowii* Maxim. 或双边瓜蒌 *Trichosanthes rosthornii* Harms 的干燥根。

【别名】

栝楼根（《神农本草经》），蒌根（《雷公炮炙论》），白药（《本草图经》），瑞雪（《本草纲目》），天瓜粉（《重庆堂随笔》），花粉（《增订伪药条辨》），屎瓜根（《四川中药志》），瓜蒌粉、蒌粉（《药材学》）。

【性味归经】

甘、微苦，微寒。归肺、胃经。

【功能主治】

清热泻火，生津止渴，消肿排脓。用于热病烦渴，肺热燥咳，内热消渴，疮疡肿毒。

【化学成分】

天花粉主要含有蛋白质、多糖、皂苷、氨基酸等成分。

【药理作用】

1. 抗癌的药理作用

（1）抗乳腺癌的作用：天花粉蛋白可抑制乳腺癌肿瘤生长，且在体内应用安全性高，可以逆转 ERα 基因的高甲基化，使 ERα mRNA 和蛋白重新表达。天花粉蛋白通过逆转 Syk（L）基因启动子 CpG 岛的甲基化状态，使喉癌 Hep-2 细胞中 Syk（L）基因表达活化，恢复 Syk mRNA 及蛋白的表达，最终发挥抑癌基因的作用，抑制 Hep-2 细胞恶性生物学行为。天花粉蛋白能抑制 SW-620 细胞的增殖，诱导其凋亡，并能改变其黏附和迁移能力。天花粉蛋白可能通过抑制 JNK 通路的活化调控肺癌 A549 细胞 Caspase-3 mRNA 的表达，从而诱导细胞凋亡。

天花粉多糖对人乳腺癌 MCF-7 细胞有生长抑制和诱导凋亡的作用，其诱导凋亡的机制可能与 Caspase-3、Caspase-8 活化有关。天花粉多糖具有促人外周血单个核细胞增殖的作用，并可显著抑制人乳腺癌细胞 MCF-7 和人宫颈癌细胞 HeLa 的生长。

（2）抗黑色素瘤的作用：天花粉水煎剂在体外可以改变人黑色素瘤 A375 细胞的正常形态，导致细胞死亡；对 A375 细胞的增殖周期具有抑制作用，同时诱导细胞周期中的 G_2 期阻滞；一定浓度的天花粉水煎剂对 A375 细胞的迁移具有抑制作用，可以有效抑制黑色素瘤细胞的恶化和转移，有利于黑色素瘤的预后。

（3）抗宫颈癌的作用：天花粉蛋白可抑制人宫颈癌细胞的增殖、迁移和上皮间质转化，可能是通过抑制 STAT5/c-Myc 信号通路的激活介导的。

2. 其他药理作用

（1）免疫调节作用：天花粉蛋白对免疫系统具有增强和抑制双向的作用。天花粉蛋白可抑制 T 细胞增殖及 IL-2 的产生，对 B 细胞活化和抗体分泌必需的 CD40-CD40L 途径则无抑制作用，说明天花粉蛋白并不抑制 B 细胞的活化。

（2）抗病毒作用：天花粉蛋白高度纯化的制成品有很强的抗 HIV 作用，不仅对急性感染期淋巴细胞中 HIV 的复制有抑制作用，同时对慢性感染期单核巨噬细胞中 HIV 的复制和合胞体的形成有抑制作用。

【注意事项】

本品无毒，不宜与乌头类药材同用。脾胃虚寒、大便滑泄者忌服。

【现代应用】

黄莹自拟君子养阴活血汤：太子参 30g，白术 20g，茯苓 15g，砂仁（后下）

12g，法半夏 15g，麦冬 20g，沙参 15g，天花粉 20g，枸杞子 15g，佛手 12g，郁金 15，丹参 15g，白花蛇舌草 30g，生薏苡仁 30g，白及 15g，大枣 10g。可用于防治放射性食管炎，提高疗效。

75. 竹叶
《名医别录》

【基原】

本品为禾本科植物淡竹 *Phyllostachys nigra*（Lodd.）Munro var. *henonis*（Mitf.）Stapf ex Rendle 的干燥叶。

【别名】

淡竹叶（《名医别录》）。

【性味归经】

甘、辛、淡，寒。归心、胃、小肠经。

【功能主治】

清热泻火，除烦止渴，利尿通淋。用于热病烦渴，小便短赤涩痛，口舌生疮。

【化学成分】

目前，淡竹叶已知的化学成分主要为黄酮类，此外还包括挥发油类、三萜类、酚酸、多糖、氨基酸等。

【药理作用】

1. 抗癌的药理作用

（1）抗肝癌的作用：竹叶提取物对人肝癌细胞 HepG2 细胞增殖的抑制活性强于对人神经母细胞瘤细胞 SH-SY5Y 细胞增殖的抑制。竹叶提取物可能通过抑制 VEGF 的表达影响 VEGF 诱导型肿瘤细胞的增殖，同时，可能通过上调 NGF 的表达刺激神经细胞神经突触的生长。

（2）抗乳腺癌的作用：竹叶提取物可通过下调 Akt/HIF-1α 信号通路抑制低氧条件下人乳腺癌 MCF-7 细胞的恶性生长。

2. 其他药理作用

（1）抗氧化作用：淡竹叶多糖在体外具有直接清除自由基的抗氧化活性，且随着多糖浓度的升高清除率也升高。

（2）心肌保护作用：中低剂量淡竹叶总黄酮可抑制大鼠心肌中 LDH 及 CK 的漏出，降低血清和心肌组织中 LDH 与 CK 活性，降低 MDA 含量，提高 SOD、GSH-PX 和 NO 浓度。高剂量淡竹叶总黄酮可抑制 NF-κB 和 TNF-α 蛋白的表达，下调 Caspase-3 蛋白的表达。

（3）收缩血管作用：淡竹叶黄酮对小鼠腹主动脉有收缩作用，其作用强度与麻黄碱相似，收缩血管的作用机制可能与激动 α 受体有关，淡竹叶黄酮收缩正常小鼠腹动脉的作用可被钙离子通道阻断剂抑制。

（4）抑菌作用：淡竹叶的醇提物对金黄色葡萄球菌、溶血性链球菌、绿脓杆菌、大肠杆菌有一定的抑制作用，抑制作用的强弱顺序为金黄色葡萄球菌>溶血性链球菌>绿脓杆菌>大肠杆菌。

（5）保肝作用：淡竹叶总黄酮可明显降低小鼠血浆中丙氨酸氨基转移酶活性、肝组织的丙二醛含量和一氧化氮含量，显著提高血浆和肝组织的抗氧化能力。

此外，淡竹叶还具有抗病毒、降血脂等作用。

【注意事项】

脾胃虚寒及便溏者禁用。阴虚火旺，骨蒸潮热者忌用。

【现代应用】

小陷胸汤+左金丸+竹叶石膏汤+二术郁灵丹+调胃气方化裁：全瓜蒌 15g，清半夏 9g，黄连 10g，吴茱萸 5g，淡竹叶 10g，生石膏 30g，太子参 15g，莪术 9g，郁金 15g，威灵仙 20g，石见穿 15g，代赭石 15g，鸡内金 30g，生麦芽 30g，蜈蚣 5g，浙贝母 15g，炮穿山甲 6g，桔梗 10g，鱼腥草 30g，草河车 15g，生甘草 10g。待热邪渐清之后，转以黄芪健中汤、归脾汤等继续化裁调理，同时加服西黄解毒胶囊，用于治疗食管癌。

76. 夏枯草

（《神农本草经》）

【基原】

本品为唇形科植物夏枯草 *Prunella vulgaris* L. 的干燥果穗。

【别名】

夕句、乃东（《神农本草经》），燕面（《名医别录》），麦穗夏枯草、麦夏枯、铁线夏枯（《滇南本草》），铁色草（《本草纲目》），棒柱头花（《中国药用植物志》），大头花（《浙江中药手册》），灯笼头、羊肠菜、榔头草（《江苏省植物药材志》），白花草（《河北药材》），胀饱草（《山东中药》），棒槌草（《中药志》），干叶叶（《陕西中药志》），锣锤草、东风、牛枯草、地枯牛、广谷草（《湖南药物志》），六月干、棒头柱（《闽东本草》）。

【性味归经】

辛、苦，寒。归肝、胆经。

【功能主治】

清热泻火，明目，散结消肿。用于目赤肿痛，目珠夜痛，头痛眩晕，瘰疬，瘿瘤，乳痈，乳癖，乳房胀痛。

【传统应用】

《本草新编》：夏枯草，味苦，气温。专散痰核鼠疮，尤通心气，头目之火可祛，胸膈之痞可降。世人弃而不收，谁知为药笼中必需之物乎。夫肺气为邪所壅，则清肃之令不行，而痰即结于胸膈之间不得散。倘早用夏枯草，同二陈汤煎服，何至痰核之生。心火炎上，则头目肿痛，而痰即结于胸膈而成痞。

【化学成分】

夏枯草中主要含有萜类、酚酸类、黄酮类、甾醇类、香豆素类、有机酸类、挥发油类及糖类等成分。

【药理作用】

1. 抗癌的药理作用

（1）抗食管癌的药理作用：一定浓度的夏枯草素能抑制食管癌 Eca-109 细胞的体外侵袭和转移，对细胞增殖有抑制作用。中高剂量的夏枯草能使食管癌 Eca-109 细胞凋亡率增高，同时 Bcl-2 蛋白表达减少，Bax 蛋白表达增加。

（2）抗其他癌症的药理作用：夏枯草的水提取物通过抑制金属蛋白酶 MMP-2 和 MMP-9 的活性来影响人肝癌细胞的迁移和侵袭，表明夏枯草水提取物通过在转录水平上减弱 MMP-9 和 MMP-2 的酶促活性来抑制迁移，其作用可能与肝癌细胞 p53 的状态有关。

夏枯草各种提取物均可抑制 A549 细胞和 HepG2 细胞的增殖和迁移，醇溶物 MTT 结果显示在一定范围内对 A549 细胞和 HepG2 细胞的增殖呈 "V"字型的抑制作用。

从夏枯草果穗中分离得到的化合物 2α-羟基熊果酸和熊果酸对乳腺癌细胞 MCF-7、MDA-MB-231 及正常乳腺细胞 MCF-10A 均具有明显的抑制作用；白桦脂酸对乳腺癌细胞 MCF-7、MDA-MB-231 具有明显抑制作用，而对正常乳腺细胞 MCF-10A 抑制不明显，能选择性地抑制肿瘤细胞。

夏枯草粗提物对淋巴瘤细胞株 Jurkat、人肺癌细胞株 A-549、子宫内膜癌细胞株 Ishikawa 的增殖具有一定的抑制作用，且夏枯草对 3 种肿瘤细胞的抑制率在一定范围内随药物浓度增加而增强。

2. 其他药理作用

（1）抗炎、免疫调节作用：夏枯草对免疫系统具有双向调节作用，对非特异性免疫、特异性免疫均表现出较强的抑制作用，可作用于多种炎症，其对早期炎症反应的非特异性免疫抑制作用与肾上腺皮质内糖皮质类激素的分泌合成活动加强有关。

（2）降压作用：夏枯草的降压机制与降低血管紧张素 II 含量，增加一氧化氮（NO）含量，降低内皮素-1（ET-1）含量，升高心房钠尿肽（ANP）含量，抑制细胞内钙离子释放和细胞外钙离子内流等有关。

（3）降血糖作用：夏枯草具有降糖作用，可改善糖耐量、抗肾上腺素、增加肝糖原合成等。

（4）血脂调节作用：夏枯草水提物可有效降低肥胖小鼠的总胆固醇和低密度脂蛋白胆固醇，调整脂代谢；对糖尿病家兔模型及大鼠乳鼠或幼鼠的三酰甘油、极低密度脂蛋白、低密度脂蛋白和血脂指数均有降低作用；可升高大鼠乳鼠或幼鼠的高密度脂蛋白，有效防止动脉粥样硬化等。

（5）抗菌、抗病毒作用：夏枯草水煎剂具有广谱的抗菌活性，其醋酸乙酯提取物对金黄色葡萄球菌、大肠杆菌、枯草芽孢杆菌、曲霉菌、根霉等有抑制活性。

（6）抗氧化、清除自由基作用：夏枯草具有一定的抗氧化及清除体内自由基的作用，能够防止膜脂质过氧化，减少红细胞溶血，降低过氧化产物。

【注意事项】

脾胃寒弱者慎用。

《得配本草》：气虚者禁用。

服用夏枯草后可能会引起的过敏反应：皮肤麻疹、丘疹或红斑、全身瘙痒、胃部不适、恶心、呕吐、头晕、目眩、腹痛、腹泻、心悸等。

【现代应用】

丁香透膈汤：丁香5g，砂仁3g，生黄芪20g，白花蛇舌草30g，夏枯草20g，制半夏10g，制南星10g，生瓦楞子30g，急性子20g，蜣螂10g，制守宫10g，威灵仙20g，石打穿20g，露蜂房10g，全蝎5g，蜈蚣2条。可用于治疗晚期食管癌。

第三节　清热燥湿药

77. 黄芩

（《神农本草经》）

【基原】

本品为唇形科植物黄芩 *Scutellaria baicalensis* Georgi 的干燥根。

【别名】

腐肠（《神农本草经》），黄文、虹胜、经芩、印头、内虚（《吴普本草》），空肠（《名医别录》），元芩、土金茶根（《东北药用植物志》）。

【性味归经】

苦，寒。归肺、胆、脾、胃、大肠、小肠经。

【功能主治】

清热燥湿，泻火解毒，止血安胎。用于湿温、暑温引起的胸闷呕恶，湿热痞满，泻痢，黄疸，肺热咳嗽，高热烦渴，血热吐衄，痈肿疮毒，胎动不安。

【传统应用】

《医学集成》：噎膈证，要分门别户，治乃得法。有气膈、食膈、酒膈、痰膈数种。气膈、食膈唯老人最多，极难施治，因贲门干枯，食不能入，遂成噎膈。因酒而得，二陈汤加葛花、黄连、砂仁、砂糖，或清化饮（芍药、麦冬各二钱、丹皮、茯苓、黄芩、生地黄（各二三钱），石斛（一钱），重加葛花。

【化学成分】

黄芩主要含有黄酮类、苯丙素类、甾类化合物、微量元素、挥发油等多种成分。

【药理作用】

1. 抗癌的药理作用

（1）抗食管癌的药理作用：黄芩苷可抑制食管癌细胞株 ECA109 增殖，并促进其凋亡，其作用机制可能与上调 Bad 蛋白表达而抑制 cIAP-1 蛋白表达有关。

汉黄芩素具有抑制食管癌 KYSE150 细胞生长的作用，其机制为抑制细胞增殖和诱导细胞凋亡。

黄芩素对人食管癌 Ec-109 细胞有细胞毒性作用，能抑制细胞增殖，且随黄芩素浓度的增加及作用时间的延长，该抑制作用更为明显。

（2）抗其他癌症的药理作用：黄芩素可抑制 A549 细胞增殖、侵袭、迁移及人脐静脉血管内皮细胞管腔样结构形成，体内对移植瘤生长具有抑制作用。

黄芩苷可以以剂量依赖的方式有效诱导和增强 HT-29 细胞（人结肠癌细胞）的凋亡，并抑制异种移植裸鼠的肿瘤生长。在体内外均可以明显抑制结肠癌 HCT116 细胞的生长活性，诱导细胞凋亡，并使细胞周期阻滞于 G_1 期。

汉黄芩素明显抑制乳腺癌细胞生长和增殖，并抑制 MDA-MB-231 细胞迁移、黏附、侵袭，机制可能与其降低 ICAM-1、MMP-2、MMP-9 表达有关。

2. 其他药理作用

（1）抗炎作用：黄芩素能显著抑制炎症因子 IL-6 和 TNF-α 的释放及炎症介质 PGE2 和 NO 的产生，且呈良好的剂量依赖关系。

（2）免疫调节作用：不同浓度的黄芩素及黄芩茎叶总黄酮对 $CD8^+$ 和 $CD4^+$ T 细胞的细胞因子有不同程度上调的作用，在体内对 T 淋巴细胞的活化具有较强的作用，同时还具有免疫调节作用。

（3）抗氧化作用：黄芩素能通过清除超氧阴离子、过量的 DPPH 自由基而发挥抗氧化作用。

（4）保肝作用：黄芩茎叶总黄酮和黄芩苷能显著降低小鼠血清中丙氨酸氨基转移酶和天门冬氨酸氨基转移酶含量及肝组织中的丙二醛含量，显著升高肝组织中超氧化物歧化酶含量，表明二者有显著的保肝作用。

（5）抗心律失常作用：滇黄芩总黄酮可剂量依赖性地有效缩短肾上腺素致麻醉豚鼠心律失常的持续时间，具有明显抗心律失常的作用。黄芩苷可通过浓度依赖性抑制 IK1 来发挥抗心律失常作用，可以减少 Ca^{2+} 内流，缩短动作电位时程，抑制触发性心律失常。

（6）神经元保护作用：黄芩茎叶黄酮提取物可通过上调 SOD 水平、清除氧自由基，对 H_2O_2 引起的神经元损伤有显著的保护作用。黄芩茎叶总黄酮预处理还可减轻神经元和神经功能的损伤，抑制缺血所导致的突触退化、崩解，促进突触的重建和可塑性的形成。黄芩苷通过抑制 GAT-1 的表达、增加 GABAAR 的表达起到保护脑组织的作用，还可以通过调节通路的活性，进而正性调节脑内的自唾反应，发挥神经元保护作用。

【注意事项】

本品苦寒伤胃，脾胃虚寒者不宜使用。

有报道称患者服用含有黄芩的方剂后出现双上肢手背部皮肤及右侧阴囊皮肤发痒、散在皮疹、局部皮肤紫暗的过敏性皮炎症状，经反复确认过敏原为黄芩，应予以注意。

《本草经疏》：脾肺虚热者忌之。凡中寒作泄，中寒腹痛，肝肾虚而少腹痛，血虚腹痛，脾虚泄泻，肾虚溏泻，脾虚水肿，血枯经闭，气虚小水不利，肺受寒邪喘咳，及血虚胎不安，阴虚淋露，法并禁用。

【现代应用】

黄芩汤：主要由黄芩、芍药、甘草、大枣等药物组成。联合化疗及艾灸治疗有助于减少晚期胃癌患者胃肠道不良反应。

78. 黄连

（《神农本草经》）

【基原】

本品为毛茛科植物黄连 *Coptis chinensis* Franch.、三角叶黄连 *Coptis deltoidea* C. Y. Cheng et Hsiao 或云连 *Coptis teeta* Wall. 的干燥根茎。

【别名】

王连（《神农本草经》），灾连（《药性论》）。

【性味归经】

苦，寒。归心、脾、胃、胆、大肠经。

【功能主治】

清热燥湿，泻火解毒。用于湿热痞满，呕吐吞酸，泻痢，黄疸，高热神昏，心火亢盛，心烦不寐，心悸不宁，血热吐衄，目赤，牙痛，消渴，痈肿疔疮；外治湿疹，湿疮，耳道流脓。酒黄连善清上焦火热，用于目赤，口疮。姜黄连和胃止呕，用于寒热互结，湿热中阻，痞满呕吐。萸黄连疏肝和胃止呕，用于肝胃不和，呕吐吞酸。

【传统应用】

《临证指南医案》：杨（四七）脉弦而小涩，食入脘痛格拒，必吐清涎，然后再纳……脘管窄隘，不能食物，噎膈渐至矣，法当苦以降之，辛以通之……川黄连，杏仁，桔梗，土瓜蒌皮，半夏，橘红，竹沥，姜汁。

【化学成分】

黄连中含有多种类型的化合物，包括生物碱、木脂素、黄酮类、酸性成分等，其中生物碱类为其最主要的药效成分。

【药理作用】

1. 抗癌的药理作用

（1）抗食管癌的药理作用：黄连素能显著抑制食管癌 EC109 细胞的增殖、迁移能力，该作用可能是通过抑制 Akt 磷酸化水平、增加 FOXO3 细胞核转位进而促进细胞凋亡来实现的。

小檗碱可通过对 IGF-1R 及其介导的下游信号通路的调控来发挥抑制食管癌细胞增殖、阻断细胞周期进程及诱导食管癌细胞凋亡的作用。

黄连素可对放射线敏感的食管鳞状细胞癌（ESCC）产生明显的辐射作用，是人类 ESCC 细胞生长的抑制剂，可以被认为是治疗 ESCC 患者的潜在药物。

（2）抗其他癌症的药理作用：黄连素对人结肠癌细胞系 KM12C、KM12SM 和 KM12L4A 具有明显的存活抑制作用，可以有效诱导癌细胞发生凋亡，并具有剂量依赖关系。黄连素可以有效抑制人结肠癌细胞系的迁移作用，且这种抑制作用可能与下调迁移相关蛋白 MMP-2、MMP-9 和 Exo70 有关，可以减少 Exo70 蛋白在细胞膜上的结合，从而抑制细胞的迁移。

黄连素具有诱导肝肿瘤细胞 HepG2 凋亡的作用，机制可能与抑制花生四烯酸代谢通路、激活 AIF 介导的 Caspase 非依赖途径有关；黄连素具有抑制肝肿瘤细胞

HepG2 复发的作用，机制可能与抑制 PGE2 释放有关。TNF-α 在 HepG2 细胞中能上调血管内皮细胞生长因子（VEGF）的表达，而黄连素能下调由其诱导的 VEGF 的表达，这可能是通过 NF-κB 信号通路介导的。

黄连总生物碱联合运动能抑制 4T1 乳腺癌原位移植小鼠的肿瘤生长，降低小鼠体内雌二醇含量，下调癌细胞 Erα、CDK4、CDK6、cyclin D1、CDK2、cyclin E 蛋白的表达水平，阻滞癌细胞周期，这可能是黄连总生物碱联合运动抑制 4T1 乳腺癌细胞生长的机制之一。

2. 其他药理作用

（1）对消化系统的作用：小檗碱能抑制 H^+-K^+-ATP 酶活性，抑制胃酸分泌；提高小鼠胃组织 NO、NOS 水平，降低 ET 水平，从而促进胃溃疡黏膜愈合。黄连治疗胃炎的作用机制是通过与细胞因子受体结合、活性调控及结合血红素等生物过程，调节信号通路中 NF-κB、AGE、IL-17、TNF、HIF-1 的含量及流体剪切应力等。小檗碱能下调内质网应激标志物 Caspase-12、Caspase-3、p-JNK、JNK、GRP78 水平，通过改善内质网应激，减轻溃疡性结肠炎的症状。

（2）抗炎作用：黄连能下调 STAT4、TNF-α、IL-12 的 mRNA 水平，抑制 E2F 的转录活性，抑制细胞增殖和迁移，通过双向调节 STAT4 信号通路而发挥抗炎作用。

（3）抗病原微生物作用：小檗碱能够改善流感病毒感染后的内皮细胞骨架重构、细胞收缩及细胞形态，进而改善流感病毒感染所致的内皮细胞通透性增加。黄连具有广谱的抗菌活性，对革兰氏阳性菌、革兰氏阴性菌和真菌均能起到明显的抑制作用。

（4）对心脑血管系统的作用：黄连对心脑血管系统的作用广泛，主要表现在抗心律失常、抗心力衰竭、降血压等方面。

（5）降糖作用：黄连素能通过提高胰岛素受体底物-1、PI3K 蛋白的表达，阻断由游离脂肪酸引起的胰岛素抵抗，还可通过促进葡萄糖激酶表达来改善 HepG2 细胞的胰岛素抵抗。黄连素能刺激糖酵解，促进细胞的糖代谢，且无需 AMPK 信号通路的参与，仍可发挥显著的降糖作用，还可促进胰高血糖素样肽-1 的分泌，进而提高胰岛素水平和胰岛 β 细胞数量，以达到降糖目的。

【注意事项】

脾胃虚寒者忌用；苦燥易伤阴津，阴虚津伤者慎用。

《药性论》：恶白僵蚕。忌猪肉。《蜀本草》：畏牛膝。《本草经疏》：凡患者血少气虚，脾胃薄弱，血不足，以致惊悸不眠，而兼烦热躁渴，及产后不眠，血虚发热，泄泻腹痛；小儿痘疮阳虚作泄，行浆后泄泻；老人脾胃虚寒作泻；阴虚人天明溏泄，病名肾泄；真阴不足，内热烦躁诸证，法咸忌之，犯之使人危殆。

临床研究中小檗碱的不良反应主要表现为便秘、腹泻等胃肠道不适，减少药物用量后症状缓解，未观察到有肝功能或肾功能的损害。

黄连素注射液由于副作用大，不仅会引起过敏反应，而且因易引起呼吸衰竭、心跳骤停、阿-斯综合征、过敏性休克而被列入淘汰药品；黄连素片使用不当可能会引起过敏、肝损害、固定药疹、紫癜型药疹、锥体外系反应、严重尿痛、严重心律失常等一系列不良反应。

【现代应用】

沈舒文教授治疗食管癌方：生晒参 10g，黄芪 30g，麦冬 12g，白术 15g，半夏 10g，干姜 10g，黄芩 10g，黄连 6g，枳实 30g，槟榔 10g，炒莱菔子 15g，石见穿 30g，急性子 15g，紫硇砂 3g，焦山楂 15g，焦神曲 15g，焦麦芽 15g，炙甘草 5g。

79. 苦参

(《神农本草经》)

【基原】

本品为豆科植物苦参 *Sophora flavescens* Ait. 的干燥根。

【别名】

苦骨（《本草纲目》），川参（《贵州民间方药集》），凤凰爪（《广西中兽医药植》），牛参（《湖南药物志》）。

【性味归经】

苦，寒。归心、肝、胃、大肠、膀胱经。

【功能主治】

清热燥湿，杀虫利尿。用于热痢，便血，黄疸尿闭，赤白带下，阴肿阴痒，湿疹湿疮，皮肤瘙痒，疥癣麻风；外治滴虫性阴道炎。

【化学成分】

苦参中主要的化学成分包括生物碱类、黄酮类、氧杂蒽酮类、醌类、三萜糖苷、脂肪酸和挥发油。

【药理作用】

1. 抗癌的药理作用

（1）抗食管癌的药理作用：苦参碱诱导食管癌细胞自噬可能是通过 PI3K/Akt/mTOR 信号通路介导的。食管癌 Ec109 细胞增殖抑制率随着苦参碱浓度的增加逐渐升高。自噬相关蛋白 LC3-Ⅱ 的表达随苦参碱浓度的升高而增高，但 p-mTOR、p-Akt 和 p-p70S6K 的表达均随苦参碱浓度的增高而降低。苦参碱能明显抑制 Eca-109 细胞株的增殖，促进其凋亡，其作用机制可能与细胞周期阻滞于 G_2 期有关。一定浓度的苦参碱能抑制食管癌细胞的增殖，促进其凋亡，其机制可能与调控 Bcl-2、Bax 表达有关。

苦参素可抑制人食管癌 Eca-109 细胞增殖，促进其凋亡，BIP 基因可能是其作用靶点之一，凋亡过程由 CHOP 介导。苦参素对人食管癌 Eca-109 细胞增殖活性的抑制作用机制也与细胞周期阻滞于 G_0/G_1 期有关。

在人食管癌细胞 Eca-109 中，苦参碱以剂量依赖性方式显著降低细胞活力，并通过上调 P53 和 P21 诱导细胞凋亡及 G_0/G_1 期细胞周期停滞。苦参碱通过下调 BCL-2/BID 的比例、激活 Caspase-9 来诱导细胞凋亡。苦参碱诱导的 Eca-109 细胞凋亡是通过线粒体介导的内部途径，而不是通过死亡受体介导的外在凋亡途径。

（2）抗其他癌症的药理作用：苦参碱能剂量相关地抑制人肝癌 HepG2 细胞增殖、迁移、侵袭和血管内皮生长因子表达，能诱导 HepG2 细胞凋亡和分化。苦参碱是 HepG2 细胞的自噬早期诱导剂，更是自噬晚期抑制剂，其通过诱导线粒体应激、内质网应激和抑制 ERK 信号通路、人宫颈癌基因-1、Apollon 基因表达和端粒酶活性，产生抗 HepG2 细胞的作用。

苦参碱能有效抑制人鼻咽癌 CNE1 和 CNE2 细胞的增殖生长并诱导其凋亡，其机制可能与 VEGFA-ERK1/2MAPK-Caspase 细胞凋亡途径有关。苦参碱能有效抑制鼻咽癌 CNE1 和 CNE2 细胞的生长，且呈浓度和时间依赖性，而在有效抑制鼻咽癌细胞生长的浓度下对人脐静脉内皮细胞无明显的抑制作用。VEGFA 随苦参碱浓度的增加而表达下调，ERK1/2 随苦参碱浓度的增加而磷酸化下调。

苦参碱可能是通过作用于 Akt 靶基因，启动 PI3K/Akt 信号转导通路中下游相关凋亡因子而发挥逆转乳腺癌多药耐药的作用。

氧化苦参碱在体外能抑制人结肠腺癌细胞株 SW620 细胞的增殖，诱导细胞在 G_1 期阻滞，其诱导作用与其调控 p16、cyclin D1 及 CDK4 基因和蛋白表达有关。氧化苦参碱抑制 SW620 细胞增殖，且呈剂量依赖性，苦参碱处理后的 SW620 细胞 G_1 期比例明显增高，G_2 期细胞比例下降。氧化苦参碱作用后 SW620 细胞 p16 基因和蛋白水平升高，cyclin D1 及 CDK4 基因和蛋白表达水平显著降低。

2. 其他药理作用

（1）对免疫系统的影响：苦参多糖具有显著的免疫活性，可起到抗乙肝和抗炎的效果。氧化苦参碱可能具有调节 Tfh 细胞免疫功能的作用。

（2）抗菌抗炎作用：苦参酮可以通过抑制致病性 $CD4^+$ T 细胞分化和整体免疫反应来改善慢性炎症性皮肤病。此外，苦参酮和苦参碱能抑制 HepG2 细胞中 TNF-α 诱导的 NF-κB 转录活性。苦参总生物碱及 4 个单体生物碱对所测得的 5 种革兰氏菌都具有明显的抑制作用，苦参总生物碱效果最强，各单体生物碱对金黄色葡萄球菌抑菌作用最强。

（3）对心血管系统的影响：氧化苦参碱能保护线粒体，减少心肌细胞凋亡，逆转心室重构，起到改善小鼠心力衰竭的效果。

此外，苦参还具有抗肝损伤、抗过敏、平喘、抑制神经系统、利尿、解热镇痛等作用。

【注意事项】

脾胃虚寒者忌用，反藜芦。

《本草经集注》：恶贝母、漏芦、菟丝子，反藜芦。《医学入门》：胃弱者慎用。《本草经疏》：久服能损肾气，肝肾虚而无大热者勿服。

本品有小毒，用量不宜过大。中毒后出现流涎、步伐不整、呼吸脉搏急速、惊厥，最后因呼吸停止而死亡。

苦参水煎液给小鼠灌胃剂量达 5g/kg 以上时可引起动物死亡，中毒表现为给药后约 10 分钟动物出现高度兴奋，在笼中狂奔、跳跃，继而转为全身震颤而死亡，死亡主要发生在给药后 4 小时内。

早期研究发现苦参碱对动物有引起痉挛和麻痹呼吸中枢的作用，苦参碱类生物碱在毒性剂量时都表现出神经中毒反应，且都表现为神经兴奋症状，如流涎、出汗、恶心、呕吐、血压下降、肌肉颤动、竖毛、竖尾、兴奋、躁动、不安、抽搐等，最终因呼吸麻痹而死亡，类似于有机磷农药中毒的表现。

【现代应用】

自拟方：瓜蒌 15g，黄连 10g，苦参 10g，清半夏 10g，薏苡仁 10g，茯苓 10g，延胡索 10g，川楝子 10g，炙甘草 6g。用于治疗临床表现为痰热型的放射性食管炎。

80. 白鲜皮

（《神农本草经》）

【基原】

本品为芸香科植物白鲜 *Dictamnus dasycarpus* Turcz. 的干燥根皮。

【别名】

白藓、白膻、白羊鲜（《本草经集注》），金雀儿椒（《日华子本草》），地羊膻（《本草图经》）。

【性味归经】

苦，寒。归脾、胃、膀胱经。

【功能主治】

清热燥湿，祛风解毒。用于湿热疮毒，黄水淋漓，湿疹风疹，疥癣疮癞，风湿热痹，黄疸尿赤。

【化学成分】

白鲜皮中含有的化学成分主要有生物碱、柠檬苦素、黄酮、倍半萜及其苷类、甾醇等，以生物碱和柠檬苦素为主。

【药理作用】

1. 抗癌的药理作用

（1）抗肺癌的作用：从白鲜皮中分离的化合物 dictamnin A、dictamnin B 通过作用于人肺癌 A549 细胞周期的 G_1 期来抑制细胞的进程，促进其凋亡。

（2）抗胃癌的作用：白鲜皮甲醇提取物对人胃腺癌细胞系 AGS 细胞有抑制作用，可显著且浓度依赖性地抑制 AGS 细胞的生长。白鲜皮甲醇提取物介导的细胞死亡与内在的凋亡途径有关，并且抑制 Akt 信号传导有助于白鲜皮甲醇提取物诱导细胞凋亡。

2. 其他药理作用

（1）抗菌和抗 HIV 作用：白鲜皮甲醇提取物能抑制由二硝基氟苯所致炎症 CD 大鼠的耳朵增重和增厚，而且对小鼠抗羊红细胞抗体有明显抑制作用，推测降低炎症组织（卵清蛋白致大鼠足趾炎症）中的组胺和 5-羟色胺含量可能是其抗急性炎症的机制之一。

（2）抗变态反应作用：白鲜皮可能是通过激活辅助性 T1 细胞分泌 IL-2 和 IFN-γ，以及抑制辅助性 T2 细胞分泌 IL-4，从而产生抗细胞免疫性变态反应。

（3）抗抑郁及神经保护作用：白鲜皮乙醇提取物通过促进 p38 丝裂原激活的蛋白激酶磷酸化，并诱导血红素加氧酶 1 的表达，从而提高海马细胞对谷氨酸性氧化损伤的耐受性。

（4）保肝作用：白鲜皮水提物改善肝损伤的作用主要与选择性抑制肝损伤时肝非实质细胞的功能有关。

（5）止血作用：白鲜皮能缩短小鼠的出血时间和凝血时间，从而减少出血量，还可以缩小实验动物大鼠的肠系膜微动脉、微静脉口径，对微血管收缩具有一定影响。

（6）抗动脉粥样硬化作用：白鲜皮水提物对 Apo E-/-小鼠动脉粥样硬化早期病变的形成有显著抑制作用，其机制可能是通过对抗脂蛋白的过氧化作用而实现。

此外，白鲜皮还具有杀虫、抗氧化等作用。

【注意事项】

《本草经集注》：恶螵蛸、桔梗、茯苓、萆薢。《本草经疏》：下部虚寒之人，虽有湿证勿用。

脾胃虚寒者慎用。

白鲜皮具有一定的兴奋作用，可使心率加快、血压升高等。严格掌握剂量，依据病情及个体情况使用，禁止超剂量应用，且不宜久服。白鲜皮不宜与肾上腺素类药物、催产素一起使用。

【现代应用】

抗癌乙丸：黄药子 60g，草河车 60g，山豆根 120g，败酱草 120g，白鲜皮 120g，夏枯草 120g。以上各药共研细末，炼蜜成丸，每丸重 6g。每次 1~2 丸，每日 2~3 次，温开水送服。可用于食管上皮重度增生的阻断性治疗，预防食管癌的发生。

第四节　清热凉血药

81. 生地黄

（《神农本草经》）

【基原】

本品为玄参科植物地黄 *Rehmannia glutinosa* Libosch. 的新鲜或干燥块根。

【别名】

地髓（《神农本草经》），原生地黄（《本草正义》），干生地黄（《中药志》）。

【性味归经】

甘，寒。归心、肝、肾经。

【功能主治】

清热凉血，养阴生津。用于热入营血，瘟毒发斑，吐血衄血，热病伤阴，舌绛烦渴，津伤便秘，阴虚发热，骨蒸劳热，内热消渴。

【传统应用】

《兰室秘藏》：通幽汤，当归身一钱，升麻一钱，桃仁一钱，红花一钱，炙甘草一钱，生地黄五分，熟地黄五分，槟榔细末五分。治幽门不通，上攻吸门，噎塞不开，气不得下，大便艰难，名曰下脘不通，治在幽门。

【化学成分】

生地黄中的化学成分有黄酮及其苷类、生物碱类、甾体类、三萜类等。

【药理作用】

1. 抗癌的药理作用

高剂量地黄寡糖促进 HepG2 细胞增殖，低剂量则抑制其增殖，地黄寡糖对高胰岛素诱发的 HepG2 细胞胰岛素抵抗具有明显的改善作用。

水苏糖体外对 HepG2 和 SGC-7901 肿瘤细胞具有明显的抑制作用，能明显增强环磷酰胺的抑瘤作用。

从地黄中提取的主要活性成分 Catalpol 在体内和体外分别以浓度和剂量依赖性方式抑制 CT26 结肠癌细胞的增殖和生长，主要通过抑制炎症和肿瘤血管生成来抑制 CT26 结肠癌细胞的生长和侵袭。

生地黄在剂量增加时抑制骨肉瘤 MG-63 细胞的生长。生地黄的氧化锌纳米颗粒具有较强的抗癌作用，并通过刺激活性氧的产生来诱导 MG-63 细胞凋亡。

2. 其他药理作用

（1）心脑血管系统：地黄中的主要成分梓醇可增加生理性 NO 生成，同时降低过氧亚硝基阴离子的生成，从而具有心肌保护作用。同时梓醇还能够改善内皮功能及心肌功能。

（2）降血糖、调血脂作用：梓醇可明显增加脂肪细胞的葡萄糖消耗量，抑制过氧化物酶体增长因子活化受体蛋白的表达，具有体外调节脂肪细胞糖脂代谢的作用。梓醇能促进肝糖原合成，增加葡萄糖的利用，从而降低血糖。

（3）抗电离辐射：人淋巴细胞 AHH-1 在照射前给予梓醇 $25 \sim 100 mg/mL$ 进行干预，可显著抑制电离辐射诱导的细胞凋亡，增加细胞活力。

（4）提高免疫：地黄多糖显著刺激淋巴细胞增殖和 T 细胞的生长速度，上调 T 淋巴细胞中 IL-2 和 IFN-γ 的生成，具有免疫增强活性。

（5）抗炎：地黄中提取的 2，5-二羟基苯乙酮通过抑制氧化氮合酶（iNOS）的表达，显著抑制 NO 的产生，下调其 mRNA 的表达，显著降低促炎细胞因子 TNF-α 和 IL-6 的水平，有效抑制细胞外信号相关激酶（ERK）1/2 的磷酸化和 NF-κBp65 蛋白的核转位，2，5-二羟基苯乙酮抑制炎症介质释放，通过阻断 ERK1/2 和 NF-κB 信号传导途径，具有改善脂多糖诱导小鼠巨噬细胞 RAW264.7 炎症反应的作用。

【注意事项】

脾虚湿滞、腹满便溏者不宜使用。

生地黄的不良反应有头痛、头晕、乏力、面色苍白、口唇紫绀等，还可引起荨麻疹样皮疹。

【现代应用】

花宝金教授经验方：太子参 15g，生白术 30g，茯苓 20g，陈皮 6g，急性子 12g，威灵仙 15g，郁金 15g，胆南星 12g，姜半夏 10g，黄连 6g，莪术 12g，生地黄 20g，肉苁蓉 20g，白花蛇舌草 30g，生甘草 9g，生姜 5 片，大枣 5 枚。用于食管癌患者放疗结束后的康复，治以活血化瘀、行气化痰为主，佐以益气健脾。

82. 玄参

（《神农本草经》）

【基原】

本品为玄参科植物玄参 *Scrophularia ningpoensis* Hemsl. 的干燥根。

【别名】

重台（《神农本草经》），鬼藏、正马、鹿肠、端、玄台（《吴普本草》），咸（《名医别录》），逐马（《药性论》），馥草（《开宝本草》），黑参（《孙天仁集效方》），野脂麻（《本草纲目》），玄参（《本草通玄》）。

【性味归经】

甘、苦、咸，微寒。归肺、胃、肾经。

【功能主治】

清热凉血，滋阴降火，解毒散结。用于热入营血，瘟毒发斑，热病伤阴，舌绛烦渴，津伤便秘，骨蒸劳嗽，目赤，咽痛，白喉，瘰疬，痈肿疮毒。

【传统应用】

《医林改错》：会厌逐瘀汤，桃仁五钱，红花五钱，甘草三钱，桔梗三钱，生地黄四钱，当归二钱，玄参一钱，柴胡一钱，枳壳二钱，赤芍二钱。水煎服。原方用治痘五六天后，饮水即呛者，是因瘟毒烧炼，会厌血凝，不能盖严气门，故需化开会厌中瘀血，其呛立止。

【化学成分】

玄参已经发现的化学成分主要有环烯醚萜、倍半萜、三萜、苯丙素、黄酮、甾醇、脂肪酸、糖类等，其中环烯醚萜类和简单苯丙素类为其主要活性成分。

【药理作用】

1. 抗癌的药理作用

（1）玄参有抑制甲状腺癌 SW579 细胞增殖的作用，其机制可能与下调 Bcl-2 和 c-Myc 表达有关。

（2）玄参提取物对 MCF-7 人乳腺癌细胞系具有明显的细胞毒性作用，用玄参提取物处理可导致细胞周期停滞在 G_2/M 期，从而诱导乳腺癌细胞凋亡。研究结果表明，细胞毒活性与 DNA 片段化及 Caspase-3 和 Caspase-9 含量的增加有关，也与细胞凋亡的增加有关。

2. 其他药理作用

（1）保护心血管系统：玄参活性成分对心血管系统的作用体现在舒张血管及保护心肌细胞等方面。

（2）抗炎：玄参提取物具有降低炎症因子 TNF-α、IL-1β、IL-6 的含量，抑制动脉 NF-κB 过量表达，提高抗炎因子 IL-10 浓度的作用，能通过影响 MAPK 通路实现抗炎作用。

（3）抗氧化：玄参环烯醚萜类成分具有显著清除 DPPH 自由基、超氧阴离子的作用，并且能抑制 H_2O_2 诱导的小鼠血红细胞氧化溶血。

（4）保肝：玄参中多种苯丙素类化合物具有较好的肝保护作用，能够对由 D-GalN 诱导的小鼠肝损伤起保护作用。

（5）降血糖：玄参中的桃叶珊瑚苷可保护糖尿病大鼠海马神经元丢失，增强抗氧化酶活性，表现出神经元保护作用，其机制可能与调控 Bcl-2 与 Bax 基因表达有关，并且桃叶珊瑚苷还具有降低血糖水平与肝肾脂质过氧化水平的作用，能够增加抗氧化酶活性，同时还能减轻胰腺损伤，增加免疫活性细胞数目。

此外，玄参还具有抗癌、抗菌、杀灭疟原虫的作用。

【注意事项】

脾胃虚寒、食少便溏者不宜服用。反藜芦。

脉络宁注射液由玄参、牛膝、金银花等药物经化学提取而成，现代临床研究表明脉络宁注射液有明显的不良反应，主要表现为过敏样反应、寒战、头痛等全身性损害；其次是皮疹、瘙痒、荨麻疹等皮肤及附件损害，临床表现多为过敏性反应，且多发生在首次用药时。

【现代应用】

黎月恒自拟方：黄芪 20g，白参（蒸兑）10g，白术 10g，茯苓 10g，陈皮 10g，女贞子 10g，墨旱莲 10g，淫羊藿 10g，炒麦芽 15g，鸡内金 10g，法半夏 10g，砂仁 5g，枳实 10g，丹参 10g，郁金 10g，广木香 10g，甘草 5g，浙贝母 10g，玄参 10g。联合化疗，用于治疗食管癌。

83. 牡丹皮

（《神农本草经》）

【基原】

本品为毛茛科植物牡丹 *Paeonia suffruticosa* Andr. 干燥根皮。

【别名】

牡丹根皮（《本草纲目》），丹皮（《本草正》），丹根（《贵州民间方药集》）。

【性味归经】

苦、辛，微寒。归心、肝、肾经。

【功能主治】

清热凉血，活血化瘀。用于热入营血，瘟毒发斑，吐血衄血，夜热早凉，无汗骨蒸，经闭痛经，跌仆伤痛，痈肿疮毒。

【化学成分】

牡丹皮中的化学成分主要含有酚及苷类、单萜及其苷类、三萜类、甾醇类、有机酸类、黄酮类、香豆素类等，此外还含有大量的多糖及挥发油。

【药理作用】

1. 抗癌的药理作用

（1）抗食管癌的药理作用：丹皮酚能明显下调食管癌 EC9706 细胞 Bcl-2 蛋白的表达，上调 Bax 蛋白的表达，使 Bcl-2/Bax 比例下降。丹皮酚联合 5-FU 对食管癌 EC9706 细胞的增殖抑制有协同作用，其机制可能是通过改变细胞周期，下调 Bcl-2 的表达，上调 Bax 的表达，使得 Bcl-2/Bax 比值降低而诱导凋亡。

丹皮酚单独应用对人食管癌细胞株 Eca-109 和 SEG-1 有增殖抑制作用，且呈明显的剂量效应关系；丹皮酚与顺铂联合应用具有明显的协同抑制食管癌细胞增殖的作用，其协同机制可能与诱导凋亡、改变细胞周期有关。进一步研究发现影响 Bcl-2 家族蛋白表达可能是丹皮酚及其联合 CDDP 诱导凋亡的机制之一。

丹皮酚在体外能抑制人食管癌 Eca-109 细胞增殖，在体内有抗裸鼠移植瘤作用，其机制可能与下调 COX-2 和 Survivin 的表达，进而诱导凋亡有关。

（2）抗其他癌症的药理作用：丹皮酚对卵巢癌 SKOV3/DDP 细胞的逆转耐药作

用可能与抑制 P-gp 功能和 MDR1/P-gp、MTDH 表达，诱导 PTEN 表达有关，为磷脂作为耐药逆转剂应用于卵巢癌耐药治疗提供了理论依据。丹皮酚能显著抑制人卵巢癌 SKOV3 细胞增殖，促进细胞凋亡，其机制可能与其调控凋亡相关蛋白 Survivin、Caspase 3 的表达变化有关。

丹皮酚对体外培养的人肺腺癌细胞系 A549 和小鼠 Lewis 肺癌细胞 LLC 均能发挥增敏效果，与放射线联合应用后，显著延长小鼠 Lewis 肺癌移植瘤模型肿瘤的生长时间。推测其机制可能与增加辐射所诱导的细胞凋亡、抑制放射损伤的修复，以及下调细胞内 COX-2 和 Survivin 两种蛋白的表达有关。在一定浓度范围内，丹皮酚可抑制人非小细胞肺癌 A549 细胞的增殖、迁移和侵袭，下调分泌蛋白 MMP-2 和 MMP-9 的表达，其机制可能与抑制 MAPKs 信号通路中的 ERK 通路有关。

丹皮酚作用于人肝癌 HepG2 细胞株后可引起 miR-19b 表达上调，瞬时转染过表达 miR-19b 可以抑制 HepG2 增殖并促进其凋亡。丹皮酚的抗肿瘤作用机制可能与其上调 miR-19b 表达量相关。

丹皮酚能抑制人结肠癌细胞系 LoVo 细胞的增殖并诱导其凋亡，其作用机制可能与增加细胞内 Ca^{2+} 含量，上调 RUNX3 基因的表达有关。丹皮酚可能通过抑制 NF-κB、COX-2 表达，PGE2 合成，下调 MMP-9 表达，进而降低 LoVo 细胞的侵袭能力。

丹皮酚可以抑制甲状腺未分化癌细胞的生长，不同浓度的丹皮酚对甲状腺未分化癌细胞中的 lncRNA 表达有影响，说明中药提取物丹皮酚可能通过 lncRNA 对肿瘤的发生发展产生影响。

从牡丹种子中分离出来的两种白藜芦醇低聚物：顺式促胃泌素 H 和反式促胃泌素 H 在抑制四种人类癌细胞系 A549（肺癌）、BT20（乳腺癌）、MCF-7（乳腺癌）和 U2OS（骨肉瘤）的增殖中具有活性，并促进细胞凋亡，而对两种正常人上皮细胞系 HPL1A（肺）和 HMEC（乳腺）的作用却很小。顺式促胃泌素 H 和反式促胃泌素 H 通过释放线粒体细胞色素 C，激活 Caspase-3、Caspase-7，抑制 NF-κB 激活来促进细胞凋亡。流式细胞仪分析显示，顺式促胃泌素 H 和反式促胃泌素 H 在 G_0/G_1 期阻止了癌细胞的细胞周期。

2. 其他药理作用

（1）对免疫系统的影响：丹皮酚可明显促进模型小鼠免疫系统，可显著提高其脾脏指数和胸腺指数等指标，促进淋巴细胞转化率，促进模型大鼠中性粒细胞的吞噬能力，从而增强大鼠免疫功能。

（2）抗菌消炎作用：丹皮酚可显著抑制毛细血管通透性，抑制大鼠白细胞炎性趋向性和前列腺素 E2 合成，改善角叉菜胶诱导模型大鼠足部炎性病变。

（3）对心脑血管系统的作用：丹皮酚具有明显保护血管的作用，其作用主要与其降血脂、抑制动脉粥样硬化有关。

（4）对糖尿病的治疗：牡丹皮水提物可使 2 型糖尿病模型大鼠血糖显著下降，可有效降低模型动物血胆固醇、甘油三酯和超氧化物歧化酶含量。研究证实了牡丹皮水提物对 2 型糖尿病的血脂代谢和氧化应激敏感性的改善作用，可明显降低胰岛素抵抗症状，增加葡萄糖耐受量。

（5）抗心律失常：丹皮酚具有明显抑制心肌细胞外向钾离子通道的作用。

（6）抗胃溃疡：丹皮酚对乙醇所致小鼠胃溃疡有保护作用，可显著减轻乙醇引起的胃黏膜损伤，对实验性胃溃疡具有保护作用，并且具有较好的体外抗 Hp 的活性。

【注意事项】

血虚有寒，孕妇及月经过多者慎服。

《本草经集注》：煨菟丝子。《古今录验方》：忌胡荽。《唐本草》：畏贝母、大黄。《日华子本草》：忌蒜。《本经逢原》：自汗多者勿用，为能走泄津液也。痘疹初起勿用，为其性专散血，不无根脚散阔之虑。《得配本草》：胃气虚寒，相火衰者，勿用。

【现代应用】

四逆软肝方：主要由白术、茯苓、白芍、川贝母、桃仁、牡丹皮、煅牡蛎、西洋参、茵陈、田基黄等药物组成。每遇病情变化即随症加减，可用于治疗肝癌。

84. 赤芍

（《开宝本草》）

【基原】

本品为毛茛科植物芍药 *Paeonia lactiflora* Pall. 或川赤芍 *Paeonia veitchii* Lynch 的干燥根。

【别名】

木芍药（崔豹《古今注》），红芍药（《圣济总录》），赤芍（《药品化义》），臭牡丹根（《青海药材》）。

【性味归经】

苦、微寒。归肝经。

【功能主治】

清热凉血，散瘀止痛。用于热入营血，瘟毒发斑，吐血衄血，目赤肿痛，肝郁胁痛，闭经痛经，癥瘕腹痛，跌仆损伤，痈肿疮疡。

【传统应用】

《万病回春》：解郁调胃汤，白术一钱，陈皮（盐水洗）一钱，白茯苓（去皮）一两，归尾（酒洗）一钱二分，赤芍（酒浸）八分，川芎六分，生地黄（酒洗，姜汁拌，晒干）八分，香附米八分，神曲（炒）七分，栀子仁（盐水炒）一钱二分，麦芽（炒）七分，桃仁（去皮）四两，生甘草四分，加生姜三片，水煎，热服。治因怒、忧、思、虑、劳心而致胃脘血液耗损，痰火内郁，水浆易下而食物难消，若噎膈之症，或气分之火壅遏于中而时作刺痛者。

【化学成分】

赤芍含有多种化学成分，主要包括萜类及其苷、黄酮及其苷、鞣质类、挥发油类、酚酸及其苷等，此外还有多糖类、醇类、酚类、生物碱、微量元素等成分。

【药理作用】

1. 抗癌的药理作用

（1）抗肝癌的药理作用：赤芍总苷能抑制肝癌 SMMC-7721 细胞的生长、迁移，其机制可能是通过下调 COX-2、VEGF 的表达来实现。赤芍总苷对 Hep A 肝癌小鼠肿瘤生长有明显抑制作用，并诱导肿瘤细胞凋亡，其主要机制与调节 Bcl-2 和 Bax 蛋白表达有关。

（2）抗肺癌的药理作用：赤芍能抑制非小细胞肺癌细胞的生长、增殖及迁移，能将细胞明显阻滞于 G_1 期，并能有效抑制 C57BL/6 小鼠肺癌皮下移植瘤的生长。

赤芍总苷可抑制人肺癌 A549 细胞的增殖、迁移和侵袭，其分子机制可能是通过抑制 Akt 通路的激活，进而降低 MMP-2 和 MMP-9 蛋白的表达。

赤芍的提取物赤芍总苷可抑制体外培养的肺癌 H1299 细胞株的生长，降低细胞内 MMP-9 和 HIF-1α mRNA 和蛋白的表达。

2. 其他药理作用

（1）抗炎作用：芍药苷可抑制促炎性介质如 TNF-α、IL-1β、iNOS、COX2、5-LOX 的上调，抑制 JNK、p38 MAPK 的活化，最终对缺血性脑损伤发挥一定的保护作用。

（2）保肝作用：其主要作用机制为抗氧化损伤，抑制炎性因子释放，改善肝脏微循环，降低肝脏总一氧化氮合酶/诱导型一氧化氮合酶的活性及 NO 的含量，阻断 NO 对肝脏的损伤作用，调控对肝脏基因的表达等。

（3）对神经系统的作用：芍药苷通过抑制细胞凋亡、活化腺苷 A1 受体、阻断钠通道而抑制钠内流、减轻细胞钙超载损伤等作用机制发挥保护神经细胞的作用。芍药抗抑郁的机制可能是提高单胺类神经递质的含量、调节下丘脑-垂体-肾上腺轴的功能、修复受损神经元、抑制单胺氧化酶表达、增强神经保护作用等。赤芍总苷可抑制糖基化-氧化应激反应，降低早期和糖基化终产物及脂质过氧化产物浓度，抑制应激醛糖还原酶活性，改善 D-gal 诱导的衰老大鼠的学习记忆能力。

（4）心脏保护作用：赤芍对心脏的保护机制主要有避免氧化损伤、调节凋亡基因与促凋亡基因的表达，以及维持细胞内外环境的平衡。

（5）抗凝、抗血栓作用：赤芍总苷抗凝血、抗血栓作用可能与其降低大鼠的血液黏度、纤维蛋白原含量、红细胞聚集指数、血小板聚集等有关。

（6）抗氧化作用：赤芍具有较强的抗氧化作用，不仅减少氧化剂的产生，还能调节抗氧化的防御目标系统并维持细胞能量学系统。

此外，赤芍还具有抗内毒素、抗幽门结扎型胃溃疡、抗惊厥等作用。

【注意事项】

血虚无瘀之症及痈疽已溃者慎服。

《本草经集注》：恶石斛、芒硝。畏消石、鳖甲、小蓟。反藜芦。《本草衍义》：血虚寒人，禁此一物。《本草经疏》：赤芍药破血，故凡一切血虚病，及泄泻，产后恶露已行，少腹痛已止，痈疽已溃，并不宜服。

赤芍急性毒性实验显示，灌胃给药 40g/kg，10 分钟后，动物出现毛松、肌软、腹部着地、活动减少、呼吸减慢伴轻度紫绀、对声刺激反应较迟钝等表现，90 分钟时，一只雌性小鼠出现张口呼吸、窜跳后死亡，解剖发现胃内有少量黄色药液残留。

【现代应用】

徐荷芬教授经验方：柴胡 6g，枳壳 6g，香附 6g，赤芍 10g，白芍 10g，川芎 6g，白蒺藜 12g，南沙参 12g，北沙参 12g，天冬 10g，麦冬 10g，枸杞子 15g，白花蛇舌草 15g，蜀羊泉 10g，法半夏 10g，陈皮 10g，炒麦芽 15g，炙鳖甲（先煎）15g，仙鹤草 15g，石斛 10g，炙甘草 6g。可用于治疗食管癌。

85. 紫草

（《神农本草经》）

【基原】

本品为紫草科植物新疆紫草 *Arnebia euchroma*（Royle）Johnst. 或内蒙紫草 *Arnebia guttata* Bunge 的干燥根。

【别名】

紫丹、紫芺（《神农本草经》），地血（《吴普本草》），紫草茸（《小儿药证直诀》），鸦衔草（《本草纲目》），紫草根（《现代实用中药》），山紫草（《江苏植药志》），红石根（《辽宁经济植物志》）。

【性味归经】

甘、咸，寒。归心，肝经。

【功能主治】

清热凉血，活血解毒，透疹消斑。用于血热毒盛，斑疹紫黑，麻疹不透，疮疡，湿疹，水火烫伤。

【化学成分】

紫草包含萘醌类（如紫草素和阿卡宁类）、单萜苯酚、苯醌类、生物碱类、脂肪族及酯类、齐墩果酸等多种类型的化合物。

【药理作用】

1. 抗癌的药理作用

（1）抗胃癌的药理作用：紫草素能抑制人胃癌细胞 SGC-7901 和非小细胞肺癌的侵袭转移，抑制非小细胞肺癌 A549 细胞的增殖，通过 ERK1/2 信号通路和抑制整合素 β1 的表达来抑制肺癌细胞的侵袭和转移。

（2）抗肝癌的药理作用：紫草素在肝癌 HCC 细胞和腺囊癌 ACCM 细胞中，通过 NF-κB 信号通路下调 MMP-2 和 MMP-9 的表达量，诱发转移相关表型降低，从而明显抑制肿瘤的侵袭和转移。

（3）抗结肠癌的药理作用：异丁酰紫草素通过抑制调控 PI3K/Akt/m-TOR 信号通路，显著抑制人结肠癌细胞增殖，诱导早期凋亡，改变细胞的周期分布。

（4）抗乳腺癌的药理作用：紫草素能通过抑制 PI3K/Akt 通路促进乳腺癌 MCF-7 细胞自噬和子宫内膜癌 Ishikawa 细胞凋亡。

（5）抗鼻咽癌的药理作用：紫草素还能通过 ROS 途径诱导胶质瘤细胞、鼻咽癌 CNE2 和 HNE2 细胞的增殖、人宫颈癌 HeLa 细胞及白血病早幼粒细胞的凋亡。

2. 其他药理作用

（1）抗炎作用：紫草具有抗炎活性，能够清热解毒，抑制缺血性皮层促炎症介质的表达，包括 TLR4、TNF-α、NF-κB、和 p-p38MAPK，能通过调节炎症反应和改善血脑屏障的通透性来保护大脑免受缺血性损伤，降低蛋白酶体相关活动，在炎症条件下能作为蛋白酶体抑制剂发挥作用。

（2）抗病毒、抗菌作用：紫草素对金黄色葡萄球菌、白色葡萄球菌、绿脓杆菌等有明显的抑制作用，另外紫草素通过下调趋化因子 CCR5 的表达，抑制 HIV1 病毒的复制，而有效杀灭艾滋病病毒。

（3）免疫调节作用：紫草素作用于 Ⅱ 型胶原诱导的关节炎（CIA）小鼠，能使其关节炎的发病率降低，并且改善临床症状，使 CIA 小鼠滑膜的 Th1 型细胞因子 IL-12、TNF-α 和炎症细胞因子 IL-6 在 mRNA 水平上表达降低，从而激活 Th1 和 Th2 型免疫反应。

【注意事项】

胃肠虚弱、大便溏泻者慎服。

【现代应用】

加味竹叶石膏汤：竹叶 10g，生石膏 30g，人参 6g，麦冬 30g，清半夏 15g，北豆根 10g，紫草 10g，白及 10g，藤梨根 15g，炙甘草 6g，珍珠粉 3g。用于防治放射性食管炎。

第五节　清虚热药

86. 青蒿

（《神农本草经》）

【基原】

本品为菊科植物黄花蒿 *Artemisia annua* L. 的干燥地上部分。

【别名】

草蒿、方溃（《神农本草经》），三庚草（《履巉岩本草》），野兰蒿（《现代实用中药》），黑蒿（《山东中药》），白染艮（《闽东本草》）。

【性味归经】

苦、辛，寒。归肝、胆经。

【功能主治】

清虚热，除骨蒸，解暑热，截疟，退黄。用于温邪伤阴，夜热早凉，阴虚发热，骨蒸劳热，暑邪发热，疟疾寒热，湿热黄疸。

【传统应用】

《孙文垣医案》：一仆病与前类，而身如火烁，头痛如破，大便不泻，小水赤，口渴，鼻干，不得眠，胸膈膨胀，腹饥不能食，六脉弦而数。用竹叶石膏汤，加知母、枳壳、白芷、葛根，大加青蒿，一帖而热痛减半，胸膈亦宽。

《马培之医案》：加味白薇汤，白薇二钱，蒌仁三钱，橘红一钱，杏仁二钱，象贝二钱，牡丹皮五钱，桑白皮二钱，青蒿一钱，竹茹一钱，浮石三钱，雪梨三片。治肺胃痰热，壅于膈上，身热咳嗽，气粗痰鸣，口干作渴。

【化学成分】

青蒿化学成分主要有黄酮类、香豆素、倍半萜、二萜、苯丙酸类和挥发油等。

【药理作用】

1. 抗癌的药理作用

（1）抗食管癌的药理作用：青蒿琥酯可能通过降低细胞线粒体膜电位，启动内源性线粒体凋亡途径，激活 Caspase-3 蛋白，调节 Bcl-2 和 Bax 蛋白表达水平，从而诱导食管癌 Ec9706 细胞凋亡。

青蒿琥酯通过下调 CDC25A，上调 Smad 3 和 TGF-β 的表达量而使肿瘤细胞停滞在 G_0/G_1 期，S 期细胞显著减少，当浓度达到 $100\mu mol/L$ 时，细胞阻滞于 G_2/M 期，能显著抑制人食管癌细胞 Eca109 细胞增殖，并诱导肿瘤细胞凋亡。

放射联合青蒿琥酯显著抑制了异种移植物的体内肿瘤生长，青蒿琥酯预处理能显著促进细胞凋亡，并逆转放疗诱导的食管癌细胞的 G_2/M 阻滞。青蒿琥酯上调了 P21，下调了照射后的 TE-1 细胞的细胞周期蛋白 D1、RAD51、RAD54、Ku70 和 Ku86 的表达，表明 Art 在体外和体内诱导 TE-1 细胞的放射敏感性，并且可能被证明是用于食管癌治疗的有希望的放射致敏剂。

（2）抗其他癌症的药理作用：双氢青蒿素抑制人胶质瘤 U251 细胞增殖和人胃癌 HGC27 细胞的机制与其抑制 Wnt/β-catenin 通路，抑制上皮间质转换进程有关。

青蒿素衍生物可在体外抑制宫颈癌 HeLa 细胞的增殖并促进其凋亡，其作用机制分别与下调细胞外调节蛋白激酶 1/2（ERK1/2）蛋白磷酸化水平，上调 p38 蛋白磷酸化水平有关。

青蒿素可以调控肝癌细胞中 IL-17/IL-17R 的表达，抑制 JAK2/STAT3 信号通路活化，诱导肝癌细胞凋亡，进而发挥抗肿瘤作用。

青蒿素可以通过抑制 NF-κβ 活性，显著增加放射线对人类结直肠癌细胞株 LoVo 细胞的敏感性，增加 LoVo 细胞线粒体的凋亡路径，强化放射线诱导细胞凋亡的发生。

青蒿素抑制胰腺癌 JF-305 细胞增殖的作用机制可能与其升高 JF-305 细胞中活性氧的水平，引起的线粒体凋亡途径有关。

2. 其他药理作用

（1）抑菌、杀虫作用：青蒿种子挥发油对大肠杆菌、乳酸球菌等均有较好的抑制作用，以青蒿为主药的青蒿散，能缓解柔嫩艾美耳球虫侵染鸡盲肠所致的病变，有一定的抗球虫效果，具有剂量依赖性。

（2）解热、抗炎作用：青蒿中的青蒿乙素、青蒿酸、东莨菪内酯等对鲜酵母致大鼠体温升高具有明显的解热作用，解热作用可能是其活性成分群整合作用的结果。青蒿素通过调节 NF-κB 和丝裂原活化蛋白激酶信号通路来发挥抗炎作用，二氢青蒿素通过下调诱导型一氧化氮合酶蛋白表达，抑制巨噬细胞释放炎症因子 TNF-α、IL-6 和炎症介质 NO 而发挥抗炎活性。

（3）免疫调节作用：青蒿素对实验性自身免疫性重症肌无力大鼠具有免疫调节作用，其机制可能是降低血清 R97-116 抗体水平、抑制淋巴结单个核细胞分泌 IFN-γ。

青蒿提取物及其主要成分倍半萜具有广泛的药理作用，包括抗疟疾、抗病毒、抗纤维化、抗结核及保护非酒精性脂肪肝等。

【注意事项】

脾胃虚弱，肠滑泄泻者忌服。

在青蒿素的致畸胎实验中，引起胎鼠死亡或流产，表明青蒿素能影响胎鼠中晚期的器官形成，有胚胎毒性，孕期女性应慎用青蒿素类药物，世界卫生组织不推荐用于妊娠前 3 个月的疟疾患者。

【现代应用】

青蒿鳖甲汤：青蒿 15g，鳖甲 15g，生地黄 12g，知母 9g，牡丹皮 9g。可用于治疗肺癌、鼻咽癌、食管癌等恶性肿瘤中晚期患者，以及多次放疗、化疗后表现出中低度发热者。

第六节　解表药

87. 桂枝

（《名医别录》）

【基原】

本品为樟科植物肉桂 *Cinnamomum cassia* Presl 的干燥嫩枝。

【别名】

柳桂（《本草别说》）。

【性味归经】

辛、甘，温。归心、肺、膀胱经。

【功能主治】

发汗解肌，温通经脉，助阳化气，平冲降逆。用于风寒感冒，脘腹冷痛，血寒经闭，关节痹痛，痰饮水肿，心悸奔豚。

【传统应用】

《辨证奇闻》：和中启关散，麦冬五钱，人参五分，甘草五分，柏子仁三钱，原滑石一钱，黄连一钱，白芍五钱，桂枝三分，苏花粉一钱五分。注：此方解散中焦之火，更能疏肝以平木。木气既平，而火热自灭。内中最妙者，用黄连与桂枝也，一安心以交于肾，一和肾而交于心，心肾两交，则营卫阴阳之气，无不各相和好，阴阳既和，而上下二焦安能坚闭乎！此和解之善于开关也。

【化学成分】

桂枝中含有以桂皮醛为主的挥发性成分，包括有机酸类（桂皮酸）、鞣质类、糖类、甾体类、香豆素类等。桂枝水煎剂中尚含有 β-谷甾醇及硫酸钾结晶等化学成分。

【药理作用】

1. 抗癌的药理作用

（1）抗食管癌的药理作用：桂皮醛对食管癌细胞 KYSE30 和 Eca109 生长有较强的抑制作用，而且呈时间和剂量依赖性。其机制是通过增强细胞凋亡通路分子活化，下调 Bcl-2 和 Mcl-1 蛋白表达，增强促凋亡蛋白 Bax 及凋亡蛋白酶 Caspase-3、Caspase-9 活性，诱导细胞凋亡。

（2）抗其他癌症的药理作用：桂皮醛对体外培养的人皮肤黑色素瘤、乳腺癌、宫颈癌等肿瘤细胞的增殖具有良好的抑制作用，对胃癌裸鼠移植瘤模型，以桂皮醛不同浓度腹腔注射，结果显示桂皮醛能抑制肿瘤细胞增殖、诱导细胞凋亡，抗肿瘤作用明显。

桂皮醛可抑制人类肺癌细胞系 A-549 细胞、肝癌细胞系 HepG2 细胞和宫颈癌细胞系 HeLa 细胞的增殖，并且剂量或浓度越大，对肿瘤细胞的增殖抑制作用越强。

2. 其他药理作用

（1）抗病毒作用：桂枝挥发油、桂皮醛具有良好的抗流感病毒作用，能影响甲型流感病毒 A/PR/8/34（H1N1）增殖。

（2）抗菌作用：桂枝的抗菌活性已通过包括 27 种鲍氏不动杆菌、20 种绿脓假单胞菌和 2 种金黄色葡萄球菌在内的临床耐药菌经圆盘扩散法隔离测定，结果表明桂枝对以上菌株均有明显的抗菌活性。

（3）抗炎作用：桂枝挥发油对急性、慢性和免疫损伤性炎症均有显著的拮抗作用，其作用与抑制花生四烯酸代谢、影响炎症介质生成及抗氧化等因素有关。对急性肺损伤发挥抗炎作用的主要分子机制是高度活化的 NF-κB 信号通路及对 PTK 活性的抑制。

桂枝还具有解热、镇静、抗惊厥、扩张皮肤血管、促进血液循环、解表、发散（汗）、镇痛、抗真菌等作用，且毒副作用小。

【注意事项】

《中药学》：本品辛温助热，易伤阴动血，凡外感热病、阴虚火旺、血热妄行等均当忌用。孕妇及月经过多者慎用。

【现代应用】

食管癌验方：炙黄芪 30g，黄芪 30g，党参 30g，桂枝 15g，代赭石 30g，白芍 40g，丹参 15g，三七 10g，薤白 15g，瓜蒌 30g，仙鹤草 40g，砂仁 10g，枳实 15g，威灵仙 15g，猪苓 30g，茯苓 30g，葶苈子 30g，山药 40g，天冬 30g，淫羊藿 30g，乌梅 30g，酸枣仁 10g。

88. 防风

（《神农本草经》）

【基原】

本品为伞形科植物防风 *Saposhnikovia divaricata*（Turcz.）Schischk. 的干燥根。

【别名】

铜芸（《神农本草经》），茴芸、茴草、百枝、闾根、百蜚（《吴普本草》），屏风（《名医别录》），风肉（《药材资料汇编》）。

【性味归经】

辛，甘，微温。归膀胱、肝、脾经。

【功能主治】

祛风解表，胜湿止痛，止痉。用于感冒头痛，风湿痹痛，风疹瘙痒，破伤风。

【传统应用】

《备急千金要方》：五噎丸，主五种之气皆令人噎方。人参、半夏、桂心、防风、小草、附子、细辛、甘草（各二两），紫菀、干姜、食茱萸、芍药、乌头（各六分），枳实（三两）。上十四味为末，蜜丸如梧子大，酒服五丸，日三。不止，加至十五丸。

乌头与半夏相反，但去一味合之。

【化学成分】

防风的化学成分主要包括有色原酮类、香豆素类、有机酸、多糖类、聚炔类、甾醇类等。

【药理作用】

1. 抗癌的药理作用

防风作用于胃癌 SGC-7901 细胞 24 小时后，出现体积变小、核固缩、空泡样变化等病理改变。防风对 SGC-7901 细胞的生长曲线、集落形成有明显的抑制作用，与药物浓度和使用时间呈正相关。

防风多糖对体外培养人白血病 K562 细胞具有增殖抑制及凋亡作用，细胞出现核固缩、凋亡小体，且细胞凋亡率随防风多糖浓度增加而提高。

2. 其他药理作用研究

（1）抗微生物和抗炎作用：防风对金黄色葡萄球菌、乙型溶血性链球菌、肺炎双球菌等均有抑制作用。防风提取物色原酮能明显抑制巴豆油涂耳致炎实验中小鼠耳的肿胀，降低大鼠关节炎积分和发病率，其抗炎的物质基础可能包括色原酮、色原苷和挥发油等脂溶性成分。

（2）镇痛镇静作用：防风的镇痛、镇静作用是色原酮、香豆素、聚乙炔、挥发油等多种化学成分协同作用的结果，其中色原酮作用最强，其作用机制包括抗炎、对中枢神经系统的作用及对肝代谢酶的作用。

（3）免疫调节作用：防风具有免疫增强作用，其有效部位为多糖，防风多糖 saponikovian A，B，C 及 JBO-6 均具有免疫增强活性，防风多糖能明显增加体外培养的巨噬细胞释放 IL-1 和 IL-8，提示防风调节免疫功能与其多糖组分刺激巨噬细胞释放细胞因子有关。

此外，防风还具有解热、抗凝血、活血化瘀、抗过敏、抗白血病、抗动脉粥样硬化和护肝的作用。

【注意事项】

阴血亏虚、热病动风者慎用或忌用，血虚发痉或头痛不因风邪者忌服。

【现代应用】

扶正康复合剂：茯苓 30g，薏苡仁 30g，生晒参 9g，防风 9g，柴胡 10g，枳壳

10g，猪苓 15g，炒白术 12g，郁金 12g，预知子 12g，合欢皮 12g，制远志 12g，蝉蜕 3g，甘草 8g。对包括食管癌在内的肝郁气滞型肿瘤相关性抑郁患者有显著疗效。

89. 葱白
（《神农本草经》）

【基原】

本品为百合科植物葱 *Allium fistulosum* L. 近根部的鳞茎。

【别名】

葱茎白（《本草纲目》），葱白头（《药品化义》）。

【性味归经】

辛，凉。归肺、肝经。

【功能主治】

疏散风热，清利头目，利咽透疹，疏肝行气。用于感冒头痛，鼻塞；外用治小便不利，痈疖肿毒。

【传统应用】

《千金翼》：葱白汤，主冷热膈痰，发时头痛闷乱，欲吐不得方。葱白（二七茎）、乌头（二分，炮）、甘草（二分，炙）、真朱（二分，研）、常山（二分）、桃叶（一把），上六味，切，以酒四升，水四升，合煮取三升，去滓，纳真朱，服一升，得吐止，忌海藻、菘菜、猪肉、冷水、生葱、生菜、生血等物。

【化学成分】

葱白主要化学成分为甾体及皂苷类化合物、黄酮类、挥发油类等。

【药理作用】

1. 抗癌的药理作用

经大葱油处理人结肠癌 SW480 细胞后，细胞周期进程相关蛋白（cyclin D1、CDK4 和 CDK6）和细胞凋亡相关蛋白（Bcl-2、Bax、Caspase-9 和 Caspase-3）表达明显下调。

2. 其他药理作用研究

（1）抗氧化：葱白提取物可以提高血清超氧化物歧化酶水平，降低丙二醛水平，有效防止脂质过氧化损伤，防止氧自由基对内皮细胞的攻击，提高抗氧化损伤的能力，有效防止血栓的形成，其机制与调节超氧化物歧化酶和丙二醛的分泌、保护内皮细胞有关。

（2）降血脂：葱白提取物对高脂血症大鼠血清总胆固醇、三酰甘油、高密度脂蛋白胆固醇、低密度脂蛋白胆固醇、肝功能、超氧化物歧化酶的活力均有影响。

（3）抑制血小板聚集：葱白提取物可以减少血小板活化，同时也可以防止血小板聚集，用于血栓形成早期干预治疗，可以显著降低血栓发生的危险性，改善血液循环，调节血小板活化因子的分泌，有效防止血栓形成。

葱白还具有保护心脏、抗血栓、护肝等多种药理作用。

【注意事项】

表虚汗多者忌服。

【现代应用】

四逆汤加葱白：制附片 15g，干姜 20g，炙甘草 10g，葱白 20g。治疗阳虚水泛型食管癌术后发热患者，疗效甚佳。

90. 薄荷

（《新修本草》）

【基原】

本品为唇形科植物薄荷 *Mentha haplocalyx* Briq. 的干燥地上部分。

【别名】

蕃荷菜（《备急千金要方》），菝蔺、吴菝蔺（《食性本草》），南薄荷（《本草衍义》），猫儿薄苛（《履巉岩本草》），升阳菜（《滇南本草》），薄苛（《品汇精要》），菝荷（《本草蒙筌》），夜息花（《植物名汇》）。

【性味归经】

辛、凉。归肺、肝经。

【功能主治】

疏散风热，清利头目，利咽透疹，疏肝行气。用于风热感冒，风温初起，头痛，目赤，喉痹，口疮，风疹，麻疹，胸胁胀闷。

【传统应用】

《太平惠民和剂局方》：凉膈散，川大黄 20 两，朴消 20 两，甘草（爁） 20 两，山栀子仁 10 两，薄荷叶（去梗） 10 两，黄芩 10 两，连翘 2 斤半。

《医方集解》：此上中二焦泻火药也。热淫于内，治以咸寒，佐以苦甘，故以连翘、黄芩、竹叶、薄荷升散于上，而以大黄、芒硝之猛利推荡其中，使上升下行，而膈自清矣。

【化学成分】

薄荷的成分中包含多种化合物，如醇、酮、酯、萜烯和萜烷类等挥发油类与黄酮类，除此之外还包含有机酸、微量元素、三萜及甾体类化合物与氨基酸等。

【药理作用】

1. 抗癌药理作用

（1）抗食管癌的药理作用：薄荷醇目前在食管癌中应用较少，仅临床有利用薄荷醇的助渗作用进行局部微量化疗的记载。

（2）抗其他癌症的药理作用：采用灌胃法给予薄荷提取物，Lewis 肺癌细胞和 S180 荷瘤小鼠的瘤重与荷瘤对照组比较有明显减轻，表明薄荷提取物对小鼠 Lewis 肺癌和 S180 荷瘤有一定的拮抗作用。

薄荷醇调控人膀胱癌细胞系 T24 细胞受体 TRPM8 的表达，而不影响其增殖，但可以激活 TRPM8 通道而抑制 T24 细胞的生长。

2. 其他药理作用研究

（1）对消化系统的作用：薄荷中含有的薄荷醇和薄荷酮都具有利胆作用，薄荷醇的作用比较强，但薄荷酮作用比薄荷醇更为持久。在动物实验中，给予薄荷醇 3~4 小时后，实验动物的胆汁排出量可以增加约 4 倍。

（2）对呼吸系统的作用：薄荷醇具有祛痰作用，其作用机理是薄荷醇能增加呼吸道黏液的分泌，减少呼吸道的泡沫痰，降低分泌物重量，增大有效通气腔道，使稠厚的黏液稀释而易于排出。

（3）抗真菌、抗病毒作用：实验表明薄荷还具有较强的抗菌作用，薄荷水煎剂可抗表皮葡萄球菌、金黄色葡萄球菌、大肠杆菌等。薄荷多糖、薄荷油对呼吸道合胞病毒具有较强的抑制作用，对单纯疱疹病毒也有较强的抑制作用。

薄荷对中枢神经系统、生殖系统等都具有生物活性，还具有杀虫除螨、抗炎、抗氧化、镇咳、抗辐射及抗遗传毒性等作用。

【注意事项】

体虚多汗、阴虚血燥者慎用。

【现代应用】

解郁合欢汤：合欢花 6g，郁金 6g，沉香 1.5g，当归 6g，白芍 3g，丹参 6g，柏子仁 6g，栀子 4.5g，柴胡 3g，薄荷 3g，茯神 6g，红枣 5 枚，橘饼 12g。可用于噎膈肝郁气滞证的治疗。

91. 牛蒡子

（《名医别录》）

【基原】

本品为菊科植物牛蒡 *Arctium lappa* L. 的干燥成熟果实。

【别名】

恶实（《名医别录》），鼠粘子（《本草图经》），黍粘子（《珍珠囊》），大力子（《卫生易简方》），蝙蝠刺（《本草纲目》），毛然子、黑风子（《青海药材》），毛锥子（《贵州民间方药集》），粘苍子（《辽宁主要药材》），鼠尖子、弯巴钩子、万把钩（《江苏植药志》），大牛子（《山西中药志》），牛子（《陕西中药志》）。

【性味归经】

辛、苦，寒。归肺、胃经。

【功能主治】

疏散风热，宣肺透疹，解毒利咽。用于风热感冒，咳嗽痰多，麻疹，风疹，咽喉肿痛，丹毒，痈肿疮毒。

【传统应用】

《本草衍义》：疏风壅涎唾多，咽膈不利，牛蒡子（微炒）、荆芥穗各一两，甘草（炙）半两。并为末，食后夜卧，汤点二钱服，当缓取效。

【化学成分】

牛蒡子的化学成分主要包括木脂素类、挥发油类、脂肪油类、帖类（倍半帖、三萜）、硫炔类、多炔类及微量元素等多种类型化合物。

【药理作用】

1. 抗癌的药理作用

（1）抗食管癌的药理作用：牛蒡子苷元对食管癌细胞生长有抑制作用，随着时间或浓度的增加抑制作用逐渐增强。牛蒡子苷元可阻滞细胞周期，下调食管癌细胞内 PcNA 表达水平，进而使食管癌细胞凋亡率和凋亡指数显著增加。

（2）抗其他癌症的药理作用：牛蒡子苷元对人肝癌 HepG2 细胞具有强烈的细胞毒性，但对于肝肠细胞基本上没有毒性，其细胞毒性随着光照时间的增加而增强。

牛蒡子苷元能抑制体外胰腺肿瘤细胞株的生长，并且在体内能强烈抑制裸鼠 PANC-1 肿瘤的生长，表明牛蒡子苷元在体内、体外均能起到抗肿瘤的作用。

对牛蒡子苷元的结构进行修饰，使内酯环开环得到氨解衍生物，并采用 5 种人癌细胞株对牛蒡子苷元与其氨解衍生物的抗肿瘤效果进行比较，发现牛蒡子苷元的抗肿瘤活性更强，原因可能与其内酯环的结构有关。

2. 其他药理作用研究

（1）抑菌作用：牛蒡子提取物牛蒡子苷元对金黄色葡萄球菌、大肠杆菌、绿脓杆菌、白色念珠菌等均高度敏感，具有优良的抑菌活性。

（2）抗炎作用：牛蒡子苷元能有效抑制或阻碍炎症因子的释放，而发挥抗炎作用。牛蒡子苷元能抑制脂多糖诱导的 NO 产生，并抑制细胞因子 IL-6 和 TNF-α 的释放，还能通过下调一氧化氮合酶的表达来抑制 NO 的过度产生，并且可以有效抑制有丝分裂原激活蛋白激酶的磷酸化和活性，从而抑制转录因子 AP-1 的活性，进而阻碍 TNF-α 的生成来达到抗炎目的。

（3）降血糖作用：机体代谢失调会导致各种疾病，如糖尿病，α-葡萄糖苷酶与该病的产生联系紧密，α-葡萄糖苷酶可以使碳水化合物转化为单糖，导致血糖升高，通过塑造小鼠糖尿病模型研究发现牛蒡子乙醇提取物能有效降低血糖含量，推测牛蒡子中的脂溶性成分为降血糖活性成分。

牛蒡子苷元还具有钙拮抗、止咳、保肝、神经保护、调节热休克反应及抗血小板活化因子受体的作用。

【注意事项】

体寒滑肠、阴虚便溏者慎用。

【现代应用】

自拟温阳补气运脾汤：枳实 6g，白术 15g，当归 12g，黄芪 15g，芒硝 6g，泽泻 6g，干姜 9g，桂枝 6g，牛蒡子 10g，草果 10g，炙甘草 4g，青皮 10g，制厚朴 9g，煨葛根 9g，紫苏梗 10g。可用于治疗食管癌患者术后早期胃肠功能恢复。

92. 菊花

（《神农本草经》）

【基原】

本品为菊科植物菊 *Chrysanthemum morifolium* Ramat. 的干燥头状花序。

【别名】

节华（《神农本草经》），金精（《金匮玉函要略方》），甘菊、真菊（《抱朴子》），金蕊（《本草纲目》），家菊（《群芳谱》），馒头菊、簪头菊（《医林纂要》），甜菊花（《随息居饮食谱》），药菊（《河北药材》）。

【性味归经】

甘、苦，微寒。归肺、肝经。

【功能主治】

祛风清热，平肝明目，清热解毒。用于风热感冒，头痛眩晕，目赤肿痛，眼目昏花，疮痈肿毒。

【传统应用】

《日华子本草》：菊花，利血脉，治四肢游风，心烦，胸膈壅闷，并痈毒，头痛，作枕明目。

【化学成分】

菊花中含有多种化学成分，主要有黄酮类、挥发油、苯丙素类、萜类、氨基酸、微量元素等。

【药理作用】

1. 抗癌的药理作用

（1）抗食管癌的药理作用：菊花提取物改变细胞周期和促使细胞凋亡，抑制 Ecal09 细胞的生长，综合来看同浓度的菊花提取物抑癌效果不如同浓度的木犀草素，但比同含量的木犀草素单独作用于食管鳞状癌 Ecal09 细胞癌效果强，推测应该有其他的活性成分参与，但具体机理尚不明确。

（2）抗其他癌症的药理作用：菊花多糖 CMP、CMP-1、CMP-2 和 CMP-3 能够显著抑制人肝癌细胞 HepG2 的增殖，CMP-2 能显著抑制人体乳腺癌细胞 MCF-7 的增殖。

菊花乙醇提取物诱导小鼠结肠癌 CT-26 细胞的凋亡，可通过激活 Caspase-3、ADP-核糖聚合酶裂解和增加活性氧（ROS）产生来实现。此外，菊花乙醇提取物还通过增加微管相关蛋白 1 轻链 3II 的转化、p62 的降解和酸性水疱细胞器的形成诱导结肠癌细胞自噬。

2. 其他药理作用

（1）抗炎作用：槲皮素可通过抑制 NF-κB 途径抑制细胞因子和诱导型一氧化氮合酶表达发挥其抗炎作用；圣草酚-7-O-β-D-葡萄糖苷可能是通过调节细胞外 ERK/MAPK 信号通路，降低炎症因子及氧化应激水平，从而抵抗血管内皮细胞损伤。

（2）抑菌、抗病毒：菊花提取物中的绿原酸类物质具有抗菌、抗病毒能力，其对金黄色葡萄球菌和大肠杆菌的抑制作用尤为显著，机制为改变细菌细胞膜通透性，加速细胞内容物外排及溶解细菌的细胞膜和细胞壁等。菊花对单纯疱疹病毒（HSV-1）及脊髓灰质炎病毒等具有不同程度的抑制作用。

（3）抗氧化、调节机体免疫力：菊花提取物中木犀草素具有显著的清除自由基和保护细胞的能力，且能在体内与其他抗氧化剂（如某些维生素）起到协同作用，显著增强抗氧化能力。菊花中的水溶性多糖能使淋巴细胞免疫增殖速度加快，增强体内的免疫系统功能，促进免疫调节。

菊花提取物对心血管系统、神经系统及肝脏也有很好的作用，菊花多糖可以通过促进有益的肠道菌群生长，调节肠道微生态平衡和恢复免疫系统来治疗溃疡性结肠炎。

【注意事项】

《本草经集注》：术、枸杞根、桑根白皮为之使。《本草汇言》：气虚胃寒，食少泄泻之病，宜少用之。

【现代应用】

十全大补汤合五味消毒饮加减：人参 15g，茯苓 10g，白术 10g，甘草 10g，黄芪 12g，当归 12g，白芍 10g，熟地黄 15g，制首乌 12g，金银花 18g，菊花 12g，蒲公英 10g，紫花地丁 10g。可提高食管癌术后患者的自身免疫力和生活质量。

93. 蝉蜕

（《名医别录》）

【基原】

本品为蝉科昆虫黑蚱 *Cryptotympana pustulata* Fabricius 的若虫羽化时脱落的皮壳。

【别名】

蝉壳、伏蜟、枯蝉（《名医别录》），蜩蟧退皮（《本草拾遗》），蝉退壳（《太平圣惠方》），金牛儿（《卫生易简方》），蝉退（《秘传眼科龙木论》），蝉衣（《临证指南医案》），催米虫壳（《贵州民间方药集》），唧唧猴皮、唧唧皮（《山东中药》），知了皮、热皮、麻儿鸟皮（《中药志》）。

【性味归经】

甘，寒。归肺、肝经。

【功能主治】

疏散风热，利咽透疹，明目退翳，解痉。用于风热感冒，咽痛音哑，麻疹不透，风疹瘙痒，目赤翳障，惊风抽搐，破伤风。

【传统应用】

《本草纲目》：胃热吐食，用蝉蜕五十个（去泥）、滑石一两，共研为末，每服二钱，水一碗，加蜜调服，此方名为清膈散。

【化学成分】

蝉蜕中主要含有甲壳质、蛋白质、氨基酸及多种微量元素。

【药理作用】

1. 抗癌的药理作用

抗食管癌的药理作用：蝉蜕研究较少，目前有报道的是李斯文教授选择该药在头颈部肿瘤如喉癌、扁桃体癌、声带肿瘤的治疗中大量运用，主要取其辅助君药发挥清热透邪、宣肺疗哑和引药上行之能，但并没有进一步的研究。

2. 其他药理作用

（1）抗感染、抗氧化作用：蝉蜕提取物中含乙酰多巴胺二聚体，能改善脂质代谢，减少蛋白尿，抑制肾小球系膜细胞的增殖，从而起到抗感染、抗氧化的作用。

（2）抗惊厥：蝉蜕含有大量的微量元素，水提、醇提的蝉蜕均有抗惊厥的作用，对比发现，水提物的抗惊厥作用要优于醇提物。

（3）镇咳、祛痰、平喘、解痉作用：蝉蜕可以通过改变白细胞的含量，改善微观血瘀的状态来缓解炎症，进而达到解痉的目的。

蝉蜕还具有抗感染、抗肿瘤、抗凝、保护心脑血管等作用，并且其毒副作用较小。

【注意事项】

孕妇慎用。

【现代应用】

六君子汤：党参 15g，白术 15g，茯苓 15g，甘草 10g，陈皮 20g，清半夏 12g，加木蝴蝶、蝉蜕。联合化疗可以治疗伴有声嘶症状的中晚期食管癌患者。

94. 柴胡

（《神农本草经》）

【基原】

本品为伞形科植物柴胡 *Bupleurum chinense* DC. 或狭叶柴胡 *Bupleurum scorzoneri-folium* Willd. 的干燥根。

【别名】

地熏、茈胡（《神农本草经》），山菜、茹草（《吴普本草》），柴草（《品汇精要》）。

【性味归经】

辛、苦，微寒。归肝、胆、肺经。

【功能主治】

和解表里，疏肝解郁，升举阳气。用于感冒发热，寒热往来，胸胁胀痛，月经不调，子宫脱垂，脱肛。

【传统应用】

《辨证录》：和膈散，柴胡、芥子各一钱，白芍一两，生地黄五钱，玄参三钱，麦冬、茯苓各二钱，竹茹一团。注：主治冬月伤寒，至五六日，往来寒热，胸胁苦满，或呕或吐，或渴或不渴，或烦或不烦，已用小柴胡汤和解后。

《奇效良方》：小柴胡汤，柴胡三钱，人参二钱，黄芩二钱，半夏一钱半，甘草一钱。上作一服，水二钟，生姜三片，红枣二枚，煎至一钟，不拘时服。治伤寒，寒热如疟，胸膈满痛，小便不利，大便涩。

《医林改错》：会厌逐瘀汤。桃仁五钱，红花五钱，甘草三钱，桔梗三钱，生地黄四钱，当归二钱，玄参一钱，柴胡一钱，枳壳二钱，赤芍二钱。水煎服。原方用治痘五六天后，饮水即呛者，是因瘟毒烧炼，会厌血凝，不能盖严气门，故需化开会厌中瘀血，其呛立止。

【化学成分】

柴胡主要含有柴胡皂苷、挥发油（丁香酚等）、多糖、黄酮、甾醇等成分，还含多元醇、香豆素、木脂素、脂肪酸、色氨酸、木糖醇、尿苷、腺苷和微量元素等。

【药理作用】

1. 抗癌的药理作用

（1）抗食管癌的药理作用：柴胡溶液对人食管癌细胞株 Eca-109 细胞有明显的抑制作用，且与剂量有关，柴胡溶液的抑制作用随浓度增加而增加。临床使用可减少消化道反应、骨髓抑制等不良事件发生，还可以在化疗基础上进一步诱导 T 淋巴细胞生成，刺激辅助性 T 细胞对肿瘤抗原进行识别，充分激活细胞毒性 T 细胞，逆转免疫耐受，充分发挥免疫应答对肿瘤的杀伤作用，说明柴胡溶液对食管癌细胞的生长增殖有明显的抑制作用。

（2）对其他癌症的药理作用：柴胡皂苷 D 可降低乳腺癌 MCF-7 细胞 Calnexin、Calreticulin 表达，说明柴胡皂苷 D 可影响 Calnexin/Calreticulin 循环，提高错误折叠蛋白在内质网中堆积的程度，引起 MCF-7 细胞发生内质网应激，抑制 MCF-7 细胞增殖。

柴胡皂苷 D 能在不同程度下调 PCNA 和 c-Myc 蛋白的表达，抑制二乙基亚硝胺诱导的大鼠肝癌发生，能够抑制小鼠脾淋巴细胞的增殖，具有较强的免疫调节作用。

柴胡丙酮提取物对 A549 人肺癌细胞的增殖具有剂量依赖性的抑制作用，可以通过抑制端粒酶活性和激活细胞凋亡来抑制肺癌细胞的增殖。

柴胡皂苷可通过调节凋亡基因的表达来调控细胞凋亡，其中柴胡皂苷 B 可使

TNF-β 表达降低；柴胡皂苷 D 可通过调节 Fas/FasL、Bax、Bcl-2 等基因抑制癌细胞增殖，诱导细胞凋亡，还可以通过激活半胱氨酸蛋白酶 3 和半胱氨酸蛋白酶 7 诱导细胞凋亡，进而导致聚腺苷二磷酸核糖聚合酶裂解而诱导肿瘤细胞凋亡。

2. 其他药理作用

（1）抗病毒：柴胡对鸡胚内流感病毒有显著抑制作用，能显著降低鼠肺炎病毒所致小鼠肺指数，防止肺组织渗出性变性，降低肺炎病毒所致小鼠的死亡率，柴胡能抑制病毒对机体的损伤，增强机体对抗原的处理能力。

（2）抗炎作用：柴胡中挥发油可使二甲苯致小鼠耳肿胀和蛋清致大鼠足趾肿胀度显著降低，可见柴胡中挥发油成分是抗炎、解热、镇痛的主要物质基础。对加味小柴胡汤酚酸类物质部位和苷类物质部位分离鉴定了 20 种化合物，发现其中 10 种原型成分、10 种代谢成分均具有抗菌抗炎作用。

（3）保肝作用：柴胡皂苷能通过对 NF-κB 和转录因子 STAT3 信号通路的调控，减轻乙酰氨基酚造模的肝损伤小鼠的肝损伤程度，由此阐明柴胡皂苷的抗肝损伤机制。

另外，柴胡还有解热、镇痛、免疫调节等作用。

【注意事项】

肝阳上亢、肝风内动、阴虚火旺及气机上逆者忌用或慎用。

【现代应用】

周丽自拟中药组方：全瓜蒌 30g，威灵仙 30g，白花蛇舌草 20g，黄芪 20g，八月札 15g，生地黄 15g，怀山药 15g，鸡血藤 15g，清半夏 10g，柴胡 10g，郁金 10g，石斛 10g，红花 10g，硇砂（另包后下）2g，甘草 6g。可配合放疗用于提高中晚期食管癌的疗效。

95. 升麻

（《神农本草经》）

【基原】

本品为毛茛科植物大三叶升麻 *Cimicifuga heracleifolia* Kom.、兴安升麻 *Cimicifuga dahurica*（Turcz.）Maxim. 或升麻 *Cimicifuga foetida* L. 的干燥根茎。

【别名】

周升麻（《神农本草经》），周麻（《名医别录》），鸡骨升麻（《本草经注集》），鬼脸升麻（《本草纲目》），绿升麻（《医学广笔记》）。

【性味归经】

辛、微甘，微寒。归肺、脾、胃、大肠经。

【功能主治】

发表透疹，清热解毒，升举阳气。用于风热头痛，齿痛，口疮，咽喉肿痛，麻疹不透，阳毒发斑，脱肛，子宫脱垂。

【传统应用】

《脾胃论》：通幽汤，桃仁泥、红花各一分，生地黄、熟地黄各五分，当归身、炙甘草、升麻各一钱。治幽门不通，上冲，吸门不开，噎塞，气不得上下，治在幽门闭，大便难，此脾胃多受热中，多有此证，名之曰下脘不通。

【化学成分】

升麻的化学成分主要为三萜类化合物、酚酸及其苷、木脂素，还含有少量的色原酮、甾醇类、生物碱、挥发油及其他含氮类化合物等。

【药理作用】

1. 抗癌的药理作用

（1）升麻中分离得到的 5 个三萜类化合物对人宫颈癌 HeLa 细胞、人乳腺癌 MCF-7 细胞都具有增殖抑制作用，羧甲基异阿魏酸、升麻酸 A 和升麻酸 B 均有抗人结肠癌 HCT116 细胞的活性。

（2）升麻中所含的 25-O-乙酰升麻醇-3-O-β-D 木糖苷通过诱导 HepG2 细胞凋亡和 G_2/M 细胞周期阻滞来发挥其细胞毒作用。

（3）升麻中的三萜皂苷活性化合物可以不同程度地激活半胱氨酸蛋白酶 Caspase-3，从而诱导癌细胞凋亡，具有抗乳腺癌、肝癌的作用。

2. 其他药理作用

（1）抗炎、抗过敏作用：升麻苷具有抑制 IL-6 和 TNF-α 分泌的能力，减轻氧化低密度脂蛋白致心脏微血管内皮细胞损伤，具有抗炎活性。

（2）抗病毒作用：升麻对乙型肝炎具有一定的治疗作用，具有抗乙肝病毒（HBV）的活性，其有效活性部位为酚酸类成分，另外从升麻中分离得到的蜂斗酸对人肠道病毒71（EV-A71）具有很好的抑制作用，并且具有很低的细胞毒性。

（3）对胃肠平滑肌的抑制作用：升麻对大鼠离体小肠的平滑肌具有抑制作用，其发挥相关药理作用的成分可能存在于三氯甲烷萃取部分，对番泻叶所致的胃肠动力异常具有明显的抑制作用。

升麻属植物具有广泛的药理活性，除上述外，还具有抗氧化、保肝、抗抑郁、抗疟原虫、保护神经元等作用。

【注意事项】

上盛下虚、阴虚火旺及麻疹已透者忌服。

【现代应用】

参芪通幽汤：西洋参30g，炙黄芪30g，当归15g，熟地黄15g，生地黄15g，桃仁9g，红花9g，槟榔6g，升麻3g，炙甘草9g。上药用水600mL，煎至300mL，去滓，调槟榔细末15g，食前，稍热服之。可联合化疗治疗中晚期食管癌。

96. 葛根

（《神农本草经》）

【基原】

本品为豆科植物野葛 *Pueraria lobata*（Willd.）Ohwi 的干燥根。

【别名】

干葛（《阎氏小儿方论》），甘葛（《滇南本草》），粉葛（《草木便方》），葛麻茹（《陆川本草》），葛于根（《山东中药》），黄葛根（《四川中药志》），葛条根（《陕西中药志》）。

【性味归经】

甘、辛，凉。归脾、胃、肺经。

【功能主治】

解肌退热，生津止渴，透疹，升阳止泻，通经活络，解酒毒。用于外感发热头痛，项背强痛，口渴，消渴，麻疹不透，热痢，泄泻，眩晕头痛，中风偏瘫，胸痹心痛，酒毒伤中。

【传统应用】

《药性论》：治天行上气，呕逆，开胃下食，主解酒毒，止烦渴。熬屑治金疮，治时疾解热。

《日华子本草》：治胸膈热，心烦闷热狂，止血痢，通小肠，排脓破血，敷蛇虫啮。

【化学成分】

葛根中含有淀粉类、黄酮类、葛根苷类、香豆素类、三萜类和三萜皂苷类及其他化学成分。

【药理作用】

1. 抗癌的药理作用

（1）抗食管癌的药理作用：葛根素能明显抑制食管癌细胞 EC9706 的增殖，并呈剂量和时间依赖性诱导其凋亡。葛根素诱导上调 AQP1mRNA 的表达，通过抑制 PI3K/Akt 信号通路调控细胞周期和细胞凋亡，从而影响食管癌细胞生长与增殖。

（2）对其他癌症的药理作用：葛根素主要通过损伤细胞线粒体、抑制细胞周期、影响肿瘤凋亡信号通路、诱导细胞凋亡和影响线粒体调控等方式来达到抗肿瘤的目的，能有效抑制淋巴瘤、肺癌、肝癌、胃癌及结肠癌等肿瘤细胞的生长及诱导凋亡，从而达到治疗肿瘤的目的。

葛根素能诱导卵巢癌细胞 SKOV3 凋亡，其作用机制是通过降低 MDR-1 蛋白和 Bcl-2 的表达而诱导肿瘤细胞凋亡。

葛根素可抑制甲状腺癌细胞活力并诱导其凋亡，其机制可能与诱导 ROS 产生及抑制 PI3K/Akt 信号通路有关。

2. 其他药理作用

（1）抗菌、抗感染作用：葛根与黄芩、黄连等中药配伍应用能显著提升肠炎模型大鼠结肠组织损伤指数，通过降低血浆中过氧化氢（H_2O_2）、P-选择素（P-selectin）、IL-4、IL-18 的含量而抑制炎性因子分泌，对模型大鼠受损伤的结肠组织具有明显疗效，起到抗菌、消炎的作用。

（2）抗氧化作用：葛根素可通过抑制模型大鼠体内抗氧化应激反应，降低尿草酸、尿钙、血清尿素氮、血清肌酐及相关蛋白因子的含量，提升大鼠抗氧化酶系统水平，抑制抗氧化应激反应。

（3）降血糖、降血脂作用：葛根总黄酮通过降低 2 型糖尿病模型大鼠体内血清中的还原型谷胱甘肽、一氧化氮合成酶等含量，提升胰腺组织相关蛋白酶表达，达到降血糖和血脂的目的。

另外葛根还具有解热、镇痛、降血压等作用。

【注意事项】

《珍珠囊》：不可多服，恐损胃气。《本草正》：其性凉，易于动呕，胃寒者所当慎用。《本草从新》：夏日表虚汗多尤忌。

【现代应用】

扶正抗癌方：黄芪 30g，生薏苡仁 30g，白花蛇舌草 30g，党参 15g，生白术 15g，石英 15g，仙鹤草 20g，石见穿 20g，七叶一枝花 12g，炙甘草 9g，生地黄 35g，石斛 12g，玄参 12g，葛根 10g，知母 20g。联合化疗，可用于治疗中晚期食管癌。

第七节 泻下药

97. 大黄

（《神农本草经》）

【基原】

本品为蓼科植物掌叶大黄 *Rheum palmatum* L.、唐古特大黄 *Rheum tanguticum* Maxim. ex Balf. 或药用大黄 *Rheum officinale* Baill. 的干燥根和根茎。

【别名】

黄良、火参、肤如（《吴普本草》），将军（《李当之药录》），锦纹大黄（《千金方》），川军（《中药材手册》），峻（藏名）。

【性味归经】

苦，寒。归脾、胃、大肠、肝、心包经。

【功能主治】

泻下攻积，清热泻火，凉血解毒，逐瘀通经，利湿退黄。用于实热积滞便秘，血热吐衄，目赤咽肿，痈肿疔疮，肠痈腹痛，瘀血经闭，产后瘀阻，跌打损伤，湿热痢疾，黄疸尿赤，淋证，水肿；外治烧烫伤。酒大黄善清上焦血分热毒，用于目赤咽肿、齿龈肿痛。熟大黄泻下力缓，泻火解毒，用于火毒疮疡。大黄炭凉血化瘀止血，用于血热有瘀之出血证。

【传统应用】

《医学正传》：人参利膈丸，治膈噎，胸中不利，大便结燥，痰嗽喘满，脾胃壅滞，推陈致新，治膈气之圣药也。木香、槟榔各七钱五分，人参、当归、藿香、甘草、枳实（麸炒黄）各一两，大黄（酒湿蒸熟）、浓朴（姜制）各一两。上为细末，滴水为丸，如梧桐子大，每服五十丸，温水下。

【化学成分】

大黄的化学成分主要为鞣质类、蒽衍生物类、二苯乙烯类、类衍生物、苯丁酮类、萘衍生物类，还含有蛋白质、氨基酸、淀粉、挥发油、植物甾醇、糖类和有机酸等。

【药理作用】

1. 抗癌的药理作用

（1）抗食管癌的药理作用：大黄素能明显抑制食管癌细胞 EC-109 的增殖，通过诱导细胞内活性氧的产生引起细胞 EC-109 凋亡。

（2）抗其他癌症的药理作用：芦荟大黄素可能通过阻滞胃癌 SGC-7901 细胞在 G_0/G_1 期，抑制其增殖能力，降低迁移和侵袭能力，并通过抑制 Notch-1/Akt/NF-κB 信号通路起到诱导细胞凋亡的作用。

大黄素通过活化 JNK 信号转导途径抑制人乳腺癌细胞 MCF-7 的增殖能力，促进其早期凋亡，可使 MCF-7 表达 JNK 和 AP-1 的能力增强。

大黄素可能通过抑制缺氧诱导因子 1α mRNA 的表达，从而降低血管内皮生长因子 mRNA 的表达，来抑制人肝癌 HepG2 细胞新生血管的形成。

大黄素可显著抑制体内外胰腺癌细胞的生长和转移，通过抑制 NF-κB 及其调控蛋白 Survivin 和 MMP-9 可能是重要作用机制之一。

2. 其他药理作用

（1）免疫调节作用：大黄可使内毒素血症的阳性率及血浆内毒素浓度降低，并抑制巨噬细胞的过度激活，减少细胞因子的过度分泌，防止或减轻急性感染中可能出现的内毒素血症，可以起到保护器官、降低病死率的作用。

（2）抗炎、抑菌作用：大黄可清除机体内包括组织和血浆中的炎性物质，降低血清中的白细胞介素及肿瘤坏死因子的水平，减少内毒素的生成。还可以抑制金黄色葡萄球菌、铜绿假单胞菌等多种细菌。

（3）抗胃及十二指肠溃疡：大黄能使组织营养代谢增强，抑制胃酸分泌，降低蛋白酶活性，达到治疗和预防溃疡的目的，从而加强胃黏膜屏障，能有效杀灭幽门螺杆菌，促进溃疡的愈合。

大黄还能改善消化系统、调节血液系统、促进新陈代谢、影响神经系统，还可以改善肾脏功能、减轻疼痛、抗氧化应激、抗病毒和防止肺部感染等。

【注意事项】

脾胃虚弱者慎用；孕妇及月经期、哺乳期女性慎用。

【现代应用】

复元活血汤合参赭培气汤加减：当归 20g，红花 10g，桃仁 10g，穿山甲 10g，酒大黄 10g，党参 30g，天冬 15g，代赭石 30g，莪术 15g，半夏 15g，肉苁蓉 30g，知母 15g，柿霜 10g，半枝莲 30g，干蟾皮 8g。用于治疗瘀血内结型食管癌。

98. 芒硝

（《名医别录》）

【基原】

本品为硫酸盐类矿物芒硝族芒硝，经加工精制而成的结晶体，主要含有含水硫酸钠（$Na_2SO_4 \cdot 10H_2O$）。

【别名】

盆消（《本草图经》），芒硝（《医学启源》）。

【性味归经】

咸、苦，寒。归胃、大肠经。

【功能主治】

泻下通便，润燥软坚，清热消肿。用于实热积滞，腹满胀痛，大便燥结，肠痈肿痛；外治乳痈、痔疮肿痛。

【传统应用】

《太平惠民和剂局方》：川大黄、朴硝、炙甘草各二十两，山栀子仁、薄荷（去梗）、黄芩各十两，连翘二斤半。上药为粗末，每服二钱，水一盏，入竹叶七片，蜜少许，煎至七分，去滓，食后温服。主治上中二焦邪郁生热证，烦躁口渴，面赤唇焦，胸膈烦热，口舌生疮，睡卧不宁，谵语狂妄，或咽痛吐衄，便秘溲赤，或大便不畅，舌红苔黄，脉滑数。

《经验方》：治食物过饱不消，遂成痞膈。马牙硝一两（碎之），吴茱萸半升（陈者）。煎取吴萸浓汁投硝，乘热服，良久未转，更进一服。

【化学成分】

芒硝的化学成分主要有硫酸钠（Na_2SO_4），还含有少量氯化钠、硫酸镁、硫酸钙等无机盐。

【药理作用】

（1）泻下作用：芒硝所含的主要成分硫酸钠，其硫酸根离子不易被肠壁吸收，存留肠内形成高渗溶液，防止肠内水分流失，使肠内容积增大，引起机械刺激，促进肠蠕动而致泻。临床常用于治疗肠梗阻。

（2）抗炎消肿作用：芒硝外用可吸湿蓄冷、散结消肿，可通过改善局部血液循环、扩张血管、加快血流，减轻肢体肿胀。另芒硝可通过抗炎作用，改善急性软组织损伤肿胀、术后脑水肿、肝腹水等症状。

（3）创面愈合术后修复作用：芒硝能促进新生血管的形成、各种细胞的增殖和胶原纤维组织的增生，还能增加创面组织中巨噬细胞的浸润和 VEGF、TGF-β_1 的表达，从而促进创面的填充和收缩，加速创面愈合。

此外，芒硝还可治疗患者泌尿系统结石，而且与大黄配伍可应用于急性百草枯中毒、重度急性有机磷农药中毒，并具有导泻、解毒、保护胃肠黏膜等作用。

【注意事项】

孕妇慎用；不宜与硫磺、三棱同用。

芒硝清洁肠道用量大时会出现轻微的腹痛、恶心，但均可耐受，极少数出现呕吐症状。

【现代应用】

自拟开噎启膈汤：芦根（煎汤代水泡余药）60～120g，炒山栀 10g，干姜 10g，丹参 30g，莪术 10g，水蛭 10g，苏半夏 10g，白芍 20g，大枣 3 枚，生姜 5 片，炙甘草 6g。大便不通者加大黄（后下）5g，芒硝（冲服）3g。用于治疗中晚期食管癌。

99. 番泻叶

（《饮片新参》）

【基原】

本品为豆科植物狭叶番泻 *Cassia angustifolia* Vahl 或尖叶番泻 *Cassia acutifolia* Delile 的干燥小叶。

【别名】

旃那叶、泻叶（《药物学大成》），泡竹叶（《上海市中药饮片炮制规范》）。

【性味归经】

甘、苦，寒。归大肠经。

【功能主治】

泄热行滞，通便利水。用于热结积滞，便秘腹痛，水肿胀满。

【化学成分】

番泻叶中主要含有番泻苷 A、B、C、D，大黄酚葡萄糖苷，芦荟大黄素和多糖，黄酮类化合物等。

【药理作用】

1. 抗癌的药理作用

番泻叶提取物降低了 B16F10-Nex2 黑色素瘤细胞的活力，促进了凋亡细胞的死亡及 Caspase-3 的活化，阻止了 G_0/G_1 期的细胞周期，通过促进细胞凋亡而具有体外和体内抗肿瘤作用。

2. 其他药理作用

（1）泻下作用：番泻叶中的番泻苷可以使肠道对水和电解质的吸收明显减少，同时使肠道非推进性收缩增强，肠道内容物通过时阻力增加，改变肠道运动状态，轻者润肠通便，重者出现腹泻等症状，其机制与肠道中胃动素释放增多，肠道生长抑素水平降低及小肠黏膜 ATP 酶的活性变化有关。

（2）抗菌作用：番泻叶中的有效成分对大肠杆菌、痢疾杆菌、变形杆菌等临床上常见的菌株抑制作用显著，对其他菌株也有抑制作用。

（3）对消化系统的影响：番泻叶在一定剂量范围内增强了对平滑肌细胞的收缩

能力，番泻叶提取物对其作用为直接收缩。

番泻叶在导泻、抑制菌株繁殖、促进止血、松弛肌肉、解痉等方面作用明显，但因其毒性作用，临床应用有限。

【注意事项】

哺乳期、月经期女性及孕妇慎用。剂量过大会偶有恶心、呕吐、腹痛等症状。

【现代应用】

取番泻叶 10g，经洗涤后浸泡于 200mL 沸水中，加盖密封，1 小时后过滤、去渣，自然冷却，制成 5% 番泻叶浸剂。嘱患者于手术前日下午 14 时服用，能促进食管癌患者术后胃肠功能的恢复。

100. 芦荟

（《药性论》）

【基原】

本品为百合科植物库拉索芦荟 *Aloe barbadensis* Miller、好望角芦荟 *Aloe ferox* Miller 或其他同属近缘植物叶的汁液浓缩干燥物。前者习称"老芦荟"，后者习称"新芦荟"。

【别名】

卢会（《药性论》），讷会（《本草拾遗》），象胆、奴会（《开宝本草》），劳伟（《生草药性备要》）。

【性味归经】

苦，寒。归肝、胃、大肠经。

【功能主治】

泻下通便，清肝泻火，杀虫疗疳。用于热结便秘，惊痫抽搐，小儿疳积；外治癣疮。

【传统应用】

《本草撮要》：芦荟，味苦寒，入足厥阴经，功专凉膈热。

《开宝本草》：主热风烦闷，胸膈间热气，明目镇心，小儿癫痫惊风，疗五疳，杀三虫及痔病疮瘘，解巴豆毒。

【化学成分】

芦荟所含的成分有纤维素、蒽醌及其苷类、黄酮类、多糖、氨基酸、脂肪酸、维生素和微量元素等。

【药理作用】

1. 抗癌的药理作用

（1）抗食管癌的药理作用：芦荟苷通过减少相关蛋白 PCNA 和侵袭相关蛋白 MMP-9 的表达，抑制食管癌细胞系 KESY70 的增殖和侵袭，增强凋亡相关蛋白 Caspase-3 的表达，促进细胞凋亡。

（2）抗其他癌症的药理作用：芦荟苷通过激活 JNK 和 p38 信号途径，抑制 ERK 信号途径，使 JNK 和 p38 的磷酸化水平提高，阻断其激活，ERK 的磷酸化水平下降，降低胃癌 MKN-28 和 HGC-27 细胞的活力，诱导胃癌细胞凋亡。

芦荟苦素可能通过诱导 A549 细胞凋亡从而达到抑制人非小细胞肺癌 NSCLC 的作用。

2. 其他药理作用

（1）杀菌抗炎作用：芦荟的主要成分之一芦荟酊是抗菌性很强的物质，具有杀菌作用，凡接触到芦荟汁液的病菌都能被杀死，对于丝状菌、绿脓菌等病菌表现出强力的杀灭效果。

（2）抗胃损伤作用：芦荟多糖对胃溃疡有较好的预防保护作用，芦荟多糖对 Shay 溃疡和消炎痛诱导的胃损伤有明显的抑制作用，有利于恢复胃的正常功能。

（3）镇痛和镇静作用：在疼痛处贴上芦荟叶，可以迅速消除疼痛，对神经痛、痛风及筋肉痛有效，内服外用同时进行。

芦荟还可利尿、泻下、通便、解毒、抗肿瘤、增强免疫力，用于治疗肝炎、高血压等多种疾病。

【注意事项】

孕妇忌服；脾胃虚弱、食少便溏者忌用。

【现代应用】

库拉索芦荟外敷可以改善鼻咽癌患者放疗后引起的皮肤损伤。

101. 火麻仁

（《神农本草经》）

【基原】

本品为桑科植物大麻 *Cannabis sativa* L. 的干燥成熟果实。

【别名】

麻子（《神农本草经》），麻子仁（《伤寒论》），大麻子（《本草经集注》），大麻仁（《药性论》），白麻子（《备急千金要方》），冬麻子（《食医心镜》），火麻子（《本草新编》）。

【性味归经】

甘，平。归脾、胃、大肠经。

【功能主治】

润肠通便。用于血虚津亏，肠燥便秘。

【传统应用】

《国医辨疑集》：橘杏麻仁丸，橘皮（炒末三两），杏仁（去皮尖），麻仁（去壳各三两），郁李仁（去核五钱）。上除陈皮，以三物俱捣成膏，用枣仁去核，于石臼内同捣和，丸如梧桐子大，每服五六十丸，煎枳实汤送下，食前服。治噎膈，大便燥结。

【化学成分】

火麻仁主要活性成分包括脂肪酸及其酯类、木脂素酰胺类、甾体类、黄酮及其苷类、生物碱类和大麻酚类等。

【药理作用】

1. 抗癌的药理作用

基质金属蛋白酶 MMP-13 在肿瘤侵袭与转移中起着重要的作用，火麻仁水提取物可抑制 MMP-13 的活性，并且随着提取液浓度的增加，抑制作用增强。

2. 其他药理作用

（1）抗疲劳和免疫调节作用：麻仁蛋白增强 Con A 诱导的脾淋巴细胞转化、迟发型变态反应和巨噬细胞吞噬能力，提高抗体生成数和半数溶血值。证实麻仁蛋白具有增强抗疲劳和免疫调节的作用。

（2）抗炎作用：发现火麻仁油能改变异位性皮炎患者血浆中甘油三酯、胆固醇和磷脂的脂肪酸谱，升高血液中必需脂肪酸、亚麻酸等水平，显著改善皮肤干燥、瘙痒等一系列临床症状。

（3）调节脂质代谢、抑制血小板聚集：火麻仁能明显降低血清总胆固醇、甘油三酯、低密度脂蛋白胆固醇和过氧化脂质含量，增加高密度脂蛋白胆固醇含量，并可减轻动脉壁内膜细胞及平滑肌细胞的病变程度，延缓和抑制动脉粥样硬化斑块的形成。

火麻仁对消化系统、心血管系统、中枢神经系统、免疫系统均具有广泛的药理作用。

【注意事项】

《本草经集注》：畏牡蛎、白薇，恶茯苓。《食性本草》：多食损血脉，滑精气，妇人多食发带疾。《本草从新》：肠滑者尤忌。

【现代应用】

化痰散瘀法处方加减：姜半夏 9g，桃仁 15g，威灵仙 30g，胆南星 9g，黄药子 10g，川贝母 10g，瓜蒌 15g，丹参 9g，红花 15g，茯苓 15g，郁金 15g，当归 15g。随症加减，大便不通、面色苍白者加何首乌 20g，生地黄 15g，火麻仁 10g。联合化疗可用于治疗中晚期食管癌。

102. 京大戟

（《神农本草经》）

【基原】

本品为大戟科植物大戟 *Euphorbia pekinensis* Rupr. 的干燥根。

【别名】

下马仙（《本草纲目》）。

【性味归经】

苦，寒。有毒。归肺、脾、肾经。

【功能主治】

泻水逐饮，消肿散结。用于水肿胀满，胸腹积水，痰饮积聚，气逆咳喘，二便不利，痈肿疮毒，瘰疬痰核。

【化学成分】

京大戟中主要含有三萜类、二萜类、黄酮类、有机酸、甾醇、鞣质等成分。

【药理作用】

1. 抗癌的药理作用

京大戟中二萜类化合物对人肝癌细胞增殖有显著的抑制作用，可能是通过抑制癌细胞 DNA 的合成，将人肝癌细胞周期阻滞在 S 期，显著下调肝癌 SMMC-7721 细胞中 PI3K、Akt、mTOR 的 mRNA 表达，其机制可能是与 PI3K 的启动子相结合从而抑制 PI3K/Akt/mTOR 信号通路有关。

2. 其他药理作用

（1）抗炎作用：京大戟的抗炎作用机制可能与其对组织血管壁细胞膜的通透性的抑制作用有关，管壁细胞膜通透性降低会导致白细胞总数增加的同时减少渗出液，从而达到抗炎的目的。

（2）泻下作用：京大戟可诱导炎症反应，并明显促进肠推进运动，产生强烈的泻下作用，醋制后致炎及肠推进作用显著减弱，进而缓和京大戟的泻下作用，其作用机制是通过对肠胃产生较强的刺激，有效增加肠管蠕动，促进肠内容物的排泄而产生泻下作用。

【注意事项】

体弱者及孕妇禁用，不宜与甘草同用。

【现代应用】

控涎丹：甘遂、大戟、白芥子各等份，研细加开水或淡姜汤冲药，搅匀待温，用注射器抽吸，从胃肠营养鼻饲管缓慢注入，可治疗食管癌术后腹腔积液。

103. 牵牛子

（《名医别录》）

【基原】

本品为旋花科植物裂叶牵牛 *Pharbitis nil*（L.）Choisy 或圆叶牵牛 *Pharbitis purpurea*（L.）Voigt 的干燥成熟种子。

【别名】

草金铃（《雷公炮炙论》），金铃（《本草图经》），黑牵牛、白牵牛（《仁斋直指方论》），黑丑、白丑（《本草纲目》）。

【性味归经】

苦，寒。有毒。归肺、肾、大肠经。

【功能主治】

泻下通便，消痰涤饮，杀虫攻积。用于水肿胀满，二便不通，痰饮积聚，气逆喘咳，虫积腹痛。

【传统应用】

《圣济总录》：四味半夏丸，半夏（生用）四两，白矾（生用）三两，牵牛子（生捣取粉）二两，粉霜（研）半两。上药各为末，合研令匀，生姜自然汁煮面糊为丸，如梧桐子大，以丹砂为衣。每服 7~10 丸，食后、临卧温生姜汤送下。宽利胸膈，治膈痰结实，咽喉不利。

【化学成分】

牵牛子的化学成分包括酚酸类、树脂糖苷类、萜类、木脂素类和脂肪油类等。

【药理作用】

1. 抗癌的药理作用

（1）牵牛子醇提物在体外可通过有效抑制端粒酶活性而抑制肝癌细胞 BEL-7402、结肠癌细胞 HCT-8、肺癌细胞 A-549 的生长。

（2）牵牛子醇提物通过增强细胞间连接通讯和下调细胞水通道 AQP1，抑制 Lewis 肺癌细胞的生长。

（3）牵牛子醇提物可通过降低 p-Akt 和 p-ERK 活性，以及细胞周期蛋白 D1 的水平，阻断人乳腺癌细胞 MCF-7 VEC 和 MCF-7 HER2 的生长。

（4）牵牛子水煎液能抑制小鼠 H22 肝癌皮下移植瘤生长，作用机制与谷甾醇、赤霉素、野麦角碱等 22 个活性成分干预 TNF 信号通路、Toll 样受体信号通路、FOXO 信号通路、糖酵解或糖异生等途径有关。

（5）牵牛子可通过抑制突变的 KRAS 基因驱动的结直肠癌细胞的增殖及其克隆，使细胞周期停滞在 G_2/M 期，诱导 SW480 人结肠癌细胞凋亡。

2. 其他药理作用

（1）泻下利尿作用：牵牛子苷有强烈的泻下作用，其机制为牵牛子苷在肠内遇胆汁及肠液分解出牵牛子素，刺激肠道，导致泻下。

（2）肾脏保护作用：牵牛子水煎液可通过免疫调节作用改善阿霉素肾病、平衡大鼠血脂水平，治疗大鼠膜性肾病。

（3）抑菌作用：牵牛子醇提物可有效抑制链格孢霉菌、灰霉菌和黄单胞菌。

此外，牵牛子还具有抗炎、兴奋子宫平滑肌和杀灭螨虫等药理作用。

【注意事项】

孕妇及胃弱气虚者忌服，不宜与巴豆、巴豆霜同用。

牵牛子使用不恰当会产生不良反应，严重者会导致中毒。牵牛子、瓜蒂和大黄三种药物同时使用，加强了牵牛子的毒理作用，加重了药物的中毒反应。有患者长期便秘服用牵牛子，致使在大便通畅的情况下仍出现尿失禁、尿频、尿急等小便异常表现，且不良反应逐渐加重。

【现代应用】

低热汤：黄芪 20g，党参 10g，苍术 10g，柴胡 10g，黄柏 10g，升麻 10g，炮附子 10g，高良姜 10g，炮姜 10g，肉桂 10g，荜茇 10g，半夏 10g，陈皮 10g，生地黄 15g，熟地黄 15g，厚朴 10g，枳实 10g，牵牛子 30g，槟榔 30g。使用该方治疗伴有寒郁发热症状的癌症患者。

104. 巴豆

（《神农本草经》）

【基原】

本品为大戟科植物巴豆 *Croton tiglium* L. 的干燥成熟果实。

【别名】

巴菽（《神农本草经》），刚子（《雷公炮炙论》），江子（《瑞竹堂经验方》），老阳子（《本草纲目》），双眼龙（《岭南采药录》），猛子仁（《中国药用植物志》），巴果（《中药形性经验鉴别法》），巴米（《药材资料汇编》），豆贡（《南宁市药物志》），贡仔（《中药志》），八百力（《广西中药志》）。

【性味归经】

辛，热；有大毒。归胃、大肠经。

【功能主治】

外用蚀疮。用于恶疮疥癣，疣痣。

【传统应用】

《串雅补》：通关散，牙皂 3 钱，巴豆仁 21 粒，枳壳 1 个（去瓤子皮膜），牙皂（切片）及巴豆入枳壳内，合住以线扎紧，分数次晒干，切片，共为细末。用法用量：用时加沉香 1 钱，白滚水调下。治关膈不通，反胃噎膈。

【化学成分】

巴豆的化学成分包括二萜类及其酯类、生物碱类、黄酮类、苯丙素、木脂素及植物毒蛋白类等。

【药理作用】

1. 抗癌的药理作用

巴豆生物碱能诱导人胃癌细胞 SGC-7901 分化和凋亡；能抑制人肝癌细胞 SMMC-7721 生长并促进其凋亡，其机制与 Bcl-2 蛋白表达减少和 Bax 蛋白表达增加有关；巴豆生物碱能抑制人宫颈癌细胞 HeLa 增殖并诱导其凋亡，其机制可能与上调 TRAIL 配体和 Caspase-8 基因表达有关；还可通过促使细胞 G_2/M 期阻滞和抑制细胞有丝分裂，诱导人卵巢癌细胞 HO-8910 凋亡，抑制骨肉瘤细胞 MG63 增殖。

2. 其他药理作用

（1）致泻作用：巴豆霜可明显增强小鼠胃肠蠕动，促进肠套叠；在兔离体回肠实验中，可显著增强回肠的收缩幅度。巴豆油水解液可促进小鼠炭末的肠推进，表现出致泻作用。

（2）抗病原微生物作用：巴豆果壳和种子部分的提取物均具有一定的抑菌活性，巴豆煎剂在体外对金黄色葡萄球菌、流感杆菌、白喉杆菌、铜绿假单胞杆菌均有抑制作用。巴豆油在体外可拮抗核分枝杆菌标准菌株、耐多药 RFP 和 INH 菌株，且不会产生耐药性；皮下注射可降低流行性乙脑炎病毒感染的小鼠死亡率，延长生存时间。

此外，巴豆在特定剂量使用时还具有止泻、杀虫等药理作用。

【注意事项】

孕妇及虚弱者禁用；不宜与牵牛子同用。巴豆接触不当，对皮肤、黏膜有强烈的刺激作用。

【现代应用】

自拟活血制癌汤：丹参 15g，生地黄 15g，黄芪 15g，桃仁 10g，红花 10g，喜树 12g，当归 12g，蜣螂（与巴豆同炒后去巴豆）3 个，马钱子粉（冲服）1g，炙甘草 6g。血瘀甚者加川芎、三棱，呕吐甚者加半夏、旋覆花，气虚者加党参、白术，血虚者加阿胶、白芍，津伤便秘者加沙参、熟地黄。

105. 千金子

（《蜀本草》）

【基原】

本品为大戟科植物续随子 *Euphorbia lathyris* L. 的干燥成熟种子。

【别名】

千两金、菩萨豆（《日华子本草》），续随子（《开宝本草》），联步（《斗门方》），滩板救（《湖南药物志》）。

【性味归经】

辛，温。有毒。归肝、肾、大肠经。

【功能主治】

泻下逐水，破血消癥；外用疗癣蚀疣。用于二便不通，水肿，痰饮，积滞胀满，血瘀经闭；外治顽癣，赘疣。

【化学成分】

千金子的化学成分有二萜醇及其酯类、甾醇类、香豆素类、黄酮类、挥发油类、脂肪油类和其他类化合物。

【药理作用】

1. 抗癌的药理作用

（1）千金子及制霜后的炮制品可通过上调肾癌特异抗原 G250 的表达，抑制人肾癌细胞 786-0 增殖。

（2）千金子甾醇可通过下调 B 淋巴细胞瘤-2/Bcl-2 相关 X 蛋白凋亡信号通路，诱导 HL-60 白血病细胞凋亡，发挥治疗白血病的作用。

（3）千金子能通过上调 PTEN 抗原及 Fas、Caspase-3、Caspase-7 蛋白表达，促进细胞发生 G_1 期阻滞，诱导细胞凋亡，从而抑制宫颈癌细胞株 HeLa 增殖。

（4）千金子对小鼠肉瘤细胞 180（S180）和艾氏腹水癌细胞（EAC）也显示出较好的抑制作用。

2. 其他药理作用

（1）泻下作用：千金子可通过加快小肠蠕动，减少小肠对水分的吸收而起到泻下作用，制霜炮制后泻下作用缓和。

（2）抗肺纤维化作用：千金子提取液可通过抑制肺成纤维细胞增殖，进而治疗肺纤维化。

（3）祛斑美白作用：千金子中七叶内酯可通过抑制酪氨酸激酶活性，进而抑制酪氨酸向黑色素转化，发挥美白作用。

【注意事项】

中气不足、大便溏泄者及孕妇忌服。《中国药典》规定千金子必须去油后使用或炮制去油后使用。

千金子所含毒性成分为千金子甾醇、殷金醇棕榈酸酯等，对胃肠有强烈的刺激作用，可产生峻泻，对中枢神经系统也有毒性。多服或误服可引起中毒。

【现代应用】

玉枢丹（含山慈菇、冰片、朱砂、雄黄、大戟、千金子霜、麝香、五倍子等）研末加稀蜂蜜水调成糊状，贴敷于肝区肿块或痛甚部位可缓解肝癌疼痛。

第八节　祛风湿药，化湿与利尿药

106. 威灵仙

（《新修本草》）

【基原】

本品为毛茛科植物威灵仙 *Clematis chinensis* Osbeck、棉团铁线莲 *Clematis hexap-*

etala Pall. 或东北铁线莲 *Clematis manshurica* Rupr. 的干燥根及根茎。

【别名】

能消（《开宝本草》），葳灵仙（《苏沈良方》），葳苓仙（《珍珠囊》），铁脚威灵仙（《本草纲目》），灵仙（《药品化义》），黑脚威灵仙（《生草药性备要》），九草阶、风车（《现代实用中药》），鲜须苗（《南京民间药草》），黑木通（《贵州民间方药集》），铁搧帚（《浙江中药手册》），牛杆草（《江苏植药志》），铁灵仙（《河北药材》），灵仙藤、黑灵仙（《四川中药志》），黑须公、芝查藤根（《广东中药》）。

【性味归经】

辛、咸，温。归膀胱经。

【功能主治】

祛风湿，通经络。用于风湿痹痛，肢体麻木，筋脉拘挛，屈伸不利。

【传统应用】

《本草纲目》：治噎塞膈气，威灵仙一把，醋、蜜各半碗，煎五分服用，吐出宿痰愈。

【化学成分】

威灵仙的化学成分包括三萜皂苷类、黄酮类、木脂素类、香豆素类、生物碱类、挥发油类、甾体类、有机酸类、大环化合物及酚类等。

【药理作用】

1. 抗癌的药理作用

威灵仙多糖对人舌鳞癌细胞 Tca-8113 的生长具有明显抑制作用，随浓度增大或作用时间延长，抑制作用逐渐增强，呈一定的剂量和时间依赖关系。

威灵仙总皂苷对小鼠移植肉瘤（S180）、肝癌腹水型（HepA）和白血病腹水型（P388）均有明显抑制作用，对造血系统和免疫功能无影响。

威灵仙多糖能诱导人卵巢癌 SKOV3 细胞凋亡，其机制可能与激活 Fas、抑制 Bcl-2 的基因表达有关。

2. 其他药理作用

（1）抗炎镇痛作用：威灵仙三萜类化合物可通过 PI3K/Akt 信号通路抑制炎症反应，治疗非活动性的类风湿疾病。威灵仙可减轻大鼠关节炎足趾肿胀，改善关节肿胀及屈伸不利的症状，降低血清炎症因子 IL-1、TNF 水平。

（2）抗动脉粥样硬化及心肌梗死的作用：威灵仙三萜类化合物可通过 NADPH 氧化酶依赖的 IKK/NF-κB 途径来抑制 VCAM-1 和 ICAM-1 的表达，从而抑制单核细胞的黏附，预防早期动脉硬化。威灵仙三萜皂苷可通过下调心肌缺血-再灌注状态下诱导型一氧化氮合酶、上调内皮一氧化氮合酶的方式来减少过量一氧化氮的分泌，并恢复二者的平衡状态，从而实现减轻心肌缺血-再灌注损伤。

（3）抗肾损伤作用：威灵仙提取物可显著改善糖尿病大鼠肾小球基膜和肾小管增厚和膨胀的程度。威灵仙可能通过降低血清尿酸、减少肾小管间质尿酸盐结晶沉淀和炎性细胞浸润，减轻尿酸性肾病大鼠的肾脏损害。

此外，威灵仙还具有抗利尿、抗疟、降血糖、利胆等作用。

【注意事项】

本品辛散走窜，气血虚弱者慎服。

在威灵仙中毒致心律失常的 2 例报道中，1 例患者单用威灵仙 25g 即引起腹部绞痛、胸闷心悸、头昏眩晕和窦性心动过缓等症状。另 1 例间断服用中药煎剂未愈，再次就医时医生在原方中加入威灵仙 15g 继续服用，患者服用第 1 日出现一过性皮肤瘙痒，第 2 日又出现皮肤瘙痒和窦性心动过缓等症状。威灵仙外用刺激性很强，可刺激肾脏产生血尿、蛋白尿等。

【现代应用】

化痰祛瘀开膈方加减：急性子 10g，木鳖子 10g，威灵仙 15g，前胡 10g，杏仁 10g，陈皮 10g，半夏 10g，金荞麦 15g，冬凌草 15g，草河车 15g，白花蛇舌草 30g，鸡血藤 30g，赤芍 10g，郁金 10g，莪术 10g，瓜蒌 20g。用于治疗血瘀痰滞型食管癌。

107. 川乌

（《神农本草经》）

【基原】

本品为毛茛科植物乌头 *Aconitum carmichaelii* Debx. 的干燥母根。

【别名】

川乌头（侯宁极《药谱》），乌喙（《本草纲目》），乌头（《神农本草经》）。

【性味归经】

辛、苦，热；有大毒。归心、肝、肾、脾经。

【功能主治】

祛风湿，温经止痛。用于风寒湿痹，关节疼痛，心腹冷痛，寒疝作痛及麻醉止痛。

【传统应用】

《太平惠民和剂局方》：活络丹，川乌（炮、去皮、脐），草乌（炮、去皮、脐），地龙（去土），天南星（炮）各六两半。乳香（研），没药（研），各二两二钱。上为细末，入研药和匀，酒面糊为圆，如梧桐子大。每服二十圆，空心、日午冷酒送下，荆芥茶下亦得。治上冲腹胁膨胀，胸膈痞闷，不思饮食，冲心闷乱，及一切痛风走注，浑身疼痛。

【化学成分】

川乌的化学成分主要为二萜生物碱类、季铵盐类、阿朴啡类、吡咯类等生物碱，以及黄酮、皂苷、神经酰胺、多糖等非生物碱。

【药理作用】

1. 抗癌的药理作用

（1）抗食管癌的药理作用：乌头碱能通过下调 MMP-9、Bcl-2 蛋白表达，抑制细胞侵袭和诱导细胞凋亡，从而降低食管癌 EC-1 细胞克隆形成能力，发挥抗食管癌作用。

（2）抗其他癌症的药理作用：乌头碱能通过激活活性氧产生，导致细胞色素 C 从线粒体中释放增加，激发肝癌细胞凋亡，从而特异性抑制肝癌 HepG2 细胞增殖。

乌头碱能通过抑制 NF-κB 信号通路，诱导人胰腺癌细胞凋亡。

次乌头碱能通过抑制转化生长因子-乌头诱导的上皮-间充质转化，抑制肺癌 A549 细胞的黏附、迁移和侵袭。

2. 其他药理作用

（1）抗炎作用：川乌中乌头碱、次乌头碱、新乌头碱等活性成分能通过影响前列腺素代谢过程中趋化因子介导的白细胞趋化来发挥抗炎作用。苯甲酰乌头原碱通过抑制丝裂原活化蛋白激酶、Akt 和核因子的活性来发挥抗炎作用。

（2）镇痛作用：川乌对慢性炎症性疼痛、神经病理性疼痛、急性疼痛、癌症疼痛有良好的抑制作用，而且不易耐受。如苯甲酰乌头原碱可通过刺激脊髓小胶质细胞强啡肽 A 表达，减轻脊髓神经结扎所致神经病变的机械性痛觉过敏和热痛觉过敏。

（3）保护心血管的作用：川乌可通过抑制血管内皮细胞凋亡和心肌肥大因子来保护心血管。

【注意事项】

生品内服宜慎，孕妇忌用。制川乌孕妇慎用。不宜与半夏、川贝母、浙贝母、平贝母、伊贝母、湖北贝母、瓜蒌、瓜蒌皮、瓜蒌子、天花粉、白及、白蔹同用。

双酯型二萜生物碱是川乌的主要毒性成分，而单酯型二萜生物碱毒性相对较小（为乌头碱的 1/500~1/50），并具有较好的活性，醇胺型二萜生物碱毒性最低（为乌头碱的 1/4000~1/2000），但活性也相对较弱。该类成分的毒性作用有心脏毒性、神经毒性、肝毒性、生殖毒性、遗传毒性等，其中心脏毒性是川乌最主要的毒性，可导致严重的心功能紊乱。乌头碱、苯甲酰乌头原碱、乌头原碱均有神经毒性，能引起运动阻滞相关的弛缓性麻痹和死亡。

【现代应用】

组方：川乌 9g，三七 9g，远志 15g，五味子 6g，延胡索 10g，没药 5g，生麦芽 30g，细辛 3g，红花 10g，当归 10g，栀子 10g，川芎 5g，柴胡 15g，桃仁 10g，郁金 12g，白芥子 6g。失眠多梦加酸枣仁 30g，煎取 100mL，口服，2 次/天。联合服用西药：轻度疼痛给予布洛芬缓释片，中度疼痛给予盐酸曲马多片，重度疼痛给予硫酸吗啡缓释片。患者如果出现暴发痛时，给予盐酸吗啡注射液皮下注射；抗焦虑选用盐酸帕罗西汀片。可用于中晚期食管癌疼痛伴焦虑的治疗。

108. 蕲蛇

（《雷公炮炙论》）

【基原】

本品为蝰科动物五步蛇 *Agkistrodon acutus*（Güenther）的干燥体。

【别名】

大白花蛇（《黄州府志》），褰鼻蛇（《开宝本草》）。

【性味归经】

甘、咸，温；有毒。归肝经。

【功能主治】

祛风，通络，止痉。用于风湿顽痹，麻木拘挛，中风口眼㖞斜，半身不遂，抽搐痉挛，破伤风，麻风，疥癣。

【化学成分】

蕲蛇的化学成分包括蛋白质和氨基酸类、磷酯类、核苷类成分。蕲蛇酶等蛇毒成分为蛋白质类。

【药理作用】

1. 抗癌的药理作用

蕲蛇醇提取物对胃癌细胞株具有一定的抑制作用，对胶质细胞具有细胞毒作用，表明蕲蛇提取物具有一定的抗癌活性。

2. 其他药理作用

抗炎镇痛、免疫调节作用：蕲蛇提取物能减轻大鼠踝关节滑膜细胞变性、增生和炎性细胞浸润，并且能通过下调血清炎性细胞因子 TNF、IL-1 和 IL-17 水平，发挥抗炎作用。蕲蛇水提液可通过降低胶原诱导性关节炎大鼠血清 TNF-α 含量，升高 IL-10 含量，减轻 CIA 大鼠踝关节肿胀和关节炎程度。

【注意事项】

血虚生风者慎服。

蕲蛇酶是从蛇毒中提取的生物酶制剂，肝肾功能不全者应慎用。用药前需做过敏试验，其抗凝作用可能引起阴道出血，损伤部位出血或止血延缓等现象，静脉注射拔针后按压时间应延长，胚胎期给药可致死胎、吸收胎等不良效应，孕妇、女性经期、有出血倾向者、活动性肺结核、胃肠道溃疡者禁用。

【现代应用】

（1）复方夏天无片：是由夏天无、麝香、全蝎、蕲蛇、三七、乳香、没药等33味中药组成的纯中药制剂。具有较强的抗炎、镇痛效果，能多途径发挥对抗多种原因产生的轻度癌痛的作用。

（2）金龙胶囊：是由鲜守宫、鲜金钱白花蛇、鲜蕲蛇等组成的中药复方制剂，可联合放疗治疗老年鼻咽癌。

109. 蚕沙

《名医别录》

【基原】

本品为蚕蛾科昆虫家蚕 *Bombyx mori* Linnaeus 的干燥粪便。

【别名】

原蚕屎（《名医别录》），晚蚕沙（《斗门方》），马鸣肝（《东医宝鉴》），晚蚕矢（《本草备要》），二蚕沙（《江苏药材志》）。

【性味归经】

甘、辛，温。归肝、脾、胃经。

【功能主治】

祛风除湿，和胃化湿。用于风湿痹证，吐泻转筋，风疹、湿疹瘙痒。

【化学成分】

蚕沙的化学成分包括氮杂糖、生物碱、多糖类、黄酮类、叶绿素、叶黄素、粗蛋白和碳水化合物等。

【药理作用】

1. 抗癌的药理作用

蚕沙中的叶绿素衍生物对体外肝癌组织培养细胞有抑制作用，对荷瘤小鼠肿瘤细胞、小鼠移植肉瘤 S180 细胞、Lewis 肺癌细胞和宫颈癌 U14 细胞均有一定的杀伤作用。

2. 其他药理作用

（1）降血糖作用：蚕沙提取物能发挥 α-葡萄糖苷酶活性抑制作用，从而改善糖尿病动物的糖、脂代谢异常，有助于防治糖尿病慢性并发症。

（2）治疗缺铁性贫血：蚕沙提取物能通过调节造血调控因子 IFN-α、TNF-α 和 IL-6 的水平，从而改善小鼠的造血功能。蚕沙提取物已研制成治疗缺铁性贫血的国家二类新药生血宁片。

此外，蚕沙还具有抗氧化、消炎抑菌、治疗口腔溃疡等作用。

【注意事项】

血不养筋、手足不遂者禁服。

蚕沙光敏剂急性毒性试验：对小鼠进行静脉注射，观察死亡鼠的病理切片，主要发现肝细胞浆稀疏，空泡变性和部分肝细胞核密集或消失。给实验大鼠进行腹腔注射给药，发现高剂量组在给药 7 天后体重开始下降，处死后做病理检查，个别大鼠的肾近曲小管上皮细胞浊肿，大脑小灶性胶质细胞增生，未见其他病理改变。

【现代应用】

自拟方：薤白 10g，全瓜蒌 18g，天冬 5g，麦冬 5g，炒枳实 6g，清半夏 10g，油当归 12g，代赭石 15g，川郁金 10g，旋覆花 5g，广陈皮 6g，火麻仁 15g，桃仁 6g，杏仁 6g，茜草根 10g，怀牛膝 10g，晚蚕沙 10g，皂角子 10g。可用于治疗阴亏气滞型噎膈。

110. 防己

（《神农本草经》）

【基原】

本品为防己科植物粉防己 *Stephania tetrandra* S. Moore 的干燥根。

【别名】

解离（《神农本草经》），载君行（《本草蒙筌》），石解（《本草纲目》）。

【性味归经】

苦，寒。归膀胱、肺经。

【功能主治】

祛风止痛，利水消肿。用于风湿痹痛，水肿脚气，小便不利，湿疹疮毒。

【传统应用】

《圣济总录》：防己二两半，杏仁（去皮尖双仁，麸炒）三分，苦葶苈（炒香）三两一分，陈橘皮（汤浸，去白，焙）一两，赤茯苓（去黑皮）一两一分，郁李仁（汤浸，去皮尖，麸炒）一两一分，紫苏叶一两一分。上为末，炼蜜为丸，如梧桐子大。每服 30 丸，空心、食前温酒送下。治虚劳脾肾不足，身面浮肿，卧即胀满，喘急痰嗽，胸膈痞闷，大小便不利，渐成水气。

【化学成分】

防己含多种生物碱（粉防己碱、防己诺林碱、轮环藤酚碱、氧防己碱等），此外还含有黄酮苷、酚类、有机酸、挥发油、糖类等。

【药理作用】

1. 抗癌的药理作用

（1）抗食管癌的药理作用：汉防己甲素能在食管癌治疗中通过去除放射引起的 G_2/M 期阻滞，增加 γ 射线对人食管癌细胞的杀伤作用，且在食管癌放疗过程中具有一定的放疗增敏作用，并能抑制食管癌细胞，诱导细胞株凋亡，其诱导效应具有浓度依赖性。

（2）抗其他癌症的药理作用：防己中的粉防己碱对于人肝癌 7402 细胞、人乳腺癌 MCF-7 细胞、人宫颈癌 HeLa 细胞及人胃癌 BGC-823 细胞等多种肿瘤细胞，均具有明显的抑制增殖和诱导凋亡作用。

粉防己碱可通过抑制钙离子信号传递途径，使细胞周期受阻，进而抑制人结肠癌细胞 HT29 增殖。

粉防己碱可通过增加凋亡基因 Fas 的表达率和细胞凋亡率，干预化疗诱导的小鼠多药耐药性 S180 细胞。

粉防己碱可逆转人口腔上皮癌多药耐药细胞株 KB-MRP1 的多药耐药性，逆转效果与药物浓度有关，逆转机制可能与增加细胞内化疗药物蓄积和增强化疗药物诱导的细胞凋亡有关。

2. 其他药理作用

（1）抗炎作用：粉防己碱能降低 β-葡聚糖诱导巨噬细胞介导的炎症反应，还能通过调节细胞因子变化而达到治疗 II 型胶原诱导的类风湿关节炎的目的。此外，粉防己碱能通过抑制炎症介导的关键酶（磷脂酶 A_2），从而抑制花生四烯酸代谢的环氧化酶和脂氧化酶 2 条途径，阻止单核细胞和中性粒细胞中前列腺素和白三烯的产生，发挥抗炎作用。

（2）抗病原微生物作用：粉防己碱和防己诺林碱具有较强的抗金黄色葡萄球菌、白色念珠菌的活性，粉防己碱在体外对氟康唑抗白念珠菌菌丝活性有增效作用。

（3）对心血管的作用：粉防己碱能通过促进 Bcl-2 蛋白表达，减少 Bax 蛋白表达，从而抑制缺血-再灌注损伤引起的心肌细胞凋亡。粉防己碱能通过抗氧化能力，减少机体受到的氧化应激损伤，从而发挥心肌保护作用。粉防己碱能通过抑制慢钙通道，减少内向电流，发挥抗心律失常作用。

此外，防己还具有抗高血压、抗肝纤维化、抑制瘢痕、抗矽肺等作用。

【注意事项】

本品苦寒，易伤胃气，胃纳不佳及阴虚体弱者慎服。

本品又称"汉防己"。另外，马兜铃科植物广防己的根称为"广防己"或"木防己"。过去通称为"防己"，二者常常混用，并有"木防己长于祛风止痛，汉防己长于利水消肿"之说。但由于广防己含有马兜铃酸，具有肾毒性，为保证用药安全，目前已停用广防己，以粉防己代之。

【现代应用】

汉防己甲素是从防己科植物粉防己的干燥块根中提取的一种双苄基异喹啉生物碱，具有抗纤维化、抗炎、减毒、抗肿瘤及降压等药理作用。汉防己甲素可用于食管癌放疗的增敏，能够一定程度提高食管癌的近期疗效，并未明显增加放疗毒副反应。

111. 雷公藤

（《本草纲目拾遗》）

【基原】

本品为卫矛科植物雷公藤 *Tripterygium wilfordii* Hook. f. 的根的木质部。

【别名】

黄藤根、黄药、水莽草、断肠草、菜虫药、南蛇根、三棱花、旱禾花（《湖南药物志》），黄藤木（《广西药植名录》），红药、红紫根、黄藤草（江西《草药手册》）。

【性味归经】

苦、辛，寒；有大毒。归肝、肾经。

【功能主治】

祛风除湿，活血通络，消肿止痛，杀虫解毒。用于风湿顽痹，麻风病，顽癣，湿疹，疥疮。

【化学成分】

雷公藤的化学成分包括生物碱类、二萜类、三萜类、倍半萜等，还含有少量苷类、糖类、酚酸类和微量元素等。

【药理作用】

1. 抗癌的药理作用

（1）抗食的管癌的药理作用：雷公藤红素能通过抑制 Wnt 信号通路和整联蛋白的表达来抑制食管癌细胞的转移。

雷公藤甲素能抑制食管癌 Eca-9706 细胞增殖并促进其凋亡，其机制可能与抑制 Nrf2/ARE 通路进而促进细胞氧化损伤有关。雷公藤与金钱草配伍的醇提取物对人食管癌 Eca9706 细胞具有抗癌增效作用。

（2）抗其他癌症的药理作用：雷公藤甲素能明显抑制人宫颈癌 HeLa 细胞增殖，干扰细胞周期并使其阻滞于 S 期和 G_2/M 期，且呈明显的量效关系。

雷公藤甲素通过诱导氧化应激，抑制细胞内 Akt 的表达及其磷酸化，调节下游的信号通路，进而促进鼻咽癌细胞凋亡。

雷公藤甲素能通过下调侵袭相关蛋白 MMP-2/MMP-9 的表达，抑制子宫内膜癌 HEC-1B 细胞的侵袭能力，发挥抗癌作用。

雷公藤红素能通过上调 Cleaved Caspase-3、Cleaved Caspase-9 蛋白的表达并下调抗凋亡蛋白 Bcl-2 的表达，从而抑制人卵巢癌 SKOV3 细胞增殖并诱导其凋亡。

2. 其他药理作用

（1）抗炎作用：雷公藤红素、雷公藤内酯甲和雷公藤甲素均具有较强的抗炎作用，它们发挥作用的主要靶点为核转录因子，通过抑制炎症因子 TNF、IL-6、IL-8 和黏附分子如细胞间黏附分子（ICAM）、血管细胞黏附分子（VCAM）等的表达，减少 COX-2 表达，提高总抗氧化能力，从而发挥抗炎作用。

（2）免疫调节作用：雷公藤通过抑制 T 细胞活化并诱导其凋亡，诱导树突状细胞（DC）凋亡，抑制树突状细胞成熟和抗原提呈功能等方面，发挥免疫调节作用。

（3）抗生育作用：雷公藤甲素表现出显著的抗生育作用，其机制可能与抑制 T 型 Ca^{2+} 通道有关，在雌性生殖系统中抑制卵巢功能，使卵母细胞受精率下降；在雄性生殖系统中影响生精过程和精子成熟，导致精子质量和活力下降。

此外，雷公藤还具有神经保护、抗 HIV 病毒、杀虫和抗动脉粥样硬化等作用。

【注意事项】

本品因有剧毒，内服宜慎。外敷不可超过半小时，否则起疱。凡有心、肝、肾器质性病变及白细胞减少者慎服。孕妇禁服。

雷公藤为全株有毒，是近半个世纪以来报道发生毒性事件最多的中药之一。其不良反应主要表现在血液系统、生殖系统和消化系统，其中对消化系统的损伤是最早出现的，并且雷公藤表现出的毒副作用与药物的剂量呈正相关。已有相关研究表明，雷公藤具有肝毒性、肾毒性、血液系统毒性、心脏毒性、生殖系统毒性和皮肤损伤等不良反应。

【现代应用】

目前，雷公藤用于抗食管癌大多集中在药理作用、分子机制研究等方面。如雷公藤红素可以用于血瘀热毒型食管癌患者，但其药毒侵犯脾胃，可影响消化吸收，引起胃脘痞胀不适等，且可抑制食管癌细胞的黏附、迁移及侵袭。雷公藤与金钱草配伍的醇提取物对人食管癌细胞具有抗癌增效作用，二者质量配比为 2：1 时效果为佳，提示通过联合金钱草用药，一方面可以对雷公藤起到抗癌增效作用，另一方面还可降低雷公藤用量从而降低中毒风险。

112. 穿山龙

（《东北药用植物志》）

【基原】

本品为薯蓣科植物穿龙薯蓣 *Dioscorea nipponica* Makino 的干燥根茎。

【别名】

穿龙骨、穿地龙（《东北药植志》），狗山药（《河北药材》），山常山（《山东中药》），穿山骨（《中国药植图鉴》），火藤根（《陕西中草药》），粉草薢、黄姜、土山薯（《中国经济植物志》），竹根薯、铁根薯、雄姜、黄鞭（《浙江民间常用草药》），地龙骨、山花啦、金刚骨（《河北中药手册》），串山龙（《东北常用中草药手册》）。

【性味归经】

甘、苦，温。归肝、肾、肺经。

【功能主治】

祛风除湿，舒筋通络，活血止痛，止咳平喘。用于风湿痹病，关节肿胀，疼痛麻木，跌仆损伤，闪腰岔气，咳嗽气喘。

【化学成分】

穿山龙主要含薯蓣皂苷、纤细薯蓣皂苷、对羟基苄基酒石酸、氨基酸等。

【药理作用】

1. 抗癌的药理作用

穿山龙提取物联合哈尔满碱能通过影响胞外信号激活细胞内的 Pro Caspase-3 蛋白转化为 Caspase-3 蛋白，导致细胞凋亡，从而抑制人肝癌细胞 HepG2 增殖。

穿山龙提取物能通过上调组织金属蛋白酶抑制剂 2，抑制核移位和 cAMP 反应元件结合蛋白的 DNA 结合活性，激活热休克蛋白 3、细胞基质金属蛋白酶 2 启动子及 AP-1，从而抑制口腔癌细胞转移。

2. 其他药理作用

（1）抗炎作用：穿山龙总皂苷可能通过抑制 IL-1 的产生，影响其所激活的 PI3K/PKC、SDF-1 及其受体 CXCR4，以及 NF-R4 信号转导通路来治疗痛风性关节炎。穿山龙根茎中的酚类衍生物能通过促进 C6 神经胶质瘤细胞中神经生长因子分泌，抑制脂多糖，激活 BV-2 小胶质细胞，抑制一氧化氮的释放，促进神经母瘤细胞的增加而发挥抗神经炎作用。

（2）降血糖作用：穿山龙可能通过增加 GLUT4 基因的表达，抑制核转录因子及其下游炎症介质的释放，促进外周组织对葡萄糖的转运和利用，降低血糖，进而改善胰岛素抵抗。

（3）平喘作用：穿山龙可通过拮抗 Bcl-2 的表达，减轻哮喘气道炎症，发挥平喘作用。

此外，穿山龙还有降尿酸、耐缺氧、抗疲劳、抗高脂血症、抗氧化、保肝等药理作用。

【注意事项】

粉碎加工时注意防护，以免发生过敏反应。

穿山龙注射液在临床中用于治疗风湿痹阻所致的关节疼痛（包括风湿性关节炎、类风湿关节炎等），但是，该注射剂存在刺激性疼痛等副作用与不良反应，给患者带来诸多不便，影响了其在临床中的应用。

【现代应用】

穿山龙具有活血、止痛、通络的功效，可以针对恶性肿瘤的病机进行治疗。

与枳壳、陈皮、石菖蒲配伍，治疗胃肠道肿瘤引起的食欲减退、脘腹胀满；与土茯苓、牡蛎、土贝母、玄参配伍治疗恶性淋巴瘤，对肿大的淋巴结具有软散的效果。

113. 五加皮

（《神农本草经》）

【基原】

本品为五加科植物细柱五加 *Acanthopanax gracilistylus* W. W. Smith 的干燥根皮。

【别名】

南五加皮（《科学的民间药草》）。

【性味归经】

辛、苦，温。归肝、肾经。

【功能主治】

祛风除湿，补益肝肾，强筋壮骨，利水消肿。用于风湿痹痛，筋骨痿软，小儿行迟，体虚乏力，水肿脚气。

【传统应用】

《医宗金鉴》：五加皮汤，当归（酒洗）、没药、五加皮、朴硝、青皮、川椒、香附子各三钱，丁香一钱，麝香一分，老葱三根，地骨皮一钱，牡丹皮二钱。水煎滚，熏洗患处，治跌打损伤皮破，二目及面浮肿，若内伤瘀血，上呕吐衄，气虚昏沉，不省人事，身软，面色于黄，遍身虚浮，躁烦焦渴，胸膈疼痛，脾胃不开，饮食少进。

【化学成分】

五加皮的化学成分主要包括二萜类、苯丙素类、植物甾醇、挥发油类，还含有各种脂肪酸、维生素、多糖、大分子蛋白质等成分。

【药理作用】

1. 抗癌的药理作用

五加皮多糖能够抑制体外培养的人宫颈癌 HeLa 细胞的生长，并诱导其凋亡。

五加皮水提物可能通过调节单核细胞吞噬功能及抑制 TNF-α、IL-12 等细胞因子的产生而发挥抗肿瘤作用。

2. 其他药理作用

五加皮有抗炎、镇痛、镇静等作用，能提高血清抗体的浓度，促进单核巨噬细胞的吞噬功能，有抗应激的作用，能促进核酸的合成、降低血糖，有性激素样作用，并能抗诱变、抗溃疡，且有一定的抗排异作用。

【注意事项】

阴虚火旺者慎服。

五加皮有南五加皮和北五加皮之分，南五加皮即五加皮，北五加皮即香加皮。五加皮有补肝肾、强筋骨的作用，毒性很小，而香加皮为有毒药材。有的地方五加皮、香加皮不分，临床上有过很多误用香加皮而导致中毒死亡的报道。这种医师不知，药师不觉，患者不懂的误用导致香加皮的毒性未被意识到，使用剂量过大、时间过长，是不良反应发生最危险的因素。故临床上使用五加皮时应注意与香加皮鉴别。

【现代应用】

复方夏天无片：以夏天无为主药、配伍全蝎、制草乌、威灵仙、五加皮、羌活、独活、蕲蛇、制马钱子、三七、麝香等 33 种中药制成。可用于治疗癌性疼痛，止痛效果明显，值得在临床推广应用。

114. 葫芦

（《日华子本草》）

【基原】

本品为葫芦科植物瓢葫芦 *Lagenaria siceraria* （Molina） Standl. var. *depressa* （Ser.） Hara. 的干燥果皮。

【别名】

葫芦壳、抽葫芦、壶芦（《日华子本草》），瓠匏（《滇南本草》），藤姑（《群芳谱》），葫芦瓜（《本草求原》），葫芦（《饮片新参》）。

【性味归经】

甘，平。归肺、肾经。

【功能主治】

利水消肿。用于水肿胀满，淋证。

【化学成分】

葫芦的化学成分包括黄酮类、氨基酸、三萜类、碳水化合物和挥发性成分等。

【药理作用】

1. 抗癌的药理作用

（1）抗食管癌的药理作用：葫芦素 B 可通过在 G_1/S 期阻滞细胞，诱导 p21 的表达，抑制食管癌 Eca109 细胞生长。

（2）抗其他癌症的药理作用：葫芦素 B 可通过阻滞细胞周期，抑制人胃癌 BGC-823 细胞、神经母细胞瘤 SH-SY5Y 和髓性白血病细胞的增殖。

葫芦素 B 可通过阻滞细胞周期和抑制 STAT3 的磷酸化激活，抑制人肺癌 A549 细胞、喉鳞癌细胞、裸鼠移植瘤和人白血病 K562 细胞、卵巢癌 SKOV3 细胞的增殖。

葫芦素 D 可通过调节 D1、CDK4、p21 和 p27 蛋白水平诱导 G_1/S 或 G_2/M 期细胞周期阻滞，从而抑制宫颈癌细胞。

葫芦素 E 在细胞周期 G_2/M 期阻滞，下调 CDK1，上调 p21 表达水平，从而抑制人白血病 HL-60 细胞、K562 细胞，肝癌 Bel7402 细胞、HepG2 细胞的生长。

2. 其他药理作用

（1）抗氧化作用：表果皮丙酮提取物中存在的鞣花素具有自由基清除活性。

（2）降血脂作用：葫芦可通过抑制胰脂肪酶的活性，抑制脂质消化和进入体内，发挥降血脂作用。

（3）抗菌杀虫作用：葫芦甲醇提取物对铜绿假单胞菌和化脓性链球菌具有一定的抑制作用，葫芦籽被证明对环毛蚓有体外驱虫活性。

此外，葫芦还具有抗肝毒性、利尿、抗应激性、生理调节等功能。

【注意事项】

孕妇及严重消化道溃疡患者慎用。部分患者在初期服用葫芦素片时可能出现纳差、恶心等胃肠道症状，对症处理后一般不影响治疗，使用时剂量不得随意加大。

【现代应用】

自拟七子免疫汤：女贞子 45g，太子参 30g，麦冬 15g，枸杞子 15g，茯苓 15g，沙参 12g，石斛 10g，桃仁 15g，红花 10g，金荞麦 21g，甘草 6g。随症加减，臂痛加葫芦、丝瓜络、水红花子、漏芦。全方既可扶正以增强免疫功能，又可祛邪以杀灭癌细胞，还能活血以改善血液高黏、高凝状态。

115. 香加皮

（《中药志》）

【基原】

本品为萝摩科植物杠柳 *Periploca sepium* Bge. 的干燥根皮。

【别名】

北五加皮、杠柳皮（《科学的民间药草》），臭五加（《山东中药》），山五加（《山西中药志》），香五加（《四川中药志》）。

【性味归经】

辛、苦，温；有毒。归肝、肾、心经。

【功能主治】

利水消肿，祛风湿，强筋骨。用于下肢浮肿，心悸气短，风寒湿痹，腰膝酸软。

【化学成分】

香加皮的化学成分包括 C21 甾体类、强心苷类、三萜类、醛类及低聚糖、小分子脂肪酸、黄酮等其他化合物。

【药理作用】

1. 抗癌的药理作用

（1）抗食管癌的药理作用：香加皮单体成分宝藿苷Ⅰ可有效抑制食管癌细胞株 Eca109，其机制与阻滞 Eca109 细胞周期发展和诱导细胞凋亡有关；还能通过上调 TFPI-2 基因的表达抑制食管癌细胞 Eca-109 的侵袭。

（2）抗其他癌症的作用：香加皮能通过下调 Survivin 基因，上调 Bax 基因的 mRNA 水平，从而诱导人乳腺癌细胞系 MCF-7 凋亡。

江柳苷能通过抑制 IL-6 和 DDK1 的表达，阻断 Wnt 信号来达到治疗小鼠骨髓瘤细胞增殖的目的。

江柳苷能通过介导凋亡，使细胞周期阻滞在 G_2/M 期，从而抑制淋巴瘤细胞系 Jurkat 和 HuT 78 细胞的增殖。

2. 其他药理作用

（1）强心作用：香加皮能通过提高模型大鼠 Ca^{2+}-三磷酸腺苷 mRNA 的表达，

降低心肌受磷蛋白 mRNA 的表达，通过调节心肌 PLN/Ca^{2+}-ATP 酶比值发挥强心作用。

（2）抗炎作用：香加皮中的江柳苷元能通过抑制肥大细胞脱颗粒及组胺释放在炎症反应中的作用，而发挥抗炎作用。

（3）免疫调节作用：香加皮的活性成分能诱导人外周血单个核细胞（PBMC）来源的树突状细胞（DC）分化成熟，并促进其细胞因子分泌，增强免疫调节活性。

此外，香加皮还有神经生长因子促进、细胞诱导分化、拟胆碱及杀虫等作用。

【注意事项】

本品有毒，不宜长期或过量服用。

香加皮有较强的毒性，较小剂量注射可引起蟾蜍、小鼠死亡；给兔、犬静脉注射可使血压先升后降，后出现呼吸麻痹而于数分钟内死亡。据临床报道，服用北五加皮后致中毒者并不少见，主要表现为严重的心律失常，说明北五加皮的毒性反应与洋地黄类药物相似。胃肠道反应如恶心呕吐，是过量使用的早期表现。应用时要严格区分五加皮与香加皮，不能混淆，应用香加皮时要严格控制剂量，不过量服用。

【现代应用】

宝霍苷 I 是中药香加皮的提取物。气虚阳微型食管癌患者多饮食不下，泛吐清水或泡沫，乏力气短，面足浮肿，治疗时加入香加皮宝霍苷 I，可有效抑制食管癌细胞增殖、侵袭、迁移，以提高食管癌治疗效果及患者生存质量，减少痛苦。

116. 泽漆

（《神农本草经》）

【基原】

本品为大戟科植物泽漆 *Euphorbia helioscopia* L. 的干燥地上部分。

【别名】

五凤灵枝（《履巉岩本草》），五凤草、绿叶绿花草（《本草纲目》），凉伞草（《质问本草》），五盏灯、五朵云（《贵州民间方药集》），白种乳草（《福建民间草药》），乳浆草（《江苏植药志》），肿手棵、马虎眼（《山东中药》），倒毒伞、一把伞（《四川中药志》），乳草（《泉州本草》），龙虎草、铁骨伞（江西《草药手册》）。

【性味归经】

辛、苦，微寒。归大肠、小肠、肺经。

【功能主治】

利水消肿，化痰散结，杀虫。用于水肿，肝硬化腹水，细菌性痢疾；外用治淋巴结结核、结核性瘘管、神经性皮炎。并可灭蛆、孑孓。

【化学成分】

泽漆的化学成分主要为黄酮、生物碱、萜类等。

【药理作用】

1. 抗癌的药理作用

泽漆乙酸乙酯提取物（EAE）可通过下调 Cyclin D1、Bcl-2 和 MMP-9 蛋白在肝癌细胞内的表达，上调 Bax、Caspase-3 和 nm23-H1 蛋白的表达，来抑制肝癌细胞的生长，诱导和促进凋亡，减弱侵袭和转移。EAE 可通过生成过量 ROS 损伤线粒体来抑制三阴性乳腺癌 MDA-MB-231 细胞的生长，诱导其凋亡。EAE 可通过下调 MDR1 和 LRP 基因逆转人胃癌耐药细胞 SGC7901/DDP 的多药耐药。

2. 其他药理作用

（1）抑菌作用：泽漆水煎液对口腔常见细菌具有一定的抑制作用，低浓度对需氧菌种的金黄色葡萄球菌和白色念珠菌具有较好的抑菌作用，中浓度对铜绿假单胞菌和双歧杆菌抑制效果较好，高浓度对需氧菌种的乙型溶血性链球菌和大肠埃希菌的抑制效果较好。

（2）神经保护作用：泽漆总黄酮对鱼藤酮所致的 SH-SY5Y 神经细胞损伤具有保护作用，但效果弱于单一成分金丝桃苷。

【注意事项】

本品苦寒降泄，易伤脾胃，脾胃虚寒者及孕妇慎用。本品有毒，不宜过量或长期使用。泽漆的乳状汁液对皮肤、黏膜有很强的刺激性。

【现代应用】

六君子汤合左金丸加减：党参 10g，焦白术 10g，茯苓 10g，黄连 4g，吴茱萸 3g，藿香 10g，紫苏叶 10g，煅瓦楞子 25g，炙刺猬皮 15g，白花蛇舌草 20g，半枝莲 20g，山慈菇 12g，泽漆 15g，炙海螵蛸 20g，薏苡仁 20g，仙鹤草 15g，鸡血藤 15g，肿节风20g，法半夏10g，丹参15g，南沙参10g，北沙参10g，陈皮6g，竹茹6g。每日1剂，水煎服。嘱忌酸辣煎炸、海鲜发物。可用于治疗食管癌。

117. 车前子
(《神农本草经》)

【基原】

本品为车前科植物车前 *Plantago asiatica* L. 或平车前 *Plantago depressa* Willd. 的干燥成熟种子。

【别名】

车前实（《神仙服食经》），虾蟆衣子（《履巉岩本草》），猪耳朵穗子（《青海药材》），凤眼前仁（《中药材手册》）。

【性味归经】

甘，寒。归肝、肾、肺、小肠经。

【功能主治】

清热利尿通淋，渗湿止泻，明目祛痰。用于热淋涩痛，水肿胀满，暑湿泄泻，目赤肿痛，痰热咳嗽。

【化学成分】

车前子的化学成分主要有苯乙醇苷类、环烯醚萜类、黄酮类、生物碱类和多糖类等化合物。

【药理作用】

1. 抗癌的药理作用

车前子多糖可抑制体内肿瘤生长，通过增强肌体免疫功能、降低丙二醛的含量，提高超氧化物歧化酶和肿瘤坏死因子活性以调节氧自由基来实现抗肿瘤目的。

2. 其他药理作用

（1）抗炎作用：车前子通过降低毛细血管通透性，抑制棉球肉芽肿的形成，降低渗出液中的白细胞和丙二醛含量，提高 SOD 的活性来抑制各期炎症形成。

（2）调节免疫作用：车前子黏多糖 A 可增强小鼠羊红细胞致敏的体液免疫和过敏反应；车前子新型多糖可能通过 Toll 样受体 4 诱导树突状细胞成熟，以诱导免疫反应。

（3）对消化系统的作用：车前子多糖具有润肠通便的作用，可以缩短便秘模型小鼠首次排黑便的时间，增加 5 小时内排便粒数，提高粪便含水量和小肠墨汁推进率。

此外，车前子还具有利尿、降血糖、降血脂、抗氧化、保肝和降血压等作用。

【注意事项】

孕妇及肾虚精滑者慎用。

车前子不同炮制品用于治疗慢性功能性便秘时，车前子生粉组和酒炙车前子组各出现 1 例轻微上腹不适患者，不适症状在治疗一段时间后自行消失。

【现代应用】

四逆散合半夏泻心汤化裁：白芍 10g，半夏 10g，黄芩 10g，人参 10g，鳖甲 10g，黄连 8g，干姜 8g，莪术 12g，大枣 12g，柴胡 20g，枳实 15g，甘草 3g。辨证加减，湿热中阻型加山慈菇 20g，薏苡仁 30g，车前子（包煎）10g。可用于治疗胃-食管癌术后吻合口溃疡的患者。

118. 瞿麦

（《神农本草经》）

【基原】

本品为石竹科植物瞿麦 *Dianthus superbus* L. 或石竹 *Dianthus chinensis* L. 的干燥地上部分。

【别名】

巨句麦（《神农本草经》），大兰（《名医别录》），山瞿麦（《千金方》），南天竺草（《圣济总录》），剪绒花（《医林纂要》），竹节草（《山东中药》）。

【性味归经】

苦，寒。归心、小肠经。

【功能主治】

利尿通淋，活血通经。用于热淋，血淋，石淋，小便不通，淋沥涩痛，经闭瘀阻。

【传统应用】

《金匮要略》：鳖甲煎丸，鳖甲（炙）90g，乌扇（烧）22.5g，黄芩 22.5g，柴胡 45g，鼠妇（熬）22.5g，干姜 22.5g，大黄 22.5g，芍药 37.5g，桂枝 22.5g，葶

苈子（熬）7.5g，石韦（去毛）22.5g，厚朴22.5g，牡丹（去心）37.5g，瞿麦15g，紫葳22.5g，半夏7.5g，人参7.5g，土鳖虫（熬）37.5g，阿胶（炙）37.5g，蜂房（炙）30g，赤硝90g，蜣螂（熬）45g，桃仁15g。上药二十三味，为末，取煅灶下灰1.5kg，清酒5L，浸灰内过滤取汁，煎鳖甲成胶状，绞取汁，纳诸药煎，为丸如梧桐子大。行气化瘀，软坚消癥。主疟疾日久不愈，胁下痞硬有块，结为疟母，以及癥瘕积聚。

【化学成分】

瞿麦的化学成分包括皂苷类、环肽类、黄酮类、酚酸类、蒽醌类、酰胺类、香豆素类及挥发油等。

【药理作用】

1. 抗癌的药理作用

瞿麦提取物能通过抑制Bcl-2和NF2的表达，通过线粒体内源性途径诱导HepG2细胞凋亡。

2. 其他药理作用

（1）抗菌作用：瞿麦可通过抑制和杀死病原菌来治疗非淋菌性尿道炎。其水煎液对大肠杆菌、副伤寒沙门杆菌、金黄色葡萄球菌、枯草杆菌、变形杆菌等均有抑菌能力。

（2）肾保护作用：瞿麦能通过改善肾脏的血氧循环供应，减轻肾小球膜的通透性，降低血糖浓度，从而发挥修复受伤组织及再生的作用。瞿麦乙酸乙酯部位能通过改善糖尿病肾病模型小鼠的肾小球纤维化和肾功能紊乱，发挥肾保护作用。

此外，瞿麦还具有免疫抑制、兴奋肠管、抑制心脏及影响肾血容积等作用。

【注意事项】

孕妇慎服。

瞿麦水煎剂、水提物或水悬液对动物生殖毒性实验结果显示，其致生殖毒性剂量相当于《中国药典》推荐人临床用剂量的1~3倍，提示瞿麦的临床常用量可能会有对人体产生生殖毒性的风险，导致流产或死胎。

【现代应用】

理中丸合四神丸加减：太子参、干姜、白术、肉豆蔻、五味子、吴茱萸、补骨脂、大枣、黄芪、薏苡仁、鸦胆子、防风、山药、诃子肉、苍术、焦山楂、焦槟榔等。泄泻不止者，加车前草、猪苓、瞿麦、泽泻，或加炒乌梅、石榴皮、诃子肉。用于治疗寒湿凝滞型晚期大肠癌。

119. 石韦

（《神农本草经》）

【基原】

本品为水龙骨科植物庐山石韦 *Pyrrosia sheareri*（Bak.）Ching、石韦 *Pyrrosia lingua*（Thunb.）Farwell 或有柄石韦 *Pyrrosia petiolosa*（Christ）Ching 的干燥叶。

【别名】

石樜（《神农本草经》），石皮（《名医别录》），石苇（《滇南本草》），石兰（《本草纲目》），生扯拢（《分类草药性》），潭剑（《福建民间草药》），石背柳（《中药材手册》）。

【性味归经】

甘、苦，微寒。归肺、膀胱经。

【功能主治】

利尿通淋，清肺止咳，凉血止血。用于热淋，血淋，石淋，小便不通，淋沥涩痛，肺热喘咳，吐血，衄血，尿血，崩漏。

【传统应用】

《金匮要略》：鳖甲煎丸，鳖甲（炙）90g，乌扇（烧）22.5g，黄芩22.5g，柴胡45g，鼠妇（熬）22.5g，干姜22.5g，大黄22.5g，芍药37.5g，桂枝22.5g，葶苈（熬）7.5g，石韦（去毛）22.5g，厚朴22.5g，牡丹（去心）37.5g，瞿麦15g，紫葳22.5g，半夏7.5g，人参7.5g，䗪虫（熬）37.5g，阿胶（炙）37.5g，蜂房（炙）30g，赤硝90g，蛴螂（熬）45g，桃仁15g。上药二十三味，为末，取煅灶下灰1.5kg，清酒5L，浸灰内过滤取汁，煎鳖甲成胶状，绞取汁，纳诸药煎，为丸如梧桐子大。行气化瘀，软坚消癥。主疟疾日久不愈，胁下痞硬有块，结为疟母，以及癥瘕积聚。

【化学成分】

石韦的化学成分主要有挥发油类、多糖类、黄酮类、三萜类、多酚类、微量元素等化合物。

【药理作用】

石韦对免疫系统有双向调节的作用，既能在非特异性免疫、体液免疫、细胞免疫、器官移植免疫排斥反应等多个环节抑制免疫反应，又能明显对抗环磷酰胺所致的白细胞减少，并增强单核-巨噬细胞系统功能，提高机体免疫力。石韦可抑制正常小鼠巨噬细胞吞噬活性、T 淋巴细胞转化率和 IgM 的分泌量，降低小鼠的免疫功能。

此外，石韦还具有抗心律失常、降血糖、泌尿系统保护、抗病原微生物等作用。

【注意事项】

阴虚及无湿热者忌服。

使用复方石韦片（由石韦、黄芪、苦参、萹蓄组成）治疗尿路感染时，有 1 例患者出现皮疹，1 例患者出现全身燥热，停药后均自行缓解，未发现心、肝、肾等损害。

【现代应用】

自拟方：生黄芪 30g，红景天 15g，白花蛇舌草 30g，炙麻黄 8g，桂枝 15g，白芍 15g，当归 15g，干姜 6g，细辛 6g，五味子 10g，石韦 15g，款冬花 15g，南沙参 15g，地龙 6g，生甘草 5g。用于治疗老年晚期恶性肿瘤患者。

120. 金钱草

（《本草纲目拾遗》）

【基原】

本品为报春花科植物过路黄 *Lysimachia christinae* Hance 的干燥全草。

【别名】

遍地香（《祝穆试效方》），地钱儿（《救荒野谱》），钹儿草（《救生苦海》），连钱草（《质问本草》），铜钱草（《慈航活人书》），遍地金钱（《本草纲目拾遗》），金钱艾（《本草求取》），马蹄草、透骨消（《植物名实图考》），巡骨风（《分类草药性》），蛮子草（《天宝本草》），胡薄荷（《现代实用中药》），穿墙草（《经效实验单方》），风草（《贵州民间方药集》），十八块草（《福建民间草药》）。

【性味归经】

甘、咸，微寒。归肝、胆、肾、膀胱经。

【功能主治】

利湿退黄，利尿通淋，解毒消肿。用于湿热黄疸，胆胀胁痛，石淋，热淋，小便涩痛，痈肿疔疮，蛇虫咬伤。

【传统应用】

《采药志》：金钱草，治反胃噎膈，水肿鼓胀，黄白火丹。

【化学成分】

金钱草的化学成分主要有黄酮类、生物碱类、萜类、甾醇类、芬酸类等化合物。

【药理作用】

1. 免疫调节作用

广金钱草多糖在体内和体外都具有温和的增强免疫作用。体外实验显示广金钱草多糖对淋巴细胞的转移、诱发淋巴因子激活杀伤细胞具有直接作用。

2. 抗炎作用

广金钱草通过降低脂多糖活化的巨噬细胞 NO 的释放量，抑制组织胺引起血管通透性增加、棉球肉芽肿来降低炎症反应。

3. 对泌尿系统的作用

（1）抑制泌尿系统结石的形成：金钱草对泌尿系统结石有防治作用，广金钱草通过增加尿量、减少尿钙的排泄和升高尿中柠檬酸盐的含量而抑制大鼠肾草酸钙结石的形成；还能降低成石大鼠血清中尿酸和肌酐的含量，减轻肾小管上皮细胞损伤，其机制是通过抗氧化、抗炎、尿碱化活性和降低尿结石形成成分的浓度而发挥抗氧化损伤应激和下调炎性介质表达的作用，从而减少草酸钙结晶在肾脏的沉积。

（2）抑制胆结石形成和促进胆结石排出：广金钱草水提液可抑制大鼠胆囊胆色素结石的形成，其作用机制为通过抗炎作用保护胆囊上皮细胞、防止水肿和黏蛋白的大量分泌，从而促进胆汁淤积的消除；还可以降低血清 ALT 含量，升高总胆汁酸，保护肝脏细胞，减少肝脏分泌"致石性胆汁"，从而促进肝细胞分泌，起到利胆排石的作用。

此外，金钱草还具有影响心血管系统、利尿、保肝利胆、抗氧化、改善记忆等作用。

【注意事项】

有 9 例因采集或清洗金钱草而引起接触性皮炎的患者，主要表现为面部不适、有紧绷感，继而灼热、瘙痒、发红，眼睑及面部出现不同程度肿胀。

【现代应用】

自拟七子免疫汤：女贞子 45g，太子参 30g，麦冬 15g，枸杞子 15g，茯苓 15g，沙参 12g，石斛 10g，桃仁 15g，红花 10g，金荞麦 21g，甘草 6g。黄疸加茵陈、金钱草。联合放疗，用于治疗老年晚期食管癌。

121. 虎杖

（《名医别录》）

【基原】

本品为蓼科植物虎杖 *Polygonum cuspidatum* Sieb. et Zucc. 的干燥根茎和根。

【别名】

大虫杖（《药性论》），苦杖（《本草拾遗》），酸杖、斑杖（《日华子本草》），酸桶笋（《救荒本草》），斑庄根（《滇南本草》），鸟不踏（《医林纂要》），斑根（《植物名实图考》），土地檎（《分类草药性》），酸通、雄黄连（《天宝本草》），蛇总管（《岭南采药录》），大活血、血藤、紫金龙（《南京民间草药》），号筒草（《贵州民间方药集》），野黄连（《中医药实验研究》），活血丹（《江苏植药志》），红贯脚（《陆川本草》），阴阳莲（《南宁市药物志》）。

【性味归经】

微苦，微寒。归肝、胆、肺经。

【功能主治】

利湿退黄，清热解毒，散瘀止痛，止咳化痰。用于湿热黄疸，淋浊，带下，风湿痹痛，痈肿疮毒，水火烫伤，经闭，癥瘕，跌打损伤，肺热咳嗽。

【化学成分】

虎杖的化学成分包括蒽醌类、二苯乙烯类、黄酮类、香豆素类及一些脂肪酸类化合物。

【药理作用】

1. 抗癌的药理作用

槲皮素能显著抑制人急性髓系白血病 U937 细胞增殖，其机制可能与激活线粒体凋亡途径有关。

槲皮素能通过刺激骨肉瘤 MG-63 细胞的转录和表达 Caspase-3，抑制癌症细胞增殖活性。

槲皮素能通过 SIRT1/ROS/DR5 途径提高肿瘤坏死因子诱导凋亡配体的抗前列腺癌活性。

槲皮苷能通过抑制 PI3K/Akt 信号通路的激活，诱导胃癌 SGC7901 细胞凋亡。

2. 其他药理作用

（1）抗氧化作用：槲皮素作为一种天然螯合剂，通过螯合机体中的铁，降低体内铁过载而缓解铁引起的氧化损伤。

槲皮素通过上调绝经后大鼠卵巢氧化应激相关基因 SOD-1、CAT、GSS 的 mRNA 和蛋白表达水平，提高卵巢的抗氧化能力，保护卵巢功能。

（2）抗炎作用：槲皮素能通过调节上皮源性细胞因子和上皮细胞凋亡，改善肺组织基底膜厚度以外的慢性组织病理学改变。

槲皮苷通过抑制应激活化蛋白激酶活性，阻断 p38 信号通路，通过激活防御基因和抑制促炎基因来减轻乙酰氨基酚诱导的肝损伤。

（3）心血管保护作用：虎杖的降压机制有抗氧化应激，抑制血管紧张素转化酶抑制剂活性，以血管平滑肌非内皮依赖性及依赖性改善血管内皮功能等。

虎杖能有效降低糖尿病肥胖大鼠血糖和胆固醇，发挥降血脂和血糖的作用。

此外，虎杖还具有泻下、祛痰止咳、止血、镇痛等作用。水煎液对金黄色葡萄球菌、绿脓杆菌等多种细菌均有抑制作用。

【注意事项】

孕妇慎用。

虎杖生药、虎杖醋炙品、虎杖酒炙品、虎杖盐炙品、虎杖苷、虎杖蒽醌均对人正常肝细胞 L-02 的生长有抑制作用，且随着浓度的升高抑制作用增强。实验证明，虎杖生药经过配伍或炮制后对人正常肝细胞 L-02 的毒性作用降低。毒性大小顺序：虎杖生药>虎杖醋炙品>虎杖酒炙品>虎杖盐炙品，虎杖苷>虎杖蒽醌，且以虎杖盐炙品减毒效果最明显。

【现代应用】

四参解毒汤：人参 15g，西洋参 15g，苦参 15g，玄参 10g，黄芪 30g，熟地黄 15g，当归 15g，白花蛇舌草 15g，虎杖 15g，牡丹皮 15g，冬凌草 10g，莪术 10g，半夏 10g，甘草 10g。联合放疗，可用于治疗食管癌，有增敏减毒的效果，可减轻放疗的副作用，提高患者生存质量。

122. 垂盆草

（《本草纲目拾遗》）

【基原】

本品为景天科植物垂盆草 *Sedum sarmentosum* Bunge 的干燥全草。

【别名】

鼠牙半支（《百草镜》），石指甲（《四川中药志》），半支莲（《药镜》），鸡舌草（《广西药植名录》），狗牙齿（《浙江民间常用草药》），瓜子草（《分类草药性》）。

【性味归经】

甘、淡、凉。归肝、胆、小肠经。

【功能主治】

利湿退黄，清热解毒。用于湿热黄疸，小便不利，痈肿疮疡。

【化学成分】

垂盆草中的化学成分主要包括黄酮类、苷类（小麦黄素苷）、三萜类、甾醇类、生物碱类、糖类、氨基酸等。

【药理作用】

1. 抗癌的药理作用

（1）抗胰腺癌的作用：垂盆草提取物具有抗胰腺癌的作用，其作用机制是通过上调细胞凋亡因子 Caspase-3、Caspase-8、Bax、p53 的基因表达，下调 c-Myc、Bcl-2 的基因表达而抑制胰腺癌细胞增殖，诱导癌细胞阻滞于 G_2/M 期，抑制癌细胞从上皮向间质转化，抑制皮下移植瘤的生长。

（2）抗肝癌的作用：垂盆草醇提物可以抑制人肝癌 HepG2 细胞的增殖，其作用机制是通过抑制 STAT-3 信号转导通路，下调 c-Myc、Mcl-1 和 Bcl-2 的基因表达来实现的。

2. 其他药理作用

（1）抗炎作用：垂盆草提取物可减少中性粒细胞过度聚集，降低促炎细胞因子（IL-1、IL-6、TNF-α）水平，来起到抗炎作用。

（2）免疫调节作用：垂盆草小麦黄素苷和水溶性成分能明显抑制正常小鼠脾脏 T 淋巴细胞、B 淋巴细胞增殖及网状内皮系统的吞噬功能，增强免疫功能低下小鼠的免疫能力。

此外，垂盆草还具有保肝、抗纤维化、抗氧化、增强运动能力、降血压及抗衰老等作用。

【注意事项】

脾胃虚寒者慎服。

患者口服替比夫定每天 600mg，联合复方垂盆草胶囊每天 3 次，每次 4 粒，治疗慢性乙型肝炎时，有 3 例患者发生不良反应，其中肌酸激酶轻度升高 2 例，肌肉酸痛 1 例，均自行恢复正常。

【现代应用】

王玉生自拟方：鳖甲 30g，郁金 12g，海藻 20g，夏枯草 20g，虎杖 15g，半枝莲 30g，灵芝 15g，太子参 15g，炒白术 15g，炒枳壳 12g，茯苓 15g，砂仁 5g，白英 20g，蜈蚣 3 条，垂盆草 20g，砂仁 5g，香附 12g。可用于治疗气虚伴毒血瘀滞型肿瘤患者。

第九节　化痰药

123. 半夏

（《神农本草经》）

【基原】

本品为天南星科植物半夏 *Pinellia ternata*（Thunb.）Breit. 的干燥块茎。

【别名】

地文、水玉（《神农本草经》），守田、示姑（《名医别录》），羊眼半夏（《唐本草》），和姑（《本草纲目》），蝎子草（《植物名实图考》）。

【性味归经】

辛，温；有毒。归脾、胃、肺经。

【功能主治】

燥湿化痰，降逆止呕，消痞散结。用于湿痰寒痰，咳喘痰多，痰饮眩悸，风痰眩晕，痰厥头痛，呕吐反胃，胸脘痞闷，梅核气，外治痈肿痰核。

【传统应用】

《四圣心源》：茯苓三钱，泽泻三钱，甘草二钱，桂枝三钱，半夏三钱，干姜三钱，生姜三钱，芍药三钱。水煎大半钟，温服。可治噎膈。

【化学成分】

半夏的化学成分主要有半夏蛋白、半夏醇、生物碱类、苯丙素类、黄酮类、脂肪酸、甾醇类、芬酸类等化合物。

【药理作用】

1. 抗癌的药理作用

（1）抗食管癌的作用：多以半夏为主组成半夏泻心汤、小半夏汤等复方治疗食管癌。半夏泻心汤通过影响食管癌 Eca9706 细胞周期（细胞分裂间期 G_1、S、G_2/M 期之间）的调控点，促进肿瘤细胞凋亡。

（2）抗其他癌症的作用：生半夏可抑制人胃癌 BGC823 细胞的增殖，作用机制是通过降低 HIF-1α 蛋白的表达。姜半夏乙醇提取物可抑制人胃癌 SGC7901 细胞的增殖，促进其凋亡，抑制细胞 ATP 酶活性。

半夏蛋白对肝癌 HepG2 细胞有明显的抑制作用，同时对各种肝癌细胞作用的程度有一定差别。半夏醇提物可抑制 HepG2 细胞的增殖及周期，调控相关蛋白 Cyclin D1、c-Myc 和 β-catenin 的表达，使 HepG2 细胞周期阻滞于 G_0/G_1 期。

掌叶半夏有效提取物可以明显抑制 CaSki 和 HeLa 宫颈癌细胞株 HPVE6 基因的表达，促进 P53 基因的表达，这可能是其抗宫颈癌作用的关键环节。

2. 其他药理作用

（1）镇咳祛痰作用：生品半夏及炮制品都具有镇咳祛痰的作用，有机酸是其活性成分之一。

（2）止呕作用：半夏中所含的生物碱、水溶性有机酸类成分及半夏蛋白、多糖都具有止呕的作用，且半夏生物碱对化疗性呕吐有一定的防治作用。其作用机制与抑制中枢活动，激活迷走神经的传出，阻断回肠上的5-羟色胺受体3（5-HT3）和自然杀伤细胞1（NK1）受体有关。

（3）抗胃溃疡作用：半夏健胃滴丸对胃溃疡大鼠模型的胃黏膜有保护作用。

（4）抗炎作用：半夏生物碱对于二甲苯所致的小鼠耳郭肿胀、腹腔注射醋酸所致的小鼠毛细血管通透性增加及大鼠棉球肉芽肿的形成均有明显的抑制作用，作用机制与抑制炎症因子前列腺素 E2 的产生和释放有关。此外，半夏还具有糖皮质激素样作用，也可能是半夏抗炎作用的机制之一。

此外，半夏还具有凝血、抗菌、抗癫痫、抗心律失常、调节血脂等作用。

【注意事项】

本品性温燥，阴虚燥咳、血证、热痰、燥痰应慎用。不易与川乌、制川乌、草乌、制草乌、附子同用。生品内服宜慎。

生半夏对口腔、喉头和消化道黏膜有强烈的刺激性；生品半夏超剂量服用或长期服用可导致慢性中毒，引起肾脏代偿增强。半夏对胚胎有毒性，有可能致畸，并有一定致突变效应。半夏制剂长期口服或肌内注射，少数病例会出现肝功能异常或血尿。

半夏中所含有的草酸钙针晶具有强烈的刺激性，半夏蛋白类物质是其生殖毒性和细胞毒性的主要物质基础。半夏对动物遗传物质具有损害作用，故用于妊娠呕吐时应慎重。久用半夏制剂口服或肌内注射，少数病例会出现肝功能异常和血尿。给小鼠灌胃生半夏混悬液的半数致死量为 42.7g/kg。半夏对妊娠母鼠和胚胎均有非常显著的毒性作用。生半夏经漂洗、姜浸、蒸、矾浸及煎煮后毒性降低。

【现代应用】

温胆汤、半夏泻心汤合五苓散：黄连 6g，橘红 15g，姜半夏 15g，茯苓 15g，枳实 15g，竹茹 15g，干姜 7g，黄芩 7g，党参 15g，猪苓 15g，泽泻 15g，炒白术 15g，桂枝 7g，炙甘草 6g。

124. 天南星

（《本草拾遗》）

【基原】

本品为天南星科植物天南星 *Arisaema erubescens*（Wall.）Schott、异叶天南星 *Arisaema heterophyllum* Blume 或东北天南星 *Arisaema amurense* Maxim. 的干燥块茎。

【别名】

虎掌（《神农本草经》），半夏精（侯宁极《药谱》），蛇头天南星（《履巉岩本草》），虎膏（《本草纲目》），蛇芋（《植物名实图考》），蛇包谷（《昆明药植调查报告》），山苞米（《辽宁主要药材》），三棒子、药狗丹（《河北药材》），大扁老鸦芋头（《山东中药》），斑杖（《南宁市药物志》），野芋头（《中药材手册》），蛇木芋（《南方主要有毒植物》）。

【性味归经】

苦、辛，温；有毒。归肺、肝、脾经。

【功能主治】

散结消肿。外用治痈肿，蛇虫咬伤。

【传统应用】

《开宝本草》：主中风，除痰，麻痹，下气，破坚积，消痈肿，利胸膈，散血堕胎。

【化学成分】

天南星的化学成分主要有生物碱类、黄酮类、脂肪酸类、甾醇类、酚类、木脂素类、有机酸类、氨基酸和微量元素等。

【药理作用】

1. 抗癌的药理作用

（1）对呼吸系统肿瘤细胞的作用：天南星提取物对人非小细胞肺癌细胞株 Calu-1、人胚肺细胞 WI-38 的平均抑制率分别达到了 84.62% 和 93.76%，表现出显著的抗肺肿瘤活性。

（2）对消化系统肿瘤细胞的作用：天南星醇提液能通过诱导细胞凋亡来抑制人胃癌细胞 BGC823 的增殖。天南星提取物可抑制移植性肿瘤肝癌 H22 小鼠的生长，对 H22 小鼠肝癌皮下移植模型的抑制率为 34.7%。

（3）对生殖系统肿瘤细胞的作用：天南星多糖对人肾癌细胞系 GRC-1 的增殖有一定抑制作用，诱导细胞凋亡和 G_0/G_1 期阻滞并可抑制 Wnt/β-catenin 通路激活。鲜天南星水提取物对小鼠子宫纤维瘤有一定的抑制作用。天南星中的 β-谷甾醇能降低宫颈癌 SiHa 细胞的活性，β-谷甾醇能使 SiHa 细胞 S 期聚集、凋亡和坏死数量增加。

2. 其他药理作用

（1）祛痰作用：天南星煎剂及掌叶半夏煎剂口服有祛痰作用，天南星煎剂能显著增加家兔呼吸道黏液的分泌。本品中的皂苷对胃黏膜具有刺激性，因而口服时能反射性地增加气管或支气管的分泌液。

（2）抗炎作用：一把伞南星块茎和天南星果实提取物均能明显抑制二甲苯致小鼠耳郭肿胀，减轻小鼠的棉球肉芽肿，降低小鼠毛细血管的通透性，具有明显的抗炎作用。

此外，天南星还具有镇痛、抗惊厥、影响心血管系统、抗氧化、抗菌、杀钉螺等作用。

【注意事项】

孕妇慎用，生品内服宜慎。

天南星对皮肤、黏膜均有强刺激性。

【现代应用】

金长娟经验方：党参 15g，白术 12g，茯苓 15g，薏苡仁 30g，生天南星 15g，生半夏 15g，石见穿 30g，蜈蚣 3 条，急性子 30g，山慈菇 15g，枳实 15g，木香 12g，八月札 15g，淫羊藿 12g，黄精 15g，川续断 15g，杜仲 15g，白扁豆 30g，怀山药 30g，煨诃子 30g，升麻 12g，谷芽 15g，麦芽 15g，生甘草 6g。可用于治疗食管癌术后腹泻。

125. 白附子

（《中药志》）

【基原】

本品为天南星科植物独角莲 *Typhonium giganteum* Engl. 的干燥块茎。

【别名】

禹白附（《本草原始》）。

【性味归经】

辛，温；有毒。归胃、肝经。

【功能主治】

祛风痰，定惊搐，解毒散结，止痛。用于中风痰壅，口眼㖞斜，语言謇涩，惊风癫痫，破伤风，痰厥头痛，偏正头痛，瘰疬痰核，毒蛇咬伤。

【化学成分】

根据目前的研究，白附子分为禹白附和关白附两种。禹白附的化学成分主要有脂肪酸类、甾体类、挥发油、氨基酸、微量元素等化合物。关白附的化学成分主要有生物碱类、多糖类、脂肪酸类、甾体类、萜类等化合物。

【药理作用】

1. 抗癌的药理作用

（1）抑制胃癌的作用：白附子中木脂素类物质能抑制人胃癌细胞株（SGC-7901）的增殖并诱导其凋亡。作用机制可能与上调 TRAIL（肿瘤坏死因子超家族成员之一）及其受体 TRAIL-R1 和 TRAIL-R2 有关。

（2）抑制脑胶质瘤的作用：白附子提取物可抑制人 SHG-44 脑胶质瘤细胞的增殖并诱导其发生凋亡，其作用机制与 Bcl-2 蛋白表达下降、Bax 蛋白表达上升有关。

2. 其他药理作用

（1）抗炎作用：白附子生品混悬液和煎剂对大鼠蛋清性、酵母性及甲醛性关节肿有明显的抑制作用，对炎症末期的棉球肉芽肿增生和渗出亦有明显的抑制作用。

（2）抑制胰蛋白酶活性：白附子生品和制品对胰蛋白酶均有不同程度的抑制作用。炮制后抑制胰蛋白酶活性的作用增强。

此外，白附子还具有镇静止痛、抗菌、抗惊厥及美白等作用。

【注意事项】

本品辛温燥烈，有毒，故阴虚动风、血虚动风或热盛动风者不宜使用。孕妇慎用。生品内服宜慎。

白附子的毒性作用主要表现为对眼结膜、胃黏膜及皮肤的局部刺激作用，死亡率生品明显高于制品，白附子中所含的草酸钙针晶为其主要刺激性毒性成分，针晶中含有的白附子凝集素蛋白能增强其刺激性毒性。

【现代应用】

范忠泽等采用自拟二白胶囊治疗食管癌，二白胶囊由白僵蚕、白附子、鳖甲、中国腹蛇毒复合酶组成，具有养阴清热、软坚散结等作用，临床取得了一定的疗效。

126. 皂荚

（《神农本草经》）

【基原】

本品为豆科植物皂荚 *Gleditsia sinensis* Lam. 的干燥成熟果实或不育果实。前者称大皂角，后者称猪牙皂，又称小皂荚。

【别名】

鸡栖子（《广志》），皂角（《肘后备急方》），大皂荚（《千金方》），长皂荚（《本草图经》），悬刀（《外丹本草》），长皂角（《仁斋直指方论》），大皂角（《本草纲目》）。

【性味归经】

辛、咸，温；有小毒。肺、大肠经。

【功能主治】

祛痰开窍，散结消肿。用于中风口噤，神昏不语，癫痫痰盛，关窍不通，痰阻喉痹，顽痰喘咳，大便燥结，痈肿。

【化学成分】

皂荚的化学成分主要含有皂苷类（三萜皂苷是皂荚的主要活性物质）、鞣质、甾醇类、黄酮类、微量元素、芬酸类、纤维素、木脂素和果胶等化合物。

【药理作用】

1. 抗癌的药理作用

（1）抗宫颈癌的作用：皂荚提取物能够抑制人宫颈癌 HeLa 细胞增殖，作用机制为皂荚提取物阻止 HeLa 细胞从 $G_0 \sim G_1$ 期进入 S 期，诱发宫颈癌 HeLa 细胞凋亡，抑制 HeLa 细胞端粒酶的活性，阻止 DNA 无限复制，以抑制 HeLa 细胞的无限繁殖。

（2）抗肝癌的作用：皂荚提取物促进肝癌细胞的凋亡，并有多靶点抗癌效应，其作用机制通过上调 miR-183，下调 miR-21 和 miR-181b，调控 PTEN/PI3K/Akt 信号通路，使蛋白激酶 B（Akt）、磷脂酰肌醇激酶（PI3K）基因表达下调，抑癌基因（PTEN）表达上调，进而抑制肝癌细胞的生长。

2. 其他药理作用

（1）抗炎作用：猪牙皂 70% 乙醇提取物对角叉菜胶所致大鼠足跖肿胀，巴豆油所致小鼠耳郭肿胀及醋酸所致小鼠腹腔毛细血管通透性增加均具有明显的抑制作用；猪牙皂总皂苷能缓解 II 型胶原（collagen II）所致的小鼠关节炎，减少关节部位的炎细胞浸润，改善病灶区滑膜异常增生及骨质糜烂，降低血清中 II 型胶原抗体的水平，抑制 II 型胶原引起的小鼠耳郭迟发型超敏反应。

（2）免疫调节作用：皂荚刺总黄酮对 ICR 小鼠腹腔巨噬细胞释放 TNF-α 有明显的抑制作用，且作用随皂荚刺中总黄酮浓度的增加而增强。

（3）抗过敏：猪牙皂 70% 乙醇提取物能抑制组胺释放、毛细血管通透性增加、抗原致敏阶段 T 淋巴细胞增殖、分化及效应阶段巨噬细胞活化而发挥抗迟发型超敏反应的作用。

此外，皂荚还具有改善心肌缺血、抗凝血、抗肝纤维化、抗菌、抗病毒、抗氧化等作用。

【注意事项】

本品辛散走窜之性极强，非顽痰、实证、体壮者不宜轻投。内服剂量不宜过大，孕妇及咳血、吐血者忌服。

皂荚所含的皂苷有毒，对胃黏膜有强烈的刺激作用，胃黏膜被破坏而吸收中毒，故用量过大、误食种子或豆荚及注射用药均可致毒性反应。

【现代应用】

食管癌术后 6 小时开始给予自制中药：芒硝 30g，大黄 10g，枳实 10g，厚朴 10g，皂荚 10g，黄芪 10g，当归 10g。以上药物打粉过筛，醋调成糊状，外敷神阙穴及其周围腹部皮肤，厚度 0.5 ~ 1.0cm，外敷纱布，每次 2 小时，每日 2 次，直至肛门排气。可明显促进食管癌术后患者胃肠功能的恢复。

127. 白前

(《名医别录》)

【基原】

本品为萝藦科植物柳叶白前 *Cynanchum stauntonii*（Decne.）Schltr. ex Lévl. 或芫花叶白前 *Cynanchum glaucescens*（Decne.）Hand. -Mazz. 的干燥根茎和根。

【别名】

石蓝、嗽药（《唐本草》）。

【性味归经】

辛、苦，微温。归肺经。

【功能主治】

降气，消痰，止咳。用于肺气壅实，咳嗽痰多，胸满喘急。

【化学成分】

白前主要含有挥发油、生物碱、脂肪酸、类黄酮、多糖、类固醇、萜类化合物等成分。

【药理作用】

1. 抗癌的药理作用

常用白前 10g，前胡 15g，以涤痰降气，止咳平喘，治疗痰热壅肺型肺癌。白前、前胡一温一凉，相互配伍，降气化痰止咳之效更显著。

2. 其他药理作用

（1）呼吸系统作用：以白前 5g/kg 醇提物及乙醚提取物给小鼠灌胃，对浓氨水诱发的小鼠咳嗽有明显的镇咳和祛痰作用，表明白前对咳、痰、喘等症状有良好的改善作用。

（2）消化系统作用：白前醇提物对消化系统有较广泛的药理作用，不仅能抗胃溃疡，还有止泻作用，且作用持续时间长。

（3）镇痛、抗炎作用：采用常规的炎症和疼痛模型及电刺激麻醉动物颈动脉的体内血栓形成模型，分别给小鼠灌胃 5g/kg 和 15g/kg 白前醇提物，能显著延长小鼠热痛刺激甩尾反应的潜伏期，抑制二甲苯引起的耳郭肿胀、角叉菜胶引起的足跖肿胀。

（4）抗血栓形成的作用：研究发现白前水提物、白前醇提物均可延长小鼠体外血栓形成时间。

此外白前还具有抗病毒、降血脂等作用。

【注意事项】

《本草经疏》：凡咳逆上气，咳嗽气逆，由于气虚气不归元，而不由于肺气因邪客壅实者，禁用。

128. 旋覆花

（《神农本草经》）

【基原】

本品为菊科植物旋覆花 *Inula japonica* Thunb. 或欧亚旋覆花 *Inula britannica* L. 的干燥头状花序。

【别名】

金佛花（《上海常用中草药》）、（《本草图经》），小黄花（《河北药材》），六月菊（《铁岭县志》）。

【性味归经】

苦、辛、咸，微温。归肺、脾、胃、大肠经。

【功能主治】

降气，消痰，行水，止呕。用于风寒咳嗽，痰饮蓄结，胸膈痞闷，喘咳痰多，呕吐噫气，心下痞硬。

【传统应用】

《医学入门》：逐水，消痰，止咽噎。

【化学成分】

旋覆花的化学成分主要有黄酮类、挥发油、多糖类、三萜类和甾体类等化合物。

【药理作用】

1. 抗癌的药理作用

旋覆花素在体外对小鼠肝癌 H22 细胞株、小鼠肉瘤 S180 细胞株、人肺腺癌

A549 细胞株、人卵巢癌 SK-OV3 细胞株有抑制作用，旋覆花素对这四种细胞的抑制作用有剂量依赖关系，经旋覆花素作用后这四种细胞出现明显的细胞死亡。

2. 其他药理作用

旋覆花还具有抗氧化、抗增生、抗真菌等作用。

【注意事项】

阴虚劳嗽、肺燥咳嗽者慎用。

服用过量会使部分患者出现发热、恶心、全身出皮疹，或有呕吐、胃中不适、腹泻等症状。动物实验中较大量给药可导致动物呼吸加快、抽搐，甚至死亡。

旋覆花上的绒毛可刺激咽喉及消化道。内服煎汤宜用布包或煎好后过滤去毛，防止大量绒毛进入胃中。

【现代应用】

通润利膈汤：太子参 30g，灵芝（先煎）30g，当归 30g，茯苓 20g，川贝母 15g，枳实 12g，厚朴 12g，藿香 10g，白豆蔻 10g，代赭石（先煎）30g，旋覆花（布包）30g，蜈蚣 2 条。全方立法中正，药性平和，补消结合，通润兼施。

129. 猫爪草

（《中药材手册》）

【基原】

本品为毛茛科植物小毛茛 *Ranunculus ternatus* Thunb. 的干燥块根。

【别名】

小毛茛（《全国中草药汇编》）。

【性味归经】

甘、辛，温。归肝、肺经。

【功能主治】

化痰散结，解毒消肿。用于瘰疬痰核，疔疮肿毒，蛇虫咬伤。

【化学成分】

猫爪草的化学成分主要有黄酮类、苷类、生物碱类、挥发油、有机酸、氨基酸和微量元素等。

【药理作用】

1. 抗癌的药理作用

猫爪草对肝癌、肺癌、乳腺癌、结肠癌、甲状腺癌、恶性淋巴瘤及子宫肌瘤等均有抑制作用。猫爪草多糖能提高巨噬细胞的吞噬功能和自然杀伤细胞能力，增加外周血中 T 淋巴细胞的数量以提高机体免疫力，增强机体抗肿瘤能力。猫爪草总皂苷可通过下调抑凋亡基因 Bcl-2、上调促凋亡基因 Bax 表达、改变细胞周期，促进癌细胞凋亡以抑制癌细胞增殖。

2. 其他药理作用

免疫调节功能：猫爪草多糖可使巨噬细胞吞噬百分率、吞噬指数显著升高，促进溶血素的形成，增加外周血中 T 淋巴细胞数，改善环磷酰胺致免疫抑制小鼠的免疫功能，提高正常小鼠的免疫功能。猫爪草皂苷对正常小鼠免疫功能的作用比猫爪草多糖明显。

此外，猫爪草还具有抗氧化作用、抑菌作用、保护性抑制作用等。

【注意事项】

急性毒性试验中，猫爪草最大耐受剂量（MTD）>20.0g/kg，无明显毒性作用。

【现代应用】

自拟养阴抗癌汤：黄芪 30g，菟丝子 15g，补骨脂 15g，熟地黄 10g，枸杞子 10g，女贞子 15g，墨旱莲 15g，麦冬 20g，当归 15g，鸡血藤 30g，丹参 15g，白花蛇舌草 30g，半枝莲 30g，猫爪草 30g，红景天 6g，蜂房 20g，苏梗 10g，桔梗 6g，陈皮 8g，甘草 4g。随症加减。

130. 川贝母

（《滇南本草》）

【基原】

本品为百合科植物川贝母 *Fritillaria cirrhosa* D. Don、暗紫贝母 *Fritillaria unibracteata* Hsiao et K. C. Hsia、甘肃贝母 *Fritillaria przewalskii* Maxim.、梭砂贝母 *Fritillaria delavayi* Franch.、太白贝母 *Fritillaria taipaiensis* P. Y. Li 或瓦布贝母 *Fritillaria unibracteata* Hsiao et K. C. Hsia var. *wabuensis*（S. Y. Tanget S. C. Yue）Z. D. Liu，S. Wang et

S. C. Chen 的干燥鳞茎。按性状不同分别习称"松贝""青贝""炉贝"和"栽培品"。

【别名】

黄虻（《管子》），贝母、空草（《神农本草经》），苦花、苦菜、勤母（《名医别录》）。

【性味归经】

苦、甘，微寒。归肺、心经。

【功能主治】

清热润肺，化痰止咳，散结消痈。用于肺热燥咳，干咳少痰，阴虚劳嗽，痰中带血，瘰疬，乳痈，肺痈。

【传统应用】

《神农本草经》：主伤寒烦热，淋沥邪气，疝瘕，喉痹，乳难，金疮风痉。

【化学成分】

川贝母的化学成分主要有生物碱、皂苷和核苷等化合物。

【药理作用】

1. 抗癌的药理作用

（1）抗食管癌的作用：多以含川贝母的启膈散治疗食管癌。启膈散能增加人食管癌细胞 EC9706 对顺铂的敏感性，可能是通过下调 miR-21（micro-RNAs 中的一员）的基因表达，上调 PDCD4、PTEN 的基因表达实现的。

（2）抗其他癌症的作用：四种不同基源的川贝母都对非小细胞肺癌 A549 细胞的增殖有抑制作用，其中梭沙贝母的抑制作用最好，其次分别是甘肃贝母、暗紫贝母、卷叶贝母，但这四种不同基源的川贝母之间作用的差异性不大。

川贝母的提取物能够抑制子宫内膜癌转化生长因子 TGF-β 的信号传导通路，从而抑制癌细胞的增殖。同时，川贝母提取物能靶向 NF-κB 基因，抑制卵巢癌、子宫内膜癌细胞的增殖。

2. 其他药理作用

（1）镇咳祛痰作用：川贝母中的生物碱对氨水引起的小鼠咳嗽有显著的镇咳作用，且川贝母中的皂苷可使小鼠呼吸道中的酚红分泌物显著增加。此外，川贝母还可以降低痰液黏稠度，松弛平滑肌，具有良好的镇咳祛痰作用。

（2）平喘作用：川贝母是防治复发性哮喘的首选中药，其通过抑制 Th2 细胞因子、免疫球蛋白 E 和组胺的产生，减少嗜酸性粒细胞的积累，促进 IFN-γ 的产生，从而起到平喘的作用。

（3）抗炎作用：青贝生物碱、炉贝生物碱对二甲苯致小鼠耳肿胀有明显的抗炎作用，而太白贝母栽培或野生品种的生物碱抗炎作用均不明显。

此外，川贝母还具有抗菌、镇静、镇痛、抗血小板聚集、抗溃疡、抗氧化、抗缺氧和抗疲劳等作用。

【注意事项】

不宜与川乌、制川乌、草乌、制草乌、附子同用。

【现代应用】

伟达 4 号方合伟达 5 号方加减：黄药子 15g，山慈菇 10g，三七粉（冲）3g，重楼 10g，蜂房 6g，乳香 6g，没药 6g，白花蛇舌草 15g，半枝莲 15g，半边莲 15g，柴胡 10g，白芍 12g，枳壳 10g，生甘草 6g，川芎 6g，香附 6g，当归 10g，炙罂粟壳 10g，延胡索 10g，川楝子 10g，台乌药 10g，青皮 6g，川贝母 10g，陈皮 6g，竹茹 10g。可用于治疗气痰互阻型食管癌。

131. 浙贝母

（《轩岐救正论》）

【基原】

本品为百合科植物浙贝母 *Fritillaria thunbergii* Miq. 的干燥鳞茎。初夏植株枯萎时采挖，洗净。大小分开，大者除去芯芽，习称大贝，小者不去芯芽，习称珠贝。

【别名】

土贝母（《本草正》），象贝（《经验广集》），浙贝、象贝母（《百草镜》），大贝母（《本草正义》）。

【性味归经】

苦，甘、寒。归肺、心经。

【功能主治】

清热化痰止咳，解毒散结消痈。用于风热咳嗽，痰火咳嗽，肺痈，乳痈，瘰疬，疮毒。

【传统应用】

《本草正》：大治肺痈肺萎，咳喘，吐血，衄血，最降痰气，善开郁结，止疼痛，消胀满，清肝火，明耳目，除时气烦热，黄疸淋闭，便血溺血；解热毒，杀诸虫及疗喉痹，瘰疬，乳痈发背，一切痈疡肿毒，湿热恶疮，痔漏，金疮出血，火疮疼痛，较之川贝母，清降之功，不啻数倍。

【化学成分】

浙贝母的化学成分主要为生物碱类、多糖类和皂苷类等化合物。

【药理作用】

1. 抗癌的药理作用

（1）抗肺癌的作用：浙贝母碱可逆转肺癌 A549/DDP 细胞株的多药耐药性，其作用机制可能与其促进耐药细胞凋亡、下调 LRP 蛋白表达有关。

（2）浙贝母中浙贝母甲素和浙贝母乙素具有逆转肿瘤细胞多药耐药性的作用，而且能逆转两种不同机制的多药耐药肿瘤细胞的耐药性。浙贝母总生物碱、总核苷抑制耐药性肿瘤细胞 P-糖蛋白的外排活性，呈现浓度依赖性。浙贝甲素在体外能抑制急性白血病细胞膜 P-糖蛋白高表达，增加癌细胞内抗癌药物浓度而逆转白血病细胞多药耐药活性。

2. 其他药理作用

（1）镇咳祛痰作用：生物碱是浙贝母镇咳祛痰的活性成分，其作用机制是拮抗气管 M 受体，抑制气管收缩。

（2）抗溃疡、抗炎、止泻作用：浙贝母有抗二甲苯致小鼠耳肿胀的作用，抑制角叉菜胶引起的小鼠足趾肿胀，抑制乙酸增加小鼠腹腔毛细血管通透性。浙贝母还有强而持久的抗蓖麻油性腹泻作用，且能显著抑制番泻叶引起的小鼠腹泻。

此外，浙贝母还具有镇痛、抗菌等作用。

【注意事项】

不宜与川乌、草乌、附子同用。

【现代应用】

沈舒文经验方：黄芪 30g，黄精 15g，白术 15g，麦冬 10g，石斛 15g，山慈菇 30g，石见穿 30g，硇砂（研冲）4g，陈皮 10g，白英 20g，浙贝母 15g，白豆蔻（后下）5g，佛手 10g，鸡血藤 20g，炙甘草 6g。可用于治疗食管癌。

132. 瓜蒌

（《神农本草经》）

【基原】

本品为葫芦科植物栝楼 *Trichosanthes kirilowii* Maxim. 或双边栝楼 *Trichosanthes rosthornii* Harms 的干燥成熟果实。

【别名】

地楼（《神农本草经》），泽巨、泽冶（《吴普本草》），瓜葵（《针灸甲乙经》），泽姑、黄瓜（《名医别录》），天圆子（《东医宝鉴》），柿瓜（《医林纂要》），野苦瓜（《贵州民间方药集》），杜瓜、大肚瓜（《浙江中药手册》），药瓜（《四川中药志》），鸭屎瓜（《广东中药》）。

【性味归经】

甘、微苦，寒。归肺、胃、大肠经。

【功能主治】

清热涤痰，宽胸散结，润燥滑肠。用于肺热咳嗽，痰浊黄稠，胸痹心痛，结胸痞满，乳痈，肺痈，肠痈，大便秘结。

【传统应用】

《医学正传》：栝蒌实丸，栝蒌实（去壳别研），枳壳（去穰麸炒），半夏（汤泡七次），桔梗（炒，各一两）。上为细末，姜汁米糊为丸，如梧桐子大，每服五十丸，生姜汤送下。治膈噎，胸膈痞，痛彻背胁，喘急妨闷。

【化学成分】

瓜蒌的化学成分主要有三萜类、植物甾醇类、黄酮类、生物碱类、多糖类、氨基酸及蛋白质等化合物。

【药理作用】

1. 抗癌的药理作用

（1）抗食管癌的药理作用：多以包含瓜蒌的培正散结通膈汤等复方治疗食管癌。培正散结通膈汤联合 TP 方案（TP 方案在临床常用于治疗食管癌）治疗中晚期食管癌效果较好，可有效降低血清肿瘤相关抗原（CEA）水平，减少化疗期间不良反应的发生。

（2）抗其他癌症的药理作用：瓜蒌可抑制宫颈癌 HeLa 细胞的增殖，其作用机制与诱导细胞凋亡相关。

2. 其他药理作用

（1）对呼吸系统的作用：瓜蒌具有良好的祛痰镇咳作用，瓜蒌水煎剂能明显抑制氨水的致咳作用，增加小鼠呼吸道酚红的排泄，瓜蒌中氨基酸类成分能裂解痰液黏蛋白，使痰液黏度下降而易于咳出。

（2）抗溃疡作用：瓜蒌醇提物可通过降低胃酸分泌和胃酸浓度，从而有对抗胃溃疡的作用。此外，对乙酰胆碱引起的小鼠回肠收缩具有明显的松弛作用。

（3）抗炎、增强免疫的作用：瓜蒌能抑制 12-O-十四烷基佛波醇-13-乙酸酯（TPA）诱导的小鼠耳炎，提高免疫抑制小鼠吞噬系数和血清溶血素含量，促进 T 淋巴细胞转化，以提高巨噬细胞的活性及其吞噬鸡红细胞的能力。

此外，瓜蒌还具有改善心血管系统、抗菌、抗氧化及泻下等作用。

【注意事项】

不宜与川乌、草乌、附子同用。

【现代应用】

李志刚自拟培正散结通膈汤：黄芪 30g，太子参 30g，清半夏 9g，陈皮 10g，茯苓 30g，瓜蒌 20g，急性子 30g，冬凌草 40g，醋莪术 12g，醋三棱 12g，半枝莲 30g，丹参 30g，山楂 30g，壁虎 10g，三七粉 2g，旋覆花 10g，代赭石 20g。

133. 款冬花

（《神农本草经》）

【基原】

本品为菊科植物款冬 *Tussilago farfara* L. 的干燥花蕾。

【别名】

冬花（《万氏家抄方》），款花（《疮疡经验全书》），看灯花（《本草崇原集说》），艾冬花（《山西中药志》），九九花（《中药志》）。

【性味归经】

辛、微苦，温。归肺经。

【功能主治】

润肺下气，止咳化痰。用于新久咳嗽，喘咳痰多，劳嗽咳血。

【传统应用】

《太平惠民和剂局方》：款冬花（去梗）、知母、桑叶（洗，焙）各300g，半夏（汤洗7遍，姜汁制）、甘草（燔）各600g，麻黄（去根、节）1.2kg，阿胶（碎，炒如珠子）、杏仁（去皮，尖，麸炒）、贝母（去心，麸炒）各600g。每服6g，用水150mL，入生姜3片，同煎至100mL，去滓，食后温服。治肺气不利，咳嗽喘满，胸膈烦闷，痰实湿盛，喉中呀呷，鼻流清涕，头痛眩晕，肢体倦痛，咽嗌肿痛。

【化学成分】

款冬花的化学成分包括黄酮类（芦丁、金丝桃苷、槲皮素、山奈酚、异槲皮苷、木犀草素等），萜类（款冬花酮、款冬花素、款冬二醇、山金车二醇、巴尔三萜醇等），生物碱类（款冬花碱、千里光宁碱、异款冬碱等），有机酸类（丁二酸、咖啡酸、绿原酸、咖啡酰基奎宁酸、阿魏酸、没食子酸等），甾体类（β-菠甾醇-β-D-葡萄糖苷、豆甾醇-β-D-葡萄糖苷、β-菠甾醇、豆甾醇、麦角甾醇、β-谷甾醇）和挥发油类（β-石竹烯、古巴烯、匙叶桉油烯醇等），以及蒲公英黄色素、鞣质、氨基酸和锌、铁、铜、锰、钴等微量元素。

【药理作用】

1. 抗癌的药理作用

（1）抗食管癌的药理作用：款冬花多糖对食管癌细胞增殖、迁移和侵袭具有抑制作用，其机制与调控 miR-99a/PI3K/Akt 通路有关。

（2）抗其他癌症的药理作用：款冬花多糖可抑制人非小细胞肺癌 A549 细胞和人白血病细胞 K562 生长，其机制与调控基因表达、诱导细胞凋亡有关；另可抑制小鼠肉瘤（S180）、小鼠肝癌（H22）瘤株及小鼠网状细胞白血病（L615）瘤株生长，机制与干扰肿瘤细胞的有丝分裂过程相关。

款冬花中山奈酚、槲皮素等成分可抑制小鼠肺腺癌细胞 LA795 增殖。

款冬酮具有抗结肠癌的作用，其机制为调控相关基因表达，进而抑制结肠癌细胞增殖。

2. 其他药理作用

（1）抗氧化作用：款冬花中的多糖类成分对羟基自由基、超氧自由基具有较强的清除能力，黄酮类化合物对 H_2O_2、三种自由基均有较好的清除作用。

（2）止咳化痰平喘作用：款冬花药效成分中的生物碱、黄铜、萜、皂苷类化合物均具有镇咳作用。活性成分作用机制涉及 IL-2、COX-2、人核糖核酸酶 A3（RNASE3）等 18 个靶点及信号转导-炎症-能量代谢相关生物过程和代谢通路。

（3）抗炎和抗血小板活化因子作用：款冬花醇提物可改善二甲苯导致的小鼠肿胀。款冬酮是一种有效的血红素加氧酶诱导剂，可通过抑制一氧化氮和前列腺素 E2 的过量分泌表现出治疗神经炎性疾病的潜力。二者可通过抑制血小板激活因子，发挥抗炎、抗哮喘的作用。

（4）心血管作用和兴奋呼吸作用：款冬花醇提物及其所含款冬酮、款冬花素具有升高血压和兴奋呼吸的作用。

【注意事项】

《本草经集注》：杏仁为使。得紫菀良。恶皂荚、玄参。畏贝母、辛夷、麻黄、黄芩、黄连、黄芪、青葙。

《本草崇原》：肺火燔灼，肺气焦满者不可用。

《本经逢原》：阴虚劳嗽禁用。

款冬花含有千里光宁、肾形千里光碱等肝毒性生物碱。体内实验结果表明，款冬花中的总生物碱、克氏千里光碱有明显的肝脏毒性。款冬花水煎液及总生物碱与肝切片共培养后，均能导致血清丙氨酸氨基转移酶漏出率显著升高，总生物碱组能引起肝切片乳酸脱氢酶、血清丙氨酸氨基转移酶漏出率升高，蛋白含量显著下降。

【现代应用】

放射性肺炎是食管癌放疗常见的副反应，黄金昶教授自拟方：金银花 20g，败酱草 20g，鱼腥草 20g，虎杖 15g，桔梗 15g，海蛤粉 15g，紫菀 12g，桑白皮 12g，瓜蒌 12g，芦根 12g，款冬花 12g，薏苡仁 12g，黄精 10g，白及 10g，百部 10g，杏仁 10g，桃仁 10g，冬瓜仁 10g，白茅根 10g，女贞子 10g，甘草 6g。对顽固性放射性肺炎效果显著。

134. 竹茹

(《本草经集注》)

【基原】

本品为禾本科植物青秆竹 *Bambusa tuldoides* Munro、大头典竹 *Sinocalamus beecheyanus*（Munro）McClure var. *pubescens* P. F. Li 或淡竹 *Phyllostachys nigra*（Lodd.）Munro var. *henonis*（Mitf.）Stapf ex Rendle 茎秆的干燥中间层。

【别名】

竹皮（《金匮要略》），青竹茹（《本草经集注》），淡竹皮茹（《名医别录》），淡竹茹（《食疗本草》），麻巴（《草木便方》），竹二青（《上海常用中草药》）。

【性味归经】

甘，微寒。归肺、胃、心、胆经。

【功能主治】

清热化痰，除烦止呕。用于痰热咳嗽，胆火夹痰，惊悸不宁，心烦失眠，中风痰迷，舌强不语，胃热呕吐，妊娠恶阻，胎动不安。

【传统应用】

《本草纲目》：竹茹主治噎膈（孟诜）。

《本草新编》：竹茹，主胃热呃逆，疗噎膈呕哕，尤止心烦。

【化学成分】

竹茹的化学成分主要有黄酮类、三萜类、多糖类、蛋白质及草酸、乳酸、酒石酸类等。

【药理作用】

1. 体外免疫活性

竹茹多糖能促进刀豆蛋白或脂多糖诱导的小鼠脾脏淋巴细胞增殖，显著提高 RAW264.7 巨噬细胞吞噬中性红及生成 NO 的能力，并呈明显的剂量依赖性。

2. 抗氧化

竹茹提取物黄酮、内酯具有良好的抗氧化损伤的作用，且竹茹黄酮可促进皮肤细胞的增殖。

此外，竹茹还具有抑菌、延缓衰老、降血脂等作用。

【注意事项】

寒痰咳喘、胃寒呕逆及脾虚泄泻者禁服。

竹茹寒凉，长期或大剂量用药时，会伤及脾胃阳气，引起胃脘不适、消化不良或腹痛腹泻等。且竹茹易霉变，使用变质的竹茹易引起呕吐、腹痛腹泻等不良反应。

【现代应用】

自拟方：金银花 15g，蒲公英 20g，丹参 15g，威灵仙 15g，北沙参 20g，天花粉 10g，醋延胡索 15g，茯苓 20g，姜半夏 9g，浙贝母 15g，黄连 6g，竹茹 12g，生姜 5 片，大枣 5 枚。水煎服，配合食管癌患者放疗，能起到减毒增效、活血清热解毒的作用。

135. 竹沥

（《名医别录》）

【基原】

本品为禾本科植物淡竹 Phyllostachys nigra（Lodd.）Munro var. henonis（Mitf.）Stapf ex Rendle. 的鲜竹竿用火烤而流出的汁液。

【别名】

竹汁（《神农本草经》），淡竹沥（《名医别录》），竹油（苏医《中草药手册》）。

【性味归经】

甘，寒。归心、肺、肝经。

【功能主治】

清热化痰，定惊利窍。用于中风痰迷，肺热痰壅咳喘，热痰惊痫，小儿惊风。

【传统应用】

《临证指南医案》：杨（四七），脉弦而小涩，食入脘痛格拒，必吐清涎，然后再纳⋯⋯脘管窄隘，不能食物，噎膈渐至矣，法当苦以降之，辛以通之⋯⋯川黄连，杏仁，桔梗，土瓜蒌皮，半夏，橘红，竹沥，姜汁。

《神农本草经疏》：枇杷叶，加童便、人乳、竹沥、苏子、白芍药、蔗浆，治噎膈反胃。

【化学成分】

鲜竹沥的化学成分主要有氨基酸、黄酮类、木脂素、糖类、酚酸类（愈创木酚和苯酚）、维生素、挥发性成分及微量元素等化合物。

【药理作用】

1. 抗癌的药理作用

竹沥对人肝癌细胞 SMMC-7721，胃癌细胞 SGC7901、MKN28，肺癌细胞 SPCA-1，结直肠癌细胞 LoVo、HCT116，膀胱癌细胞 BIU-87，宫颈癌细胞 HeLa，乳腺癌细胞 MCF7，白血病细胞 K562，皮肤黑色素瘤细胞 A375 的增殖均有抑制作用。

2. 其他药理作用

（1）镇咳祛痰：竹沥镇咳祛痰的主要成分为愈创木酚和苯酚，促进小鼠气管酚红分泌，加速兔离体气管黏液纤毛运动。

（2）抗炎作用：竹沥提取物中含有能抑制 IL-6 的成分，明显减少因肥胖而导致代谢细胞中 IL-6 过剩引起的毒性作用。

（3）抑菌作用：竹沥含有丰富的酚酸类成分，能有效抑制不同类型的腐败菌（细菌、真菌）。

此外，竹沥还可用于治疗肥胖、糖尿病和心血管疾病。

【注意事项】

本品性寒滑利，寒痰及便溏者忌用。

1 名患者因感冒服用鲜竹沥口服液后，出现头昏、眼花、胸闷、心慌气短、呕吐等症状，继而出现面唇青紫、全身皮肤潮红、瘙痒，继续服用后病情加重，并出现面色苍白、四肢发冷、呼吸急促、全身出现多形红斑疹。

【现代应用】

辛滑通利饮：生姜汁、鲜竹沥以 1∶9 的比例混合后口服。可用于改善食管癌、贲门癌患者术后吞咽困难、胸膈满闷、呃逆嗳气、食欲减退等症状。

136. 天竺黄

（《开宝本草》）

【基原】

本品为禾本科植物青皮竹 *Bambusa textilis* McClure 或华思劳竹 *Schizostachyum chinense* Rendle 等秆内的分泌液干燥后的块状物。

【别名】

天竹黄（《本草衍义》），竹黄（《本草纲目》）。

【性味归经】

甘，寒。归心、肝经。

【功能主治】

清热化痰，清心定惊。用于热病神昏，中风痰迷，小儿痰热惊痫、抽搐、夜啼。

【传统应用】

《活幼心书》：天竺黄散，天竺黄、郁金、茯神（去皮）、甘草各15g，硼砂、牙硝、白芷、川芎、僵蚕（去丝）、枳壳各7.5g，朱砂（水飞）6g，麝香0.5g，蝉蜕（洗，去泥土、嘴、足）15个。上除硼砂、牙消，朱砂、麝香四味乳钵细杵，余九味焙干为末，同入乳钵内再杵匀。每服1.5～3g，不拘时用温薄荷汤或麦门冬汤调服。治上焦风热，口鼻生疮，面目赤肿，咽膈不利，痰涎壅滞，气不通畅，惊搐烦闷，神思昏迷。

【化学成分】

天竺黄的化学成分有无机元素和氨基酸类化合物。

无机盐类：天竺黄最主要的成分为硅酸盐，另含有一定量的钠、镁、铝、钾等14种无机元素。

氨基酸类：天竺黄含有天冬氨酸、苏氨酸、丝氨酸、谷氨酸等14种氨基酸。

【药理作用】

（1）保护心脑血管：动物实验表明，天竺黄、丹参、冰片等配伍制成的冠心舒通胶囊可降低动脉粥样硬化大鼠的血脂水平，调节其血液流变学指标水平，从而起到保护血管、抗动脉粥样硬化的作用。

（2）保护神经：含天竺黄的中成药通络化痰胶囊可通过降低脑组织内 TNF-α、NF-κB、细胞间黏附因子-1（ICAM-1）、IL-1β、IL-8、胶质纤维酸性蛋白（GFAP）等相关因子的表达而减轻脑缺血–再灌注大鼠脑部组织损伤，保护神经系统。

（3）改善记忆：天竺醒脑胶囊可抗氧化，清除氧自由基，改善学习记忆能力，还可提高实验小鼠红细胞 Na^+-K^+-ATP 酶的活性，显著改善脑组织退行性病变。

此外天竺黄还具有镇咳祛痰、解热、抗炎、镇静、抗惊厥等作用。

【注意事项】

据报道，服用本品后会引起光敏性皮炎，可能于服用后当天或次日曝晒后发病，皮损特点是面部、手背、足背起红斑，局部轻微浮肿，甚至于手、足背红斑上起水疱，有时可有皮损部位麻木疼痛感，红斑退后留下黑褐色素斑，几个月后消失。

137. 前胡

（《雷公炮炙论》）

【基原】

本品为伞形科植物白花前胡 *Peucedanum praeruptorum* Dunn 的干燥根。

【别名】

姨妈菜、罗鬼菜（《黔志》），水前胡（《植物名实图考》）。

【性味归经】

苦、辛，微寒。归肺经。

【功能主治】

降气化痰，祛风清热。用于痰热咳喘，咳痰黄稠，风热咳嗽痰多。

【传统应用】

《太平圣惠方》：泽漆散，泽漆、杏仁、贝母、半夏、猪苓、汉防己、葶苈、陈皮各 30g，羌活 60g，旋覆花、前胡、大腹皮、桑白皮各 10g。研为散，每服 9g，加生姜 0.3g，大枣 3 枚，水煎服。治肺热壅盛，攻头面，四肢浮肿，胸膈痰逆，不下饮食。

【化学成分】

前胡中主要含有香豆素类、挥发油、无机元素、醌类及苷类成分。

【药理作用】

1. 抗癌的药理作用

从白花前胡中分离的（±）-4′-O-acetyl-3′-O-angeloyl-cis khellactone（角型吡喃骈香豆素 APC）会诱导人急性髓样白血病 HL-60 细胞分化。

白花前胡丙素（Pra-C）可引起 HL-60 肿瘤细胞凋亡，凋亡程度随 Pra-C 浓度增加而增加。Pra-C 还可以逆转肿瘤细胞的多药耐药性。在逆转耐药株 KB-Vl 肿瘤细胞对阿霉素、紫杉醇、嘌呤霉素、长春碱等药物的耐药性时作用明显，还可以增加阿霉素等药物在肿瘤细胞中的积聚，并通过下调肿瘤细胞 P-糖蛋白的表达和减少细胞内的腺嘌呤核苷三磷酸来抑制肿瘤细胞增殖，是一种较好的潜在肿瘤耐药调节剂。

2. 其他药理作用

（1）祛痰作用：从白花前胡和紫花前胡中分别提取得到的白花前胡丙素和紫花前胡苷能增强小鼠气管排泌酚红，具有祛痰作用。

（2）抗心肌缺血及保护心肌的作用：白花前胡提取液能调节因腹主动脉狭窄所致的心肌细胞凋亡相关基因的表达，从而抑制心肌重塑，对心衰发挥生物学治疗作用。对垂体后叶素（Pit）诱发的小鼠急性心肌缺血模型、结扎左冠状动脉前支所致的麻醉大鼠急性心肌缺血模型有显著的保护作用。

（3）改善心脏功能：白花前胡提取液可有效改善患者左心室舒缩功能，改善机体血液供应，减轻心衰症状，其机制可能与有效降低心房利钠因子（ANF）等分泌有关。

（4）扩张血管、降低血压：Pra-C 可以抑制血管紧张素 I 所致的平滑肌细胞肥厚增殖，降低血管平滑肌细胞内钙离子数量及恢复血管对电压依赖性及受体操纵性钙通道激动剂的异常反应。从减少平滑肌细胞面积、降低胶原蛋白含量、减少钙离子及增加 NO 释放量等方面改善血管增生肥大，从而治疗自发性高血压。

此外，前胡还具有解热镇痛、抗炎、抗氧化、抑制肝药酶活性等作用。

【注意事项】

阴虚火旺、寒痰咳喘者不宜用。

《本草经集注》：半夏为之使。恶皂荚，畏藜芦。

《本草经疏》：不可施诸气虚血少之病。凡阴虚火炽，煎熬真阴，凝结为痰而发咳喘；真气虚而气不归元，以致胸胁逆满；头痛不因于痰，而因于阴血虚；内热心烦，外现寒热而非外感者，法并禁用。

因有致日光性皮炎、皮肤烧灼样疼痛、水肿、头昏、恶心等不良反应，故前胡不宜用鲜品。

【现代应用】

花宝金教授自拟方：南沙参 15g，北沙参 15g，炒白术 15g，茯苓 20g，陈皮 6g，前胡12g，黄芩 12g，泽泻 15g，柴胡 9g，升麻 6g，藤梨根 30，姜半夏 10g，黄连 6g，夏枯草15g，半枝莲 30g，生姜 5 片，大枣 5 枚。以健脾益气、调理中焦为主治疗食管癌。

138. 桔梗

(《神农本草经》)

【基原】

本品为桔梗科植物桔梗 *Platycodon grandiflorum*（Jacq.）A. DC. 的干燥根。

【别名】

符蔰、白药、利如、梗草、卢如（《吴普本草》），房图、荠苨（《名医别录》），苦梗（《丹溪心法》），苦桔梗（《本草纲目》），大药（《江苏植药志》）。

【性味归经】

苦、辛，平。归肺经。

【功能主治】

宣肺，利咽，祛痰，排脓。用于咳嗽痰多，胸闷不畅，咽痛音哑，肺痈吐脓。

【传统应用】

《临证指南医案》：杨（四七），脉弦而小涩，食入脘痛格拒，必吐清涎，然后再纳……脘管窄隘，不能食物，噎膈渐至矣，法当苦以降之，辛以通之……川黄连，杏仁，桔梗，土瓜蒌皮，半夏，橘红，竹沥，姜汁。

《杂病广要》：利膈豁痰汤，半夏、橘红、枳实、槟榔、沉香、桔梗、瓜蒌、黄连（炒）、栀子（炒）、香附（制）、细茶、白芥子、石膏。主治气结痰壅，膈噎饮食不下。

【化学成分】

桔梗的化学成分主要有桔梗皂苷、黄酮类、酚类、甾醇类、多糖类、挥发油、微量元素、氨基酸等化合物。

【药理作用】

1. 抗癌的药理作用

（1）抗肺癌的作用：桔梗皂苷 D 对阿霉素治疗小鼠肺癌起导引作用，其作用机制是促进死亡受体复合物的形成，诱导癌细胞凋亡，引发细胞周期阻滞，增强溶酶体功能，改善细胞外环境。

（2）抗前列腺癌的作用：桔梗皂苷 D 可诱导前列腺癌 PC-3 细胞程序性坏死，其作用机制是通过上调 MLKL、p-MLKL 和 p-MLKL 四聚体蛋白、FOXO3a 转录因子、FasL、TRAIL 的表达水平实现的。

（3）抗肝癌的作用：桔梗皂苷 D 可能通过下调 HAX1 表达以促进 5-氟尿嘧啶对肝癌干细胞线粒体的损伤，进而诱导肿瘤细胞发生 Caspase-3 依赖的凋亡。

2. 其他药理作用

（1）祛痰镇咳：以桔梗水煎液给实验动物灌胃可减少酚红的排泌量，有显著的祛痰作用。

（2）抗炎：桔梗皂苷对鹿角菜胶急性炎症和棉球性慢性炎症均有不同程度的抑制作用。

（3）抗溃疡：桔梗粗皂苷可抑制大鼠幽门结扎所致的胃液分泌，对大鼠醋酸所致的慢性溃疡也有显著疗效。

此外，桔梗还具有抗肥胖、抗氧化、保肝、镇痛、改善糖尿病、影响心血管系统等作用。

【注意事项】

本品性升散，气机上逆之呕吐、呛咳、眩晕及阴虚火旺咳血者不宜使用。用量过大易致恶心呕吐。

报道称含桔梗的复方桔梗片有导致心房纤颤的不良反应，推测上述不良反应可能由桔梗引发迷走神经张力增高导致窦房结功能被抑制，促使心房异位起搏点兴奋性增高，多处异位兴奋灶放电所致。

【现代应用】

杨迪健脾和胃方：太子参 20g，旋覆花 10g，代赭石 30g，白术 10g，茯苓 15g，姜半夏 6g，陈皮 6g，木香 5g，砂仁 5g，枳壳 10g，桔梗 10g，半枝莲 15g，百花蛇舌草 15g，炙甘草 6g，炒谷麦芽 15g。联合化疗治疗中晚期食管癌。

139. 胖大海

（《本草纲目拾遗》）

【基原】

本品为梧桐科植物胖大海 *Sterculia lychnophora* Hance 的干燥成熟种子。

【别名】

安南子、大洞果（《本草纲目拾遗》），胡大海、大发（张寿颐），通大海（《兽医国药及处方》），大海子（《中药志》）。

【性味归经】

甘，寒。归肺、大肠经。

【功能主治】

清热润肺，利咽开音，润肠通便。用于肺热声哑，干咳无痰，咽喉干痛，热结便闭，头痛目赤。

【化学成分】

从胖大海脂肪酸成分的甲酯衍生物分离出的 38 个色谱峰中鉴定出 23 个化合物，利用硅胶柱层析技术和光谱技术分离鉴定了 6 个非脂肪成分，分别是 D-半乳糖、L-鼠李糖、蔗糖、2，4-二羟基苯甲酸、β-谷甾醇和胡萝卜甙。其中除前 2 种外，其余均为首次从该植物中获得。

【药理作用】

胖大海通过抑制胶原沉积，改善气道重塑，抑制血管新生，纠正氧化、抗氧化失衡等多种途径发挥治疗间质性肺病的作用，其中低、中浓度胖大海组和吡非尼酮组的疗效相对较好。

胖大海提取物还可抑制脂肪酸合成酶活性，抑制肥胖大鼠摄食量。

【注意事项】

胖大海含肝肾毒性成分，无适应证用药、联合用药、大剂量用药、长时间用药，前瞻性预防可能导致肝肾损伤。

胖大海主要适用于感染风热邪毒致咽喉肿痛的声音嘶哑，而声带小结、声带息肉、声带闭合不全、烟酒刺激过度等，不可服用胖大海。对于一些阳虚体弱的中老年人，往往会产生脾胃虚寒、大便溏泻、食欲减退等症状，甚至会引发身体消瘦等。

140. 海藻

(《神农本草经》)

【基原】

本品为马尾藻科植物海蒿子 *Sargassum pallidum*（Turn.）C. Ag. 或羊栖菜 *Sargassum fusiforme*（Harv.）Setch. 的干燥藻体。前者习称"大叶海藻"，后者习称"小叶海藻"。

【别名】

落首（《神农本草经》），薄（《名医别录》），乌菜（《罗源县志》），海带花（《中药材手册》），海藻菜。

【性味归经】

苦、咸，寒。归肝、胃、肾经。

【功能主治】

消痰软坚散结，利水消肿。用于瘿瘤，瘰疬，睾丸肿痛，痰饮水肿。

【传统应用】

《本草衍句》：海藻，消瘿瘤结核疝瘕，疗饮痰噎膈脚气（得昆布治瘿气结核），海带昆布功用皆同。

【化学成分】

海藻的化学成分主要有氨基酸、海藻色素蛋白、脂肪酸、藻多糖、维生素、矿物质等化合物。

【药理作用】

1. 抗癌的药理作用

（1）抗食管癌的药理作用：海藻中所含的海藻多糖、萜类化合物、海藻色素糖蛋白等物质在抗肿瘤方面有重要的作用，可用来治疗肝癌、食管癌、乳腺癌、宫颈癌、恶性淋巴瘤等。

（2）抗其他癌症的药理作用：海藻色素糖蛋白抑制小鼠 H22 肝癌细胞表达 Bcl-2 蛋白，促进 Bax 表达而诱导肿瘤细胞凋亡。海藻色素糖蛋白还可抑制肿瘤细胞 PCNA

的表达，阻断肿瘤细胞 DNA 的合成，从而抑制肿瘤细胞增殖。萜类化合物可通过诱导肿瘤细胞凋亡，抑制肿瘤细胞 DNA 形成，影响肿瘤分裂时微管形成等途径抑制肿瘤的生长。

褐藻糖胶对肺癌、前列腺癌、乳腺癌等癌症有一定抑制作用，可通过阻断肿瘤细胞迁移、抑制肿瘤血管的生成、减弱骨髓瘤细胞诱导血管内皮细胞生成血管的能力，以达到抗癌目的。

2. 其他药理作用

免疫调节作用：褐藻糖胶可激活 Th1 细胞、NK 细胞，上调脾脏中免疫细胞表面抗原 CD40、CD80 和 CD86 的表达，促进 IL-6、IL-12 及 TNF-α 的产生，最终杀死肿瘤细胞。褐藻淀粉能诱导树突状细胞（DC）成熟，激活 Ag 特异性 Th1 细胞和细胞毒性 T 淋巴细胞，在体内杀死表达 Ag 的 B16-OVA 肿瘤细胞。

此外，海藻还具有抗各种心血管病、抗病毒、抗氧化等作用。

【注意事项】

《中国药典》：不宜与甘草同用。

【现代应用】

黄明志教授运用开关通噎汤（皂角 9g，乌梅 30g，海藻 30g，远志 30g，干姜 30g，胆南星 6g，山慈菇 6g，白胡椒 6g）治疗食管癌，患者服药后哽噎感消失，可以进食，无阻碍感。该方具有化痰散结，开关通噎的功效。

141. 昆布

（《吴普本草》）

【基原】

本品为海带科植物海带 *Laminaria japonica* Aresch. 或翅藻科植物昆布 *Ecklonia kurome* Okam. 的干燥叶状体。夏、秋二季采捞，晒干。

【别名】

纶布（《吴普本草》），海昆布（《山东中药》）。

【性味归经】

咸，寒。归肝、胃、肾经。

【功能主治】

消痰软坚散结，利水消肿。用于瘿瘤，瘰疬，睾丸肿痛，痰饮水肿。

【传统应用】

《本草汇言》：昆布，去顽痰，利结气，消瘿病之药也。《名医别录》方又治十二种水肿，并阴疝瘕诸疾，总不过为消痰下气故也。古方噎膈证恒用之，亦取此意。

【化学成分】

昆布中的化学成分主要有多糖、氨基酸、二苯骈二氧化合物及多种微量元素。

【药理作用】

1. 抗癌的药理作用

昆布多糖可以通过激活巨噬细胞，产生细胞毒性作用，抑制肿瘤细胞增殖而杀死肿瘤细胞；也可以通过抑制肿瘤血管生成而抑制肿瘤生长，或直接抑制肿瘤细胞生长。在人工条件下可将昆布多糖硫酸化为昆布多糖硫酸酯（LAMS），LAMS 可使 BxPC-3 细胞增殖抑制，细胞 Bcl-2 基因蛋白表达下降，Bax 基因蛋白表达增加。LAMS 还具有明显的血管抑制活性。另外，LAMS 能增加癌细胞对化疗药物的敏感性，使肝癌细胞 Bcl-2 基因蛋白表达下降，并使肝癌细胞对 5-Fu、MTX、MMC、ADM、CTX 的敏感性增强，有效时间延长。

2. 其他药理作用

（1）抗凝血作用：C-Ⅱ抑制 Xa 因子的产生，阻止前凝血酶被 Xa 因子活化而影响凝血酶原激活物的形成，在血浆和纯化系统中显著抑制凝血酶的产生，发挥抗凝血作用。

（2）降血压作用：昆布能有效降低 SHR 大鼠动脉收缩压，降低高血压患者的收缩压和舒张压。

（3）免疫调节作用：昆布多糖能显著增加血清溶血素的含量，增加外周血液 T 淋巴细胞数，增强腹腔巨噬细胞的吞噬功能，并能明显提高静脉注射碳粒的廓清速率。

此外，昆布尚具有降血糖、抗突变、防辐射、抗疲劳、抗氧化、抗病毒、抗菌、抗纤维化等作用。

【注意事项】

《中药大辞典》：脾胃虚寒者慎服。

过度使用昆布会引起单纯性甲状腺肿或碘源性甲状腺功能亢进。

【现代应用】

冀汝文自拟治噎方加饮鸭血治疗中晚期食管癌 28 例，治噎方药物组成：生牡蛎 30g，玄参 10g，浙贝母 10g，夏枯草 30g，海藻 12g，昆布 12g，马钱子 1.5g，山慈菇 5g，水蛭（分冲）5g，白花蛇舌草 30g，半枝莲 30g，西洋参 10g，沙参 10g，当归 10g，肉苁蓉 10g，代赭石 30g，生半夏 1.5g。白鸭一只，杀鸭取血趁热温饮，临床取得显著疗效。

142. 黄药子

（《滇南本草》）

【基原】

本品为薯蓣科植物黄独 *Dioscorea bulbifera* L. 的块茎。

【别名】

黄药（《日华子本草》），黄药根（《开宝本草》），木药子、大苦（《本草纲目》）。

【性味归经】

苦，寒。有毒。归肺、肝经。

【功能主治】

化痰散结消瘿，清热解毒。用于甲状腺肿大，淋巴结结核，咽喉肿痛，吐血，咯血，百日咳，癌肿；外用治疮疖。

【化学成分】

黄药子中的化学成分有芪类化合物联苄类和菲类化学成分，还有黄酮类及微量元素铁、锰、镍、锌等。

【药理作用】

1. 抗癌的药理作用

（1）抗食管癌的药理作用：随着黄药子提取物浓度和作用时间的增加对 Eca-109 细胞的体外抑制效应增强，黄药子提取物通过引起 Eca-109 细胞 G_0/G_1 周期阻滞而发生凋亡，起到杀伤肿瘤细胞的作用。

（2）抗其他癌症的药理作用：黄药子二萜内酯类成分黄独素 A、黄独素 B 及黄独素 A-2-O-吡喃葡萄糖苷对小鼠 S180 实体瘤有明显抑制作用。

2. 其他药理作用

（1）抗炎作用：研究表明，黄药子的甲醇提取物及其氯仿部位能显著抑制二甲苯引起的小鼠耳肿胀及蛋清和角叉菜胶所致的大鼠足跖肿胀。

（2）抗菌作用：实验研究发现黄药子的水煎液对金黄色葡萄球菌、柠檬色葡萄球菌、大肠杆菌、白色念珠菌、猪肺炎链球菌均有一定的抑制作用。

【**注意事项**】

内服剂量不宜过大。

《本草经疏》：痈疽已溃不宜服，痈疽发时不焮肿、不渴、色淡、脾胃作泄者，此为阴证，当以内补为急，解毒次之，药子之类宜少服，止可外敷。

黄药子及含黄药子制剂的不良反应多集中于肝脏，其他不良反应较少。有口服黄药子后导致患者死亡的报道，也有报道表明黄药子可导致肝脏出现不同程度的损伤，或伴随急性胆囊炎、脾大、腹水等。其他不良反应表现为抗癌化疗药样的表现，有研究报道 2 例患者因服用含黄药子煎剂（大剂量）后出现恶心、呕吐、腹泻、严重脱发等抗癌化疗药样表现，减少黄药子用量后症状明显减轻。也有报道显示，1 例患者因感冒服用含黄药子的中药汤剂后，立刻出现颜面部及颈项部潮红、发热，后自然退去，服药 2 次均如此，将黄药子去除后继续服用则无类似反应出现。

【**现代应用**】

化痰散瘀基本方：制半夏 9g，桃仁 15g，威灵仙 30g，制南星 9g，黄药子 10g，川贝母 10g，瓜蒌 15g，丹参 9g，红花 15g，茯苓 15g，郁金 15g，当归 15g。随症加减，神疲乏力明显者加黄芪 30g，白术 12g；梗阻明显者加蛤蚧 6g，蜈蚣 2 条，露蜂房 18g；胸痛明显或痛掣胸背者加五灵脂 6g；大便不通、面色苍白者加何首乌 20g，生地黄 15g，火麻仁 10g；若出现阳虚水泛，双下肢水肿者加猪苓 30g，附子 6g，桂枝 10g；恶心、呕吐者加姜半夏 12g，姜竹茹 15~30g。上述药物先加水浸泡 1 小时，每剂药煎取约 400mL，分 2 次温服。联合放疗，自放疗第 1 日起服药，每日 1 剂，直至放疗结束。可用于治疗食管癌，起到减毒增效的作用。

伟达 4 号方合伟达 5 号方加减：黄药子 15g，山慈菇 10g，三七粉（冲）3g，重楼 10g，蜂房 6g，乳香 6g，没药 6g，白花蛇舌草 15g，半枝莲 15g，半边莲 15g，柴胡 10g，白芍 12g，枳壳 10g，生甘草 6g，川芎 6g，香附 6g，当归 10g，炙罂粟壳 10g，延胡索 10g，川楝子 10g，台乌药 10g，青皮 6g，川贝母 10g，陈皮 6g，竹茹

10g。可用于治疗食管癌。

143. 海蛤壳
(《饮片新参》)

【基原】

本品为帘蛤科动物文蛤 *Meretrix meretrix* Linnaeus 或青蛤 *Cyclina sinensis* Gmelin 的贝壳。

【别名】

海蛤（《神农本草经》），蛤壳（《本草原始》）。

【性味归经】

苦、咸，寒。归肺、肾、胃经。

【功能主治】

清热化痰，软坚散结，制酸止痛；外用收湿敛疮。用于痰火咳嗽，胸胁疼痛，痰中带血，瘰疬瘿瘤，胃痛吞酸；外治湿疹，烫伤。

【化学成分】

海蛤壳的主要化学成分为碳酸钙、壳角质、甲壳素等。

【药理作用】

海蛤壳对免疫功能有双向调节作用，主要表现为对受环磷酰胺抑制的小鼠迟发型超敏反应具有明显促进作用，而对环磷酰胺所致小鼠迟发型超敏反应具有明显抑制作用。

除此之外，海蛤壳还具有抗炎、利尿、抗血小板聚集、止血等作用。

【注意事项】

海蛤壳忌与狗胆、芫花、甘遂等中药同服。

不宜用于寒痰咳喘、气虚喘逆、脾虚痰湿之证。

【现代应用】

俞丽霞等在辨证治疗瘀毒型食管癌时认为，该型有明显的瘀血症状，疾病发展由浅入深，由气入血，病在血则凝结有物，主症为吞咽困难明显，胸背痛，面色瘀滞，皮肤甲错，舌苔粗糙黄腻，舌质紫暗，脉象细涩。治法为破瘀软坚解毒。常用药为开道散（由硃砂、硇砂、硼砂、青黛、蛤壳粉、柿霜、白糖等组成）。

144. 海浮石

（《本草拾遗》）

【基原】

本品为胞孔科动物脊突苔虫 *Costazia aculeata* Canu et Bassler 或瘤苔虫 *Costazia costazii* Audouin 的干燥骨骼，俗称海石花。

【别名】

水花（《本草拾遗》），海石（《丹溪心法》），水泡石（《东医宝鉴》），浮海石（《玉楸药解》），浮水石（《医林纂要》），羊肚石（《药材资料汇编》）。

【性味归经】

咸、寒。归肺、肾经。

【功能主治】

清肺化痰，软坚散结，利尿通淋。用于治疗肺热咳嗽、瘰疬、瘿瘤、血淋、石淋。

【化学成分】

海浮石为脊突苔虫的骨骼，主含碳酸钙，并含少量镁、铁及酸不溶物；火山喷出的岩浆形成的多孔状石块的主要成分为二氧化硅，亦含氯、镁等。

【药理作用】

本品有促进尿液分泌及去除支气管分泌物的作用。

【注意事项】

虚寒咳嗽忌服，脾胃虚寒者慎用。海浮石可用于治疗属寒性的瘰疬，需配伍温性药，不宜单用。浮海石久服、多服易损伤气血，故血虚证者不宜久服。

【现代应用】

梁婷等发现益气消瘤方（黄芪 30g，太子参 30g，茯苓 15g，白术 15g，陈皮 12g，竹茹 15g，刘寄奴 15g，海浮石 15g，代赭石 15g，海螵蛸 15g，薏苡仁 15g，丹参 15g，蒲公英 15g，炒谷芽 15g，炒麦芽 15g，煅牡蛎 20g，半夏 10g，砂仁 10g，生姜 10g，甘草 6g）能改善患者免疫功能，减轻化疗的副作用。

145. 瓦楞子

（《本草备要》）

【基原】

本品为蚶科动物毛蚶 *Arca subcrenata* Lischke、泥蚶 *Arca granosa* Linnaeus 或魁蚶 *Arca inflata* Reeve 的贝壳。

【别名】

蚶壳（《本草拾遗》），瓦垄子（《丹溪心法》），蚶子壳（《本草蒙筌》），魁蛤壳（《品汇精要》），花蚬壳（《浙江中药手册》），瓦垄蛤皮（《中药志》），血蛤皮（《山东中草药手册》），瓦屋子、毛蚶皮、毛蛤、瓦垅。

【性味归经】

咸、平。归肺、胃、肝经。

【功能主治】

消痰化瘀，软坚散结，制酸止痛。用于治疗顽痰黏稠难咳，瘿瘤，瘰疬，癥瘕痞块，胃痛泛酸。

【化学成分】

瓦楞子主要含碳酸钙，少量磷酸钙、硅酸盐、磷酸盐及少量铁、镁等微量元素。

【药理作用】

瓦楞子所含碳酸钙、磷酸钙能中和胃酸，可对抗消化性溃疡，保护胃黏膜。其中的黏液质胶可在胃、十二指肠黏膜表面形成薄的保护层并促进肉芽生长，加快溃疡面愈合。作用机制可能与抑制 PGE2 合成和分泌，削弱攻击因子对黏膜的损伤有关。

【注意事项】

《中国药典》：痰积者不宜。《本草用法研究》：无瘀血痰积者勿用。

现代药理研究表明，瓦楞子因其属碱性，故不宜与下列药物合用：四环素族，头孢菌素（头孢噻吩、头孢噻啶等）、乌洛托品、新生霉素、氨苄西林、呋喃妥因等，阿司匹林、吲哚美辛、保泰松、对氨基水杨酸钠、维生素 B 等，普萘洛尔、氯丙嗪、氯氮草（利眠宁）、硫酸亚铁、苯巴比妥、苯妥英钠等，酸性药物（如胃蛋白酶合剂）等。与以上药物合用，可能会产生药物分解、吸收降低，而导致药效降低等副作用。

【现代应用】

张成铭等以含有瓦楞子的加味旋覆代赭汤治疗食管癌、贲门癌术后反流性食管炎42例，取得较好疗效。药物组成：旋覆花（包）10～20g，代赭石10～30g，半夏、鹅管石、金钱草各20～30g，党参（生晒参）10～15g，炙甘草、露蜂房各6～10g，白花蛇舌草、煅瓦楞子各15～30g，威灵仙12～15g，败酱草30～45g，生姜3～5片，大枣4～6枚。

146. 礞石

（《嘉祐本草》）

【基原】

为绿泥石片岩或云母岩的石块或碎粒。

【别名】

烂石、酥酥石（《中药志》）。

【性味归经】

甘、咸，平。归肝、心、肝经。

【功能主治】

祛痰下气，平肝镇惊。用于顽痰，咳逆喘急，癫痫发狂，烦躁胸闷，惊风抽搐。

【化学成分】

（1）青礞石成分：青礞石中硅、铁、钠、钾、铝、镁、钙、磷、锰等元素含量较高，钴、镍、钒等含量较低。

（2）金礞石成分：金礞石主要含有蛭石、黑云母和石英等组分，《中药志》记载金礞石含大量的铁、铝、锰，并含有少量的镁等金属离子。

【药理作用】

（1）化痰利水：青礞石由呈八面体配位的阳离子层，夹在两个相同四面体单层间所组成，存在着静态电位差，故能促进阳离子交换，产生吸附作用，这是其化痰利水的作用机制之一。

（2）癫痫：青礞石中矿物元素通过对肠道菌群的影响，干预脑-肠轴双向通信途径产生的神经递质、相关炎症因子及离子通道，减缓神经细胞去极化反应及爆发性放电，以治疗癫痫。

（3）肺病：青礞石对慢性阻塞性肺疾病急性加重期、大鼠肺组织相关代谢产物及代谢通路（亚油酸代谢、花生四烯酸代谢、鞘脂类代谢）具有明显的干预作用，且效果优于氨茶碱。

【注意事项】

脾胃虚弱及孕妇忌用。

【现代应用】

李勇等在化疗基础上加用噎膈方（生半夏 10g，礞石 10g，石见穿 30g，急性子 20g，莪术 20g）治疗中晚期食管癌患者，能有效缓解吞咽困难、控制肿瘤生长，提高中晚期食管癌患者的生活质量，延长生存期。

第十节　活血化瘀药

147. 川芎

（《神农本草经》）

【基原】

本品为伞形科植物川芎 *Ligusticum chuanxiong* Hort. 的干燥根茎。

【别名】

山鞠穷（《左传》），芎䓖（《神农本草经》），香果（《吴普本草》），胡䓖（《名医别录》），马衔、芎䓖（《本草经集注》），雀脑芎、京芎（《本草图经》），贯芎（《珍珠囊》），抚芎（《丹溪心法》），台芎（《本草蒙筌》），西芎（《本草纲目》）。

【性味归经】

辛，温。归肝、胆、心包经。

【功能主治】

活血行气，祛风止痛。用于胸痹心痛，胸胁刺痛，跌仆肿痛，月经不调，经闭痛经，癥瘕腹痛，头痛，风湿痹痛。

【化学成分】

川芎的化学成分主要为挥发油、生物碱、多糖等，包含苯酞及其二聚体、生物碱、有机酸酚、多糖，以及脑苷脂和神经酰胺等化合物。

【药理作用】

1. 抗癌的药理作用

川芎多糖通过将肿瘤细胞阻滞在 G_1 期，从而诱导凋亡，对人肝癌 HepG2 细胞也有明显的体外活性抑制作用。

川芎提取物对胰腺癌 HS766T 的侵袭和黏附行为有抑制作用。低浓度的川芎提取物（0.06g/mL）就可以抑制 HS766T 细胞的体外侵袭和 HS766T 细胞同层粘连蛋白及血管内皮细胞的黏附作用。

川芎素可抑制 Bcl-2 的表达，激活 Caspase-3 进而促进凋亡，最终抑制人结直肠癌 LoVo 细胞的体内外生长。还可抑制大肠癌 moser 细胞的增殖，并可诱导其凋亡。低浓度的川芎素与化疗药物配合，可产生较强的抑制细胞增殖的作用。

2. 其他药理作用

（1）抗炎作用：川芎提取物通过调节环氧合酶-2、细胞外调节蛋白激酶 2、蛋白激酶 C、Janus 激酶 1、Janus 激酶 2、Janus 激酶 3、核转录因子 κB，抑制蛋白激酶 β 和肿瘤坏死因子 α，阻碍炎症信号传递，从而影响下游蛋白的表达，发挥抗炎作用。

（2）细胞保护作用：川芎提取物能增加缺氧 HM 细胞 G_2 期和 S 期的比例，可见川芎提取物对缺氧的神经小胶质细胞有明显保护作用。川芎提取物具有阻滞缺氧神经小胶质细胞 LDH 释放的作用，可提高缺氧神经小胶质细胞 G_2 期和 S 期比例，提示其可能具有保护神经小胶质细胞缺氧损伤的作用。

此外，川芎还具有抗氧化、抗凝血、抗脑缺血、抗菌等药理作用。

【注意事项】

阴虚火旺、上盛下虚及气弱者忌服。

《本草经集注》：白芷为之使。恶黄连。《品汇精要》：久服则走散真气。《本草蒙筌》：恶黄芪、山茱、狼毒，畏硝石、滑石、黄连，反藜芦。《本草经疏》：凡患者上盛下虚，虚火炎上，呕吐咳嗽，自汗、易汗、盗汗，咽干口燥，发热作渴烦躁，法并忌之。《本草从新》：气升痰喘不宜用。《得配本草》：火剧中满，脾虚食少，火郁头痛皆禁用。

据报道，有2例患者因粉碎川芎出现不良反应，主要表现为双目不适、恶心、呕吐、双侧太阳穴剧烈疼痛，遂停止粉碎，未经任何治疗，症状逐渐消失，身体恢复正常。

【现代应用】

徐荷芬经验方：柴胡6g，枳壳6g，香附6g，赤芍10g，白芍10g，川芎6g，白蒺藜12g，南沙参12g，北沙参12g，天冬10g，麦冬10g，枸杞子15g，百花蛇舌草15g，蜀羊泉10g，法半夏10g，陈皮10g，炒麦芽15g，炙鳖甲（先煎）15g，仙鹤草15g，石斛10g，炙甘草6g。可用于治疗食管癌。

伟达4号方合伟达5号方加减：黄药子15g，山慈菇10g，三七粉（冲）3g，重楼10g，蜂房6g，乳香6g，没药6g，白花蛇舌草15g，半枝莲15g，半边莲15g，柴胡10g，白芍12g，枳壳10g，生甘草6g，川芎6g，香附6g，当归10g，炙罂粟壳10g，延胡索10g，川楝子10g，台乌药10g，青皮6g，川贝母10g，陈皮6g，竹茹10g。可用于治疗食管癌。

148. 姜黄

（《新修本草》）

【基原】

本品为姜科植物姜黄 *Curcuma longa* L. 的干燥根茎。

【别名】

宝鼎香（《本草纲目》），黄姜（《生草药性备要》）。

【性味归经】

辛、苦，温。归肝、脾经。

【功能主治】

活血行气，通经止痛。用于胸胁刺痛，胸痹心痛，痛经经闭，癥瘕，风湿肩臂疼痛，跌仆肿痛。

【化学成分】

姜黄素类化合物包括姜黄素、去甲氧基姜黄素、双去甲姜黄素、四氢姜黄素等，挥发油主要包括单萜、倍半萜、二萜及三萜类化合物，其他物质主要为甾体类、脂肪酸类、生物碱、多糖等。

【药理作用】

1. 抗癌的药理作用

（1）抗食管癌的药理作用：姜黄素可抑制食管癌 KYSE70 细胞的增殖和侵袭，抑制 Eca-109/Taxol 细胞生长，较强地逆转癌细胞对 Taxol 细胞的耐药性，还可有效抑制上皮–间叶细胞转化的发生。

姜黄素也可抑制食管癌 Eca-109 细胞增殖，促进细胞凋亡，上调 Wnt 信号通路中 GSK-3β 酶的表达，促进 β-catenin 蛋白降解，从而抑制 c-Myc 基因的转录，抑制癌细胞生长增殖，亦可通过损伤细胞线粒体，使之释放细胞色素 C，激活 Caspase-3，而且呈剂量依赖性地诱导食管癌细胞凋亡。

（2）抗其他癌症的药理作用：姜黄素可通过下调 Nucleostemin 基因，增加胃癌 SGC-7901 细胞的凋亡，起到抗胃癌的作用，同时具有抗肝癌、结肠癌、胰腺癌等作用。

2. 其他药理作用

（1）抗炎作用：姜黄及其活性成分的抗炎作用主要是通过降低炎性细胞因子的表达和分泌，介导多种炎症信号通路，调节炎症相关的细胞（如巨噬细胞）功能来实现的。

（2）抗氧化作用：姜黄中的姜黄素等化合物主要通过抑制氧化应激介导的活性氧或脂质过氧化而表现出抗氧化作用。

（3）抗菌作用：姜黄提取物对革兰阳性菌（金黄色葡萄球菌、肠球菌、枯草芽孢杆菌）及革兰阴性菌（大肠杆菌和铜绿假单胞菌）具有广谱的抗菌活性。体外实验表明，姜黄挥发油对金黄色葡萄球菌、枯草杆菌、白喉杆菌、大肠杆菌、蜡样芽包杆菌、鼠伤寒沙门氏菌等细菌及黑曲霉素等真菌有不同程度的抑制作用。

（4）保肝作用：姜黄提取物及姜黄素能通过抗炎、抗氧化、抑制纤维化等途径保护肝脏。姜黄醇提取物和姜黄素抑制急性和慢性应激中的肝脏活性氧，恢复改变的雌激素受体折叠状态，调节雌激素受体应激和由此产生的肝脏血脂异常，从而促进了 CCL4 诱导的肝损伤的恢复。

（5）降血糖、降血脂作用：姜黄及其活性成分通过改变胰岛素的表达，增强胰岛素敏感性，抑制葡萄糖的摄入，以及抗炎和抗氧化作用等防止 2 型糖尿病的发生。姜黄尚能降低小鼠血脂。

【注意事项】

血虚而无气滞血瘀者忌服。

《本草经疏》：凡病因血虚臂痛，血虚腹痛，而非瘀血凝滞、气塑上逆作胀者，切勿误用。误则愈伤血分，令病转剧。

【现代应用】

中药外敷方：大黄 10g，黄柏 10g，姜黄 10g，蟾酥 3g，冰片 3g，马钱子 10g，红花 10g，桃仁 10g，乳香 10g，没药 10g，血竭 10g，细辛 6g，莪术 10g，全蝎 10g，蜈蚣 2 条，桂枝 10g。方法：将上述中药打磨成粉，加白酒、凡士林调成糊状，密封于罐中备用。使用时均匀涂抹在无菌纱布上，红外线治疗仪预热至舒适温度，外敷于痛处，用防过敏胶布固定。每天更换 1 次。可用于防治食管癌疼痛。

149. 红花

(《新修本草》)

【基原】

本品为菊科植物红花 *Carthamus tinctorius* L. 的干燥花。

【别名】

红蓝花（《金匮要略》），刺红花（《四川中药志》），草红花（《陕西中药志》）。

【性味归经】

辛，温。归心、肝经。

【功能主治】

活血通经，祛瘀止痛。用于经闭，痛经，恶露不行，癥瘕痞块，胸痹心痛，瘀滞腹痛，胸胁刺痛，跌仆损伤，疮疡肿痛。

【传统应用】

《本草纲目》：附子，治三阴伤寒，阴毒寒疝，中寒中风，痰厥气厥，柔痓癫痫，小儿慢惊风，风湿麻痹，肿满脚气，头风，肾厥头痛，暴泻阳脱，久痢脾泄，寒疟瘴气，久病呕哕，反胃噎膈，痈疽不敛，久漏冷疮。合葱涕，塞耳治聋。

【化学成分】

（1）黄酮类化合物：醌式查尔酮碳苷为红花中的活性黄酮类成分，主要有羟基红花黄色素。此外红花中还有山奈酚、芹菜素及其苷等黄酮类化合物。

（2）生物碱类化合物：主要以 5-羟色胺衍生物为主，包括抗氧化血清素衍生物、亚精胺衍生物等 13 种生物碱。

（3）聚炔及其苷类成分：红花中分离得到聚炔类化合物 26 种，主要以十碳、十三碳、十四碳聚炔类化合物为主。

（4）其他类成分：红花中还含有包括二苄基丁内酯在内的木脂素、烷基二醇类、有机酸、甾醇、多糖等成分。

【药理作用】

1. 抗癌的药理作用

（1）抗食管癌的药理作用：羟基红花黄 A（HSYA）对食管癌细胞增殖、侵袭和迁移有抑制作用，对其凋亡有促进作用；可上调食管癌组织中细胞间黏附因子 1（ICAM1）、基质金属肽酶 9（MMP9）、肿瘤坏死因子（TNF）和血管细胞黏附分子 1（VCAM1）的蛋白表达水平，并诱导 NF-κB p65 和 p-IκBα 的表达，但不影响 P65 和 IκBα 的表达。HSYA 也可通过调节 NF-κB 信号传导途径诱导 EC 细胞凋亡。

（2）抗其他癌症的药理作用：红花多糖能显著促进人结肠癌 LoVo 细胞凋亡，可使结肠癌 LoVo 细胞增殖受到抑制，侵袭能力减弱，调节细胞周期，红花多糖的抗肿瘤的生物学效应可能与 Bax、Bcl-2、Caspase-3 的信号通路有关。

红花多糖可通过抑制 VEGF 的表达抑制宫颈癌 HeLa 细胞的增殖，发挥抗肿瘤作用。红花多糖能有效抑制人乳腺癌 MDA-MB-435 细胞的生长，促进其凋亡，作用可能是通过对 PI3K/Akt/mTOR 通路的阻断实现的。

2. 其他药理作用

（1）对脑组织的作用：研究表明红花中的羟基红花黄色素对脑损伤具有保护作用，有助于新生 SD 大鼠在正常或缺血条件下海马体切片的神经再生，还可以减轻神经干细胞损伤中的氧-糖剥夺，促进体外神经再生。

（2）抗心肌缺血的作用：羟基红花黄色素可减小左冠状动脉前降支结扎引起的急性心肌缺血大鼠心肌梗死面积，在左前降支冠状动脉闭塞所致心肌缺血大鼠中，羟基红花黄色素可以通过增加核仁素的表达而上调血管内皮生长因子 A（VEGF-A）和基质金属蛋白酶 9（MMP-9）来逆转血流动力学改变，提高生存率，减轻心肌损伤并促进血管生成，还可降低心肌肌钙蛋白 I 和 8-羟基-2′-脱氧鸟苷的水平。

（3）抗凝和抗血栓作用：红花黄色素可显著延长血浆凝血酶原时间、凝血酶时间，活化部分凝血活酶时间，显著降低大鼠血浆纤维蛋白原含量，抑制二磷酸腺苷诱导的血小板聚集。

此外研究发现，红花还具有抗炎、保护成骨细胞、保肝、降低酪氨酸酶等药理作用。

150. 鸡血藤
（《本草纲目拾遗》）

【基原】

本品为豆科植物密花豆 *Spatholobus suberectus* Dunn 的干燥藤茎。

【别名】

血风藤（《中药志》）。

【性味归经】

苦、甘，温。归肝、肾经。

【功能主治】

活血补血，调经止痛，舒筋活络。用于月经不调，痛经，经闭，风湿痹痛，麻木瘫痪，血虚萎黄。

【化学成分】

鸡血藤所含化学成分复杂多样，主要包括黄酮、酚、木脂素、蒽醌、三萜、甾体、挥发油、脂肪酸及其衍生物等。

【药理作用】

1.抗癌的药理作用

鸡血藤提取液能抑制小鼠黑色素瘤高转移细胞 B16-BL6 与细胞外基质的黏附，以及对基底膜的侵袭能力，从而抑制 B16-BL6 的转移。

鸡血藤抗肿瘤有效部位（SSCE）对 A549 细胞具有直接杀伤作用，药效迅速，细胞周期受到干扰，主要表现为非凋亡性程序化细胞死亡。

鸡血藤总黄酮对宫颈癌 HeLa 细胞具有较好的抑制增殖作用，并能促进 HeLa 细胞凋亡。还可减少血管内皮生长因子 A 的分泌，增加 Caspase-3 的分泌，从而抑制细胞增殖并促进其凋亡。

2. 其他药理作用

（1）对循环系统的作用：鸡血藤中的儿茶素等成分具有一定促进造血细胞增殖的作用，鸡血藤总黄酮可促进血虚动物模型造血功能恢复，具有抗贫血、升白细胞及良好的抗再生障碍性贫血诱导的血小板聚集作用。

（2）抗病毒作用：鸡血藤醇提物具有抗甲型流感病毒、乙型肝炎病毒和Ⅰ型单纯疱疹病毒活性的作用，且抗Ⅰ型单纯疱疹病毒效果显著，对流感病毒 A1 具有一定抑制作用。

（3）抗氧化作用：鸡血藤醇提物具有调节高血脂大鼠血脂水平的作用，能显著提高肝脏谷胱甘肽过氧化物酶的活力。

此外，鸡血藤还具有抗辐射、抗炎等药理作用。

【注意事项】

阴虚火亢者慎用。

鸡血藤具有抗凝作用，月经过多者不宜用；应严格掌握适应证，孕妇慎用。

【现代应用】

六味地黄汤化裁：熟地黄 18g，山萸肉 12g，山药 15g，牡丹皮 9g，茯苓 9g，泽泻 9g，生黄芪 30g，炒薏苡仁 30g，白及 20g，连翘 12g，金银花 12g，赤芍 12g，红花 9g，鸡血藤 15g，半夏 9g。可用于治疗食管癌。

中药组方：黄芪 30g，党参 30g，白术 10g，茯苓 15g，丹参 30g，川芎 30g，地龙 15g，鸡血藤 15g，甘草 10g。根据病情适量加用沙参、旋覆花等。水煎，每日 2 次，早晚各 1 次。可用于治疗中晚期食管癌。

151. 土鳖虫

（《神农本草经》）

【基原】

本品为鳖蠊科昆虫地鳖 *Eupolyphaga sinensis* Walker 或冀地鳖 *Steleophaga plancyi* （Boleny）雌虫的干燥体。

【别名】

地鳖（《神农本草经》），土鳖（《名医别录》），过街（《埤雅》），簸箕虫（《本草衍义》），蚵蚾虫（《袖珍方》），地婢虫（《鲍氏小儿方》），山蟑螂（《本草求原》），地乌龟（《分类草药性》），土元（《中药形性经验鉴别法》），臭虫母、盖子虫（《河北药材》），土虫（《吉林中草药》），节节虫、蚂蚁虎（《江苏药材志》）。

【性味归经】

咸，寒；有小毒。归肝经。

【功能主治】

破血逐瘀，续筋接骨。用于跌打损伤，筋伤骨折，血瘀经闭，产后瘀阻腹痛，癥瘕痞块。

【传统应用】

《张锡纯医案》：生赭石（轧细）一两，野台参五钱，生怀山药六钱，天花粉六钱，天冬四钱，桃仁（去皮，捣）三钱，红花二钱，土鳖虫（捣碎）五枚，广三七（捣细）二钱。药共九味，将前八味煎汤一大盅，送服三七末一半，至煎渣再服时，再送服余一半。可治噎膈。

【化学成分】

土鳖虫中主要含有氨基酸、蛋白质、挥发油，还包括生物碱、脂肪酸、纤溶活性成分、脂溶性成分及一些微量元素等。

【药理作用】

1. 抗癌的药理作用

（1）抗肝癌的作用：土鳖虫含药血清对肝癌 HepG2 细胞的增殖有明显的抑制作用，并且初步判定土鳖虫是通过阻断肝癌 HepG2 细胞的细胞周期循环和诱导细胞坏死而实现抗肿瘤作用的。

（2）肿瘤凋亡作用：土鳖虫醇提物可抑制 HepG2 和 SGC-7901 细胞的增殖并诱导 HepG2 肿瘤细胞凋亡，具有较强的体外抗肿瘤活性。

2. 其他药理作用

（1）对心脑血管系统的作用：土鳖虫总生物碱可直接扩张血管，还能延长小鼠心电消失时间。其水提物可使家兔耐缺氧能力明显增强，对心脑血管有保护作用，并能提高心脑对缺血的耐受力。

（2）抗氧化作用：土鳖虫的酶解液具有很好的清除自由基及抑制亚油酸氧化反应的能力，其对 OH、O^{2-}、DPPH 三种自由基均有很好的清除能力。

（3）免疫调节作用：土鳖虫的水煎萃取物能提高小鼠机体的免疫功能。

此外，土鳖虫还具有促进骨折愈合、镇痛等作用。

【注意事项】

孕妇禁用。

土鳖虫若入煎剂，其生物蛋白容易被高温破坏，为达到疗效需加大使用量，若打粉冲服，可节约药材，使有效成分被充分利用。土鳖虫的不良反应表现为均匀的细小丘疹，多见于手背、臀部、双膝关节以下，或有瘙痒，停药后可自行消失，也可能出现全腹剧烈疼痛、纳差、乏力、恶心、眩晕、腰部沉重感等。

【现代应用】

加减参赭培气汤：生代赭石（先煎）30g，党参 15g，清半夏 15g，天花粉 15g，天冬 10g，桃仁 10g，土鳖虫 10g，三七 5g。水煎，每日 1 剂，分早晚 2 次口服。联合放疗，可用于治疗食管癌。

加减益气消瘀汤：黄芪 18g，西洋参 15g，白及 15g，法半夏 15g，三七 5g，土鳖虫 10g，胆南星 10g，川贝母 15g，守宫粉（冲服）6g，焦山楂 15g，焦神曲 15g，焦麦芽 15g，水蛭 10g，天花粉 15g，石斛 15g。初治时若呕吐较甚，可滴少许姜汁于舌面上，再服煎药。联合化疗，可用于治疗食管癌。

152. 莪术

（《药性论》）

【基原】

本品为姜科植物蓬莪术 *Curcuma phaeocaulis* Val.、广西莪术 *Curcuma kwangsiensis* S. G. Lee et C. F. Liang 或温郁金 *Curcuma wenyujin* Y. H. Chen et C. Ling 的干燥根茎。

【别名】

蓬莪《本草拾遗》，温莪术、山姜黄、芋儿七、臭屎姜、蓝心姜、黑心姜、姜七（《中药大辞典》）。

【性味归经】

辛、苦，温。归肝、脾经。

【功能主治】

行气破血，消积止痛。用于癥瘕痞块，瘀血闭经，胸痹心痛，食积胀痛。

【化学成分】

莪术主要含有倍半萜类和姜黄素类成分，此外还含有多糖类、酚酸类、甾醇类、生物碱类等成分。

【药理作用】

1. 抗癌的药理作用

（1）抗食管癌的药理作用：莪术醇 β-环糊精能抑制食管癌细胞 TE-1 的增殖，促进凋亡，对 Survivin 的抑制与其抑制食管癌细胞恶性表型的作用有关。

（2）抗其他癌症的药理作用：莪术油能下调促血管生成相关因子的表达，上调抑制性血管生成相关趋化因子的表达，从而抑制肿瘤血管生成，起到抑制肿瘤细胞增殖的作用；也可通过下调 Caspase-3、Bax、Bcl-2 蛋白表达，抑制直肠癌 SW1463 细胞增殖，诱导细胞凋亡。

莪术二酮可能通过下调 MAPK 和 Akt 信号通路上关键蛋白 ERK、JNK、Akt 的磷酸化水平，进而使 MMP-2、MMP-9 表达量下降，明显抑制人乳腺癌 HCC1937 细胞的迁移和侵袭能力。

莪术油能调节肿瘤生长因子 NM23、TNF-α、VEGF、NF-κB p65、PCNA 及免疫相关因子 IL-2、IFN-γ 的表达，抑制卵巢癌荷瘤裸鼠移植瘤的增长，具有一定的抗肿瘤效果。

莪术醇能通过调节 JAK2、STAT3 基因的表达，明显抑制人卵巢癌 SKOV3 细胞的体外增殖，诱导细胞凋亡。莪术醇在体外能显著抑制人宫颈癌 SiHa 细胞、HCC94 细胞增殖，诱导细胞自噬和凋亡，具有潜在的抗宫颈癌作用。莪术醇通过激活 p53 与 pRB 通路，抑制 cyclin A1 基因的表达，上调 p21Waf1-p27Kip1 及 CDK8 基因的表达，诱导人肝癌 HepG2 细胞 G_1 期阻滞，抑制细胞增殖。

2. 其他药理作用

（1）抗凝血和抗血小板聚集的作用：莪术的化学成分榄香烯通过影响花生四烯酸的代谢途径而促进前列腺素 PGI2 合成，减少 TXA2 生成，干扰血小板内 cAMP 或 Ca^{2+} 而产生抗血栓作用。

（2）抗病毒、抗菌作用：莪术油对呼吸道合胞病毒有直接灭活作用，对柯萨奇病毒、腮腺炎病毒等均有抑制作用，对念珠菌属细菌有不同程度的抑制作用。

此外，莪术还具有抗白血病、抗急性肾损伤、保护心肌细胞等作用。

【注意事项】

莪术油注射液主要引起速发型过敏性休克，起病急，发展快，后果严重，临床应高度重视，孕妇禁用。

【现代应用】

李志刚自拟培正散结通膈汤：黄芪 30g，太子参 30g，清半夏 9g，陈皮 10g，茯苓 30g，瓜蒌 20g，急性子 30g，冬凌草 40g，醋莪术 12g，醋三棱 12g，半枝莲 30g，丹参 30g，山楂 30g，壁虎 10g，三七粉 2g，旋覆花 10g，代赭石 20g。

莪术醇 β-环糊精包合物：莪术醇近年来被用于多种肿瘤的治疗，具有高效低毒的特点，并且具有良好的水溶性，有较好的应用前景。

153. 三棱

（《本草拾遗》）

【基原】

本品为黑三棱科植物黑三棱 *Sparganium stoloniferum* Buch. -Ham. 的干燥块茎。

【别名】

草根（《抱朴子》），京三棱（《开宝本草》），红蒲根（《本草图经》），光三棱（《药材资料汇编》）。

【性味归经】

辛、苦，平。归肝、脾经。

【功能主治】

破血行气，消积止痛。用于癥瘕痞块，痛经，瘀血闭经，食积胀痛。

【化学成分】

三棱中的化学成分主要为挥发油类、黄酮类、有机酸类、皂苷类、苯丙素类及生物碱类等。

【药理作用】

1. 抗癌的药理作用

（1）抗宫颈癌的作用：三棱的总黄酮（RSF）是三棱抗宫颈癌 HeLa 细胞的有

效成分，RSF 可以通过干扰细胞有丝分裂相关的机制显著抑制 HeLa 细胞的增殖活性，并诱导细胞凋亡。

（2）抗肝癌的作用：以苯丙素为主要成分的三棱活性部位对肝癌细胞株具有明显的抑制作用。

2. 其他药理作用

（1）抗凝、抗血栓作用：三棱中黄酮类、皂苷类、β-谷甾醇、p-香豆酸、甘露醇和阿魏酸具有抗血小板和抗血栓的药理作用，可使大鼠血浆凝血酶原时间、凝血酶时间及活化部分凝血活酶时间延长。

（2）镇痛抗炎作用：三棱能显著延长小鼠的痛觉反应时间，并能明显减少小鼠的扭体次数；减轻大鼠足爪肿胀和小鼠耳肿胀反应；抑制棉球诱导的大鼠肉芽组织增生；同时可减少大鼠角叉菜胶性炎症渗出液中的 PGE2 含量。

（3）抗器官纤维化：三棱与莪术配伍能调节细胞因子、降低羟脯氨酸含量，能有效抑制博来霉素引起的肺纤维化。三棱、莪术联用也可调节细胞凋亡相关蛋白 Bax、Bcl-2 表达，抑制肝纤维化大鼠的肝细胞凋亡，具有抗肝纤维化的作用。

此外，三棱还具有抗动脉粥样硬化、治疗妇科病等药理作用。

【注意事项】

气虚体弱，血枯经闭者及孕妇忌服。

《医学启源》：破气损真，气虚人不用。《品汇精要》：妊娠不可服。《得配本草》：素有血症者禁用。

据报道，接触三棱可能会出现过敏反应，主要表现为打喷嚏、流鼻涕、流泪。三棱超过常规量使用时，可能有明显的消化道反应，如腹胀、恶心等。使用时应仔细辨证，根据患者不同体质、病情、耐药程度调节用量。

【现代应用】

培正散结通膈汤：太子参 30g，生黄芪 30g，清半夏 9g，广陈皮 10g，白茯苓 30g，全瓜蒌 20g，急性子 30g，冬凌草 40g，醋莪术 12g，醋三棱 12g，半枝莲 30g，丹参 30g，生山楂 30g，守宫 10g，三七粉（冲）2g，旋覆花（包煎）10g，代赭石 20g。给予保护胃黏膜、保肝、止吐等药物对症处理。可用于治疗中晚期食管癌。

益气散结方：黄芪 50g，炒白术 30g，红参 10g，当归 10g，川芎 15g，柴胡 15g，全蝎 15g，白芍 20g，三棱 20g，莪术 20g，龙骨 30g，牡蛎 30g，蜈蚣 1 条。可用于提高食管癌术后患者的生活质量。

154. 斑蝥

（《神农本草经》）

【基原】

本品为芫青科昆虫南方大斑蝥 *Mylabris phalerata* Pallas 或黄黑小斑蝥 *Mylabris cichorii* Linnaeus 的干燥体。

【别名】

斑猫、龙尾（《神农本草经》），盤蝥（《说文解字》），斑蚝、龙蚝、斑菌、晏青（《吴普本草》），龙苗（《药性论》），羊米虫（《陆川本草》），老虎斑毛、花斑毛、花壳虫、小豆虫，放屁虫（《中药志》），花罗虫（《广东中药》），章瓦（《吉林中草药》）。

【性味归经】

辛，热；有大毒。归肝、胃、肾经。

【功能主治】

破血逐瘀，散结消癥，攻毒蚀疮。用于癥瘕，经闭，顽癣，瘰疬，赘疣，痈疽不溃，恶疮死肌。

【化学成分】

斑蝥的主要化学成分是斑蝥素，除此之外斑蝥虫体内还含有脂肪、蜡质、蚁酸、色素和多种微量元素。

【药理作用】

1. 抗癌的药理作用

（1）抗食管癌的药理作用：去甲斑蝥素能通过上调 Fas、Caspase-8、Caspase-3 的表达和下调 c-FLIP 的表达，抑制食管癌 Eca-109 细胞的生长并诱导其凋亡。

甲斑蝥素下调 Bcl-2 蛋白表达，上调 Fas、Caspase-8 蛋白表达，对食管癌 Eca-109 细胞增殖具有抑制作用并诱导其凋亡。

斑蝥酸钠对人食管癌 Eca-109 细胞生长有抑制作用，可诱导食管癌细胞凋亡。

去甲斑蝥素能明显诱导食管癌 Ec-9706 细胞凋亡，其作用机制可能与下调细胞 Survivin 蛋白及上调 Caspase-3 蛋白表达有关。

斑蝥酸钠处理后的人食管癌 Eca-109 细胞中 Bcl-2 和突变型 P53 的表达均明显下降，且呈剂量依赖关系，表明该药可减弱 Bcl-2 对细胞凋亡的抑制作用。

（2）抗其他癌症的药理作用：斑蝥素酸镁对人肝癌细胞 SMMC-7721 在体内外均有抑制增殖作用，并可以诱导肿瘤细胞凋亡，其凋亡的发生与细胞分裂期阻滞有关。

斑蝥素酸镁可能是通过抑制 PP2A 活性进而抑制 ERK1/2 通路来实现对 SMMC-7721 肝癌细胞增殖的抑制作用。

斑蝥酸钠可以通过 LC3 自噬途径引发，继而引起凋亡基因 Caspase-3 的活化，最终导致 MG-63 细胞的凋亡，同时斑蝥酸钠激活 MG-63 细胞内 PI3K/Akt 信号通路，引起 p53/p21 的激活，抑制细胞周期蛋白 Cyclin D1 和蛋白激酶 Cdk-4、Cdk-6 的表达和活化，从而导致细胞阻滞于 G_0/G_1 期，促进凋亡，阻滞细胞周期，抑制人骨肉瘤细胞 MG-63 的增殖。甲斑蝥素（NCTD）通过阻断三阴性乳腺癌中 Akt 和 ERK 信号传导，诱导细胞衰老和细胞周期停滞，提示 NCTD 可能是三阴性乳腺癌潜在的辅助治疗手段。

斑蝥素能显著抑制人肺癌 A549 细胞增殖，诱导细胞凋亡，并主要通过调节 Bax、Bcl22 和 Survivin 等蛋白的表达来实现。

2. 其他药理作用

（1）免疫增强作用：去甲斑蝥素能显著抑制体外刺激因子 CoA 或脂多糖引起的小鼠淋巴细胞的增殖及混合淋巴细胞反应，而对没有促细胞分裂素刺激的淋巴细胞没有作用，表明去甲斑蝥素作用于激活的淋巴细胞是有选择性的。

（2）升高白细胞作用：斑蝥素具有升高白细胞的作用，对骨髓造血系统的影响可能与加速骨髓粒细胞成熟，释放及促进骨髓造血细胞增殖有关。

此外，斑蝥还具有抗炎、抗病毒、抗菌、促雌性激素样作用。

【注意事项】

本品有大毒，内服慎用；孕妇禁用。

《本草经集注》：马刀为使。畏巴豆、丹参、空青。恶肤青。《日华子本草》：恶豆花。入药除翼、足，熟炒用，生即吐泻人。《本草衍义》：妊身人不可服，为能溃人肉。治淋药多用，极苦人，尤宜斟酌。《本草纲目》：恶甘草。

斑蝥具有毒性，不良反应主要因斑蝥中毒引起，主要表现为恶心、呕吐、呕血、消化道出血、腹痛、腹胀、腹泻、便血、尿血、尿频、尿痛、尿急、尿量少、急性肾功能损害、头晕、头痛、发热、休克等。

【现代应用】

复方斑蝥胶囊以斑蝥、黄芪、人参、刺五加为主要组分，具有抑制和杀灭肿瘤细胞、激活体内免疫系统的双重作用，联合雷替曲塞可用于治疗晚期食管癌，且取得了较好疗效。

自拟方消膈丸：斑蝥 5g，芒硝 60g，北豆根炭 180g，黄芪 90g，当归 60g，白芍 60g，党参 60g，白术 60g，炙甘草 30g。共为细末，炼蜜为丸。联合化疗可用于治疗晚期食管癌。

第三章 止血药与其他类

食管癌的病情复杂，并发症及合并症多种多样，因此根据病因、病机、证候表现等不同，治疗的药物选择范围也较广。治疗食管癌的中药按照传统可以分为扶正和祛邪两大类，但依然有无法归属于上述两类的中药，如大蓟、小蓟、地榆等止血药，常用于食管癌的治疗，此外收涩药、涌吐药、安神益智药等也可辨证应用。

止血药有寒、温、散、敛的不同，可分别对应食管癌患者不同的出血症状，血热妄行选用凉血止血药，瘀血内阻则选用化瘀止血药等。其他类中药，主要有收涩、涌吐、攻毒、安神、益智等功效，多以对症治疗食管癌的临床症状为主，如食管癌患者多饮食受阻，哽噎难下，在晚期则多口流痰涎，可辨证使用具有收涩、涌吐功效的中药以缓解症状。食管癌患者往往存在情志郁结，会加重局部或全身病情，在治疗时对症使用具有安神益智等功效的药物，解除患者抑郁的精神状态，或针对失眠等情况予以中药调理等。

第一节 止血药

155. 小蓟

（《名医别录》）

【基原】

本品为菊科植物刺儿菜 *Cirsium setosum*（Willd.）MB. 的干燥地上部分。

【别名】

猫蓟（《本草经集注》），青刺蓟、千针草（《本草图经》），刺蓟菜（《救荒本草》），刺儿菜（《本草纲目拾遗》），青青菜、姜姜菜、枪刀菜（《医学衷中参西录》），野红花（《分类草药性》），刺角菜、木刺艾、刺杆菜、刺刺芽、刺杀草（《江苏植药志》），荠荠毛（《山东中药》），小恶鸡婆、刺萝卜（《四川中药志》），小蓟姆、刺儿草、牛戳刺，刺尖头草（《上海常用中草药》）。

【性味归经】

甘、苦，凉。归心、肝经。

【功能主治】

凉血止血，散瘀解毒消痈。用于衄血，吐血，尿血，便血，崩漏，外伤出血，痈肿疮毒。

【传统应用】

《张聿青医案》：左，食入哽阻，痰涎上涌。胃阳不运，噎膈重证，势难治也。用薤白头（三钱），川雅连（四分），制半夏（一钱五分），橘皮（一钱），白檀香（三钱），淡干姜（六分），广郁金（一钱五分），竹茹（一钱），上沉香（三分），公丁香（三分），二味研末先调服。

【化学成分】

小蓟含有黄酮类、萜类、苯丙素类、苯乙醇苷类、生物碱、植物甾醇等化学成分。

【药理作用】

1. 抗癌的药理作用

小蓟提取液作用于肝癌细胞 HepG2 后，使其以凋亡形式死亡，其凋亡与线粒体膜电位耗散密切相关。

2. 其他药理作用

（1）止血作用：小蓟广泛应用于衄血、吐血、尿血、血淋等病证的治疗，通过局部血管收缩，抑制纤维蛋白溶解而具有显著的止血、凝血作用。

（2）抗菌抗炎：研究发现，小蓟对溶血性链球菌、肺炎球菌、白喉杆菌、人结核杆菌、金黄色葡萄球菌、绿脓杆菌、变形杆菌、大肠杆菌、伤寒杆菌、副伤寒杆菌及福氏痢疾杆菌均有一定的抑制作用。此外有研究表明在治疗脓毒症休克大鼠的过程中，给予小蓟干预后，大鼠心功能不全的症状有所改善，同时炎症介质 TNF-α、IL-1β、IL-6 等水平降低。此外，有研究表明，小蓟对心血管可能存在双向调节作用。

小蓟还具有一定的脂质代谢调节、抗衰老、抗疲劳作用。

【注意事项】

脾胃虚寒而无瘀滞者忌服。

小蓟的不良反应主要表现为耳内痛、咽部刺痛、听力下降、耳鸣、鼓膜充血。

158. 侧柏叶

（《名医别录》）

【基原】

本品为柏科植物侧柏 *Platycladus orientalis*（L.）Franco 的干燥枝梢和叶。

【别名】

侧柏（《药性论》），柏（《诗经》），扁柏（《滇南本草》）。

【性味归经】

苦、涩，寒。归肺、肝、脾经。

【功能主治】

凉血止血，化痰止咳，生发乌发。用于便血，痔血，血痢，崩漏，水火烫伤，痈肿疮毒。

【化学成分】

侧柏叶含有挥发油、黄酮类、鞣质、糖类、有机酸等化学成分。

【药理作用】

1. 抗癌的药理作用

侧柏叶抑制肺癌细胞的主要成分是雪松醇，侧柏叶及其种皮、种子挥发油对肺癌细胞 NCI-H460 均有较高的抑制率。

侧柏叶中的槲皮素通过诱导肿瘤细胞凋亡和抑制肿瘤细胞增殖可显著抑制大鼠颅内胶质瘤细胞 C6 的生长。

2. 其他药理作用

（1）抗菌作用：体外研究发现，侧柏叶对金黄色葡萄球菌、大肠杆菌、四联球菌、产气杆菌均有一定的抑制作用。

（2）抗炎作用：研究发现，侧柏叶可通过抑制花生四烯酸的代谢，起到较强的抗炎作用，并且侧柏叶对卵清蛋白诱导的过敏性哮喘小鼠模型具有抗炎作用。

（3）止血作用：研究表明，侧柏叶中的槲皮素具有止血功效，且侧柏炭可通过抑制动物甲状腺功能和调节凝血功能而起到止血作用。

侧柏叶还具有防脱发、生发和抑菌的作用，侧柏叶种子具有镇静安神、益智的作用。

【注意事项】

氢氧化铝、碳酸铋、碳酸钙、硫酸镁、硫酸亚铁等与富含槲皮苷的侧柏叶合用，能形成螯合物而降低药物的生物利用度，使药效降低。

【现代应用】

黄芪三参饮：生黄芪 60g，党参 15g，炒白术 30g，北沙参 15g，麦冬 15g，玄参 15g。随症加减：若伴发热、咳嗽、痰黄者加黄芩、连翘、全瓜蒌；痰白黏者加薏苡仁、陈皮、半夏；痰中带血者加白及、生侧柏叶、仙鹤草；气喘较重者加麻黄、款冬花、僵蚕。可用于治疗放射性肺炎。

159. 白茅根

(《神农本草经》)

【基原】

本品为禾本科植物白茅 *Imperata cylindrica* Beauv. var. *major*（Nees）C. E. Hubb. 的干燥根茎。

【别名】

茅根、兰根、茹根（《神农本草经》），地菅、地筋、兼杜（《名医别录》），白花茅根（《日华子本草》），地节根（《青海药材》），茅草根（《江苏植药志》），坚草根、甜草根（《河北药材》），丝毛草根（《中药志》），寒草根（《闽东本草》）。

【性味归经】

甘，寒。归肺、胃、膀胱经。

【功能主治】

凉血止血，清热利尿。用于血热吐血，衄血，尿血，热病烦渴，湿热黄疸，水肿尿少，热淋涩痛。

【传统应用】

《济生方》：五噎散，人参一两，半夏（汤泡七次）一两，桔梗（芦、锉、炒）一两，白豆蔻一两，木香（不见火）一两，杵头糠一两，白术一两，荜澄茄一两，沉香（不见火）一两，枇杷叶（拭去毛）一两，干姜一两，炙甘草半两。为细末，每服二钱，水一中盏，生姜七片，煎至六分，食后温服。治五噎，食不下，呃逆痰多，咽喉噎塞，胸背满痛。

《寿域神方》：荜澄茄、白豆蔻等分。为末，干舐之，治噎食不纳。

【化学成分】

白茅根含有有机酸类、三萜类、糖类等化学成分。

【药理作用】

1. 抗癌的药理作用

白茅根水提物主要通过抑制 G_2/M 期细胞比例，将细胞周期阻滞在 S 期，对人肝癌细胞株 SMMC-7721 产生明显的增殖抑制作用，并可诱导其凋亡。

体内外药效实验和血清药理学实验证明白茅根多糖为抗肝癌有效物质的主要成分之一；钙、铜、锌三种元素在体内的含量变化可能与癌症的发生与发展有关。

2. 其他药理作用

（1）抗菌作用：白茅根煎剂在试管内对弗氏痢疾杆菌、宋内氏痢疾杆菌有明显的抑制作用，对肺炎球菌、卡他球菌、流感杆菌、金黄色葡萄球菌等也有抑制作用，而对志贺氏痢疾杆菌及舒氏痢疾杆菌无作用。

（2）免疫调控作用：现代研究表明白茅根可增强小鼠细胞免疫功能，其中生药白茅根水煎液可提高小鼠腹腔巨噬细胞的吞噬率和吞噬指数，但并未随着药物剂量增加而提高。且白茅根对小鼠腹腔巨噬细胞的吞噬功能有增强效应，可通过增强机体的特异性免疫作用，提高小鼠 H 细胞数及促进 IL-2 的产生，从而增强机体免疫功能。

（3）止血作用：现代研究表明，白茅根生品和炒炭均能明显缩短小鼠出血时间和凝血时间，并对凝血第二阶段（凝血酶生成）有促进作用，还可抑制肝病出血倾向，降低血管通透性。

白茅根还具有镇痛、抗菌、抗炎、抗氧化、降血压等作用。

【注意事项】

脾胃虚寒，尿多不渴者忌服。

服用白茅根期间除个别患者有轻微头晕或恶心外，未见不良反应。白茅根配伍保钾利尿药易产生高钾血症。

【现代应用】

旋覆降逆汤：旋覆花（布包）10g，代赭石 15g，鳖甲 15g，赤芍 10g，海藻

15g，昆布 15g，三棱（醋制）10g，莪术 10g，白花蛇舌草 60～120g，夏枯草 30～60g，半枝莲 30～60g，浙贝母 15g，鲜白茅根 50g。酌情加减，改丸剂常服。

160. 苎麻根

（《名医别录》）

【基原】

本品为荨麻科植物苎麻 *Boehmeria nivea*（L.）Gaud. 的根和根茎。

【别名】

纻（《诗经》），天青地白草、川绵葱、野苎麻（王安卿《采药志》），银苎、天名精（《本草纲目拾遗》）。

【性味归经】

甘，寒。归心、肝经。

【功能主治】

凉血止血，安胎，清热解毒。用于感冒发热、麻疹、尿路感染、肾炎水肿、孕妇腹痛、胎动不安、先兆流产、跌打损伤、骨折、疮疡肿痛、出血性疾病。

【传统应用】

《金匮要略》：猪苓散，猪苓、茯苓、白术各等分。上三味，杵为散，饮服方寸匕，日三服。治呕吐而病在膈上。

【化学成分】

苎麻根中含有三萜类、黄酮类、生物碱类、醌类、木脂素、有机酸类、甾体类等化学成分。

【药理作用】

1. 抗癌的药理作用

苎麻根可通过调控 PI3K-Akt 信号通路，调节细胞凋亡周期，使抑癌基因 PTEN 和促凋亡基因 Bax 的相对表达量增加，抗凋亡基因表达量减少，从而有效抑制了胃癌细胞的增殖与生长。

2. 其他药理作用

（1）抗菌抗炎作用：现代研究表明，苎麻根中所含的有机生物碱在体外对溶血性链球菌、肺炎球菌、大肠杆菌、炭疽杆菌和沙门菌等革兰氏阳性菌和革兰氏阴性菌均有抑制作用，还可通过降低 COX-2 的表达，减少 IL-1β、PGE2 等炎性介质释放，从而控制炎症反应。

（2）止血作用：现代研究表明，苎麻根中所含的酚类、三萜（甾醇）、绿原酸等成分具有类似二磷酸腺苷的作用，可使血小板变形，释放生理活性物质（致密体），并影响血小板膜上的巯基而发挥止血作用。

苎麻根还具有抗氧化、保肝等作用。

【注意事项】

《本草经疏》：胃弱泄泻者勿服；诸病不由血热者，亦不宜用。

161. 白及

（《神农本草经》）

【基原】

本品为兰科植物白及 *Bletilla striata*（Thunb.）Reichb. f. 的干燥块茎。

【别名】

甘根（《神农本草经》），白根（《吴普本草》），白给（《名医别录》），白及（《证治准绳》），冰球子（《贵州民间方药集》），白乌儿头（《江苏植药志》），地螺丝、羊角七（《湖南药物志》），千年棕、君球子、一兜棕、白鸡儿、鞭口药、利知子（江西《草药手册》）。

【性味归经】

苦、甘、涩，微寒。归肺、胃、肝经。

【功能主治】

收敛止血，消肿生肌。用于咯血，吐血，外伤出血，疮疡肿毒，皮肤皲裂。

【化学成分】

白及含有甾类、糖苷类、简单芳香类、醌类、黄酮类、多酚类和三萜类等化学成分。

【药理作用】

1. 抗癌的药理作用

现代研究表明，白及提取物中的黏液质可阻断血管生长因子与其受体的结合，从而发挥抗血管内皮细胞增殖的作用。且白及黏液质本身具有黏合和抑制纤溶的作用，在血液中缓慢膨胀，并均匀地分布于被栓塞的血管内，使血管完全栓塞造成肿瘤部位缺血、缺氧，最终导致肿瘤坏死和缩小。

2. 其他药理作用

（1）止血作用：白及多糖可在动脉、消化道、肝等多个出血部位起到良好的止血作用，且止血效果优于凝血酶。但白及多糖单独作为止血材料使用时止血效果有限，故多与其他药物联合使用。

（2）胃黏膜保护作用：现代研究表明，白及胶有胃黏膜保护作用，能明显保护由乙醇引起的大鼠胃黏膜损伤，且白及多糖对乙醇型胃黏膜损伤也具有保护作用。

（3）抗炎作用：现代研究表明，白及多糖提取物可通过调节 JAK/STAT 信号通路，影响多克隆抗体 JAK2 表达水平，抑制 TNF-α、IL-6 和 IL-8 的释放，发挥抗炎作用。

白及还具有止血、抗肿瘤、抗菌、促进创伤愈合、促进细胞生长等作用。

【注意事项】

外感咳血，肺痈初起及肺胃有实热者忌服。不宜与乌头类药材同用。

白及及其复方煎剂，由于其中含有大量的黏液质，从而使煎液质地黏稠，患者难以服用。据临床医生反映，确有少数患者因服用白及为主药的汤剂而发生恶心、呕吐等不良反应，停用或更换药物后症状消失。

【现代应用】

复方白及粉：白及 6g，白芍 2g，威灵仙 2g，甘草 2g。装袋，每袋 12g。可用于治疗急性放射性食管炎。

162. 血余炭

（《神农本草经》）

【基原】

本品为人发制成的炭化物。

【别名】

发髲（《神农本草经》），乱发（《金匮要略》）。

【性味归经】

苦，平。归肝、胃经。

【功能主治】

收敛止血，化瘀利尿。用于吐血，咯血，衄血，血淋，尿血，便血，崩漏，外伤出血，小便不利。

【化学成分】

人头发主要含优角蛋白、脂肪、黑色素等物质。

【注意事项】

血余炭，因其气浊难闻，易伤肠胃，致呕吐，故胃肠不适者应谨慎用药。据报道，使用血余炭致不良反应 1 例，涉及皮肤及附件，主要表现为丘疹、瘙痒。

【现代应用】

孙桂芝经验方：太子参 15g，生白术 15g，土茯苓 30g，肉苁蓉 30g，女贞子 15g，枸杞子 10g，当归 15g，何首乌 10g，莪术 6g，郁金 10g，威灵仙 15g，石见穿 10g，僵蚕 10g，蜈蚣 6g，生蒲黄 10g，蜂房 5g，白芷 10g，血余炭 10g，炮穿山甲 6g，鳖甲 10g，代赭石 15g，三七 6g，甘草 10g。可用于治疗食管癌。

163. 炮姜

(《珍珠囊》)

【基原】

本品为姜科植物姜 *Zingiber officinale* Rosc. 干燥根茎的炮制品。

【性味归经】

辛，热。归脾、胃、肾经。

【功能主治】

温经止血，温中止痛。用于阳虚失血，吐衄崩漏，脾胃虚寒，腹痛吐泻。

【化学成分】

炮姜含有倍半萜类挥发油、多糖类、微量元素等化学成分。

【药理作用】

1. 抗癌的药理作用

炮姜可通过阻滞肿瘤细胞的 G_2/M 期和 G_0/G_1 期来抑制肺癌 A549 细胞、胃癌

SGC-7901 细胞的增殖。

2. 其他药理作用

（1）止血作用：现代研究表明，炮姜、姜炭的混悬液、醚提物、水煎液均可明显缩短小鼠凝血时间。

（2）抗炎作用：现代研究表明，炮姜水煎液对大鼠应激性胃溃疡、醋酸诱发的胃溃疡、幽门结扎型胃溃疡具有明显抑制作用，而对消炎痛所致胃溃疡无效。

（3）抗氧化作用：现代研究表明，生姜及其不同炮制品中的姜辣素类物质有较高的对 1，1-二苯基-2-三硝基苯肼、2，2'-联氮-双-3-乙基苯并噻唑啉-6-磺酸、羟基自由基的清除活性，以及较强的还原力、脂质过氧化能力，从而发挥抗氧化活性。

炮姜还具有抗炎、抗氧化、降压、强心、抗血小板、降血脂、抗肿瘤等作用。

【注意事项】

孕妇及阴虚有热者禁服。

【现代应用】

附子理中汤：炮附子 10g，人参 10g，白术 10g，炮姜 10g，炙甘草 6g。水煎服，日 1 剂，早晚温服。自化疗第 1 天开始应用，直至每周期用药结束。可减轻食管癌患者化疗的毒副作用，提高化疗疗效。

第二节　其他类

164. 远志

（《神农本草经》）

【基原】

本品为远志科植物远志 *Polygala tenuifolia* Willd. 或卵叶远志 *Polygala sibirica* L. 的干燥根。

【别名】

葽绕、蕀蒬（《尔雅》），棘菀（《神农本草经》），苦远志（《滇南本草》）。

【性味归经】

苦、辛，温。归心、肾、肺经。

【功能主治】

安神益智，交通心肾，祛痰消肿。用于心肾不交引起的失眠多梦，健忘惊悸，神志恍惚，咳痰不爽，疮疡肿毒，乳房肿痛。

【传统应用】

《备急千金要方》：五膈丸，麦冬、甘草各 150g，蜀椒、远志、桂心、细辛各 90g，附子 45g，人参 120g，干姜 60g。上九味，为细末，炼蜜为丸，弹子大。先嚼化 1 丸。喉及胸中当热，药力稍尽，再含 1 丸，日 3 次，夜 2 次。治忧膈、气膈、食膈、饮膈、劳膈，苦心满，不得气息，引背痛如刺，食即心下坚满，大痛欲吐，吐即愈，饮食不得下，甚则手足冷，上气咳逆，喘息短气。

【化学成分】

远志含有三萜皂苷类、生物碱类、酸类等化学成分。

【药理作用】

（1）抗抑郁作用：远志醇提物可显著抑制神经细胞的凋亡。

（2）心脑血管作用：远志提取物具有抗心肌缺血效应，其作用机制与抑制细胞内钙的增加有关。

（3）抗痴呆作用：远志提取物有助于修复因脑内胆碱能系统功能障碍引起的记忆缺陷及东莨菪碱诱导的记忆缺陷，并能改善短期记忆。

（4）祛痰止咳作用：远志提取物可促进气道黏液上皮细胞的分泌而无刺激痰液生成的作用，较长时间使用可使痰液减少。

【注意事项】

心肾有火，阴虚阳亢者忌服。

远志的不良反应主要涉及皮肤、消化系统，大剂量服用可产生恶心、呕吐、滑肠、便溏等症状。在胃肠黏膜有溃疡、破损、剂量使用过大导致吸收过多的情况下，会使血液中的细胞溶解。

【现代应用】

中药组方：制川乌 9g，三七 9g，远志 15g，五味子 6g，延胡索 10g，没药 5g，生麦芽 30g，细辛 3g，红花 10g，当归 10g，栀子 10g，川芎 5g，柴胡 15g，桃仁 10g，郁金 12g，白芥子 6g 等 20 余种中药，失眠多梦加酸枣仁 30g。联合西药，可用于治疗中晚期食管癌患者疼痛及焦虑症状。

165. 牛黄

（《神农本草经》）

【基原】

本品为牛科动物牛 *Bos taurus domesticus* Gmelin 干燥的胆结石。

【别名】

犀黄（《外科全生集》）。

【性味归经】

甘，凉。归心、肝经。

【功能主治】

清心豁痰，开窍凉肝，息风解毒。用于热病神昏，中风痰迷，惊痫抽搐，癫痫发狂，咽喉肿痛，口舌生疮，痈肿疔疮。

【传统应用】

《丹台玉案》：黄金散，螺蛳淘净，养于瓷盆内，吐出壳内之泥，晒干（五钱），牛黄（五分），上为细末。每服一钱，烧酒送下，治噎膈，汤水不能下。

【化学成分】

天然牛黄含有胆红素、胆汁酸、胆固醇、蛋白质、脂肪酸等化学成分。

【药理作用】

1. 抗癌的药理作用

牛黄单用或联合氟尿嘧啶和顺铂使用对 BGC-823 细胞有抑制增殖、诱导凋亡的效应。

2. 其他药理作用

（1）免疫调节作用：现代研究表明，牛黄可通过抑制人胆管上皮细胞抗原表达，促使原发性胆汁性肝硬化患者的淋巴细胞恢复杀伤能力，使淋巴功能恢复正常。还可提高小鼠外周血中巨噬细胞的吞噬功能，增加血清溶菌酶含量，增强机体非特异性和特异性免疫功能。

（2）抗炎作用：牛黄及其代用品可通过抑制炎症的渗出和肉芽组织增生而发挥抗炎作用，且二者之间的抗炎作用强度无显著性差别。

（3）镇静催眠作用：牛黄及其代用品中的熊去氧胆酸、胆汁酸、胆红素及牛磺酸等成分对胃肠道运动及肠道平滑肌具有解痉、刺激肠蠕动和通便的作用。其中，人工牛黄在离体肠管解痉方面不及天然牛黄。

牛黄还具有抗氧化、镇静催眠、抗惊厥、抗癫痫、解热镇痛、抗脑损伤、保护脑血管等作用。

【注意事项】

脾虚便溏者及孕妇慎服。

牛黄解毒片常见不良反应为过敏反应和长期大量服用引起的慢性砷中毒症状，其中严重的不良反应主要为重症药疹、固定药疹、剥脱性皮炎、黑皮病、过敏性休克、肝损害和成瘾性等。

【现代应用】

香甲散：麝香 0.1g，牛黄 0.3g，鳖甲 30g，炮穿山甲 9g，蜈蚣 10g，全蝎 10g，没药 10g，蜈蚣 10g，西洋参 10g。共碾末，加入赋形剂怀山药 30g 制成丸药，可用于治疗晚期食管癌。

166. 石榴皮

（《名医别录》）

【基原】

本品为石榴科植物石榴 *Punica granatum* L. 的干燥果皮。

【别名】

石榴壳（《雷公炮炙论》），酸石榴皮（《肘后备急方》），安石榴酸实壳（《名医别录》），酸榴皮（《本草纲目》），西榴皮（《闽东本草》）。

【性味归经】

酸、涩，温。归大肠经。

【功能主治】

涩肠止泻，止血驱虫。用于久泻，久痢，便血，脱肛，崩漏，带下，虫积腹痛。

【化学成分】

石榴皮含有多酚类、脂肪酸、黄酮类、生物碱等化学成分。

【药理作用】

1. 抗癌的药理作用

（1）抗膀胱癌的作用：石榴皮鞣质不仅能显著抑制膀胱癌细胞增殖并诱导其凋亡，而且对人前列腺癌细胞侵袭转移具有抑制作用。

（2）抗乳腺癌的作用：石榴皮多酚可抑制人乳腺癌细胞增殖，诱导癌细胞凋亡。

2. 其他药理作用

（1）抗菌抗病毒作用：石榴皮水提取物不仅对生殖器疱疹病毒有直接的杀灭作用，还对细菌有较强的抑制作用，其中对淋球菌抑制作用较为明显。

（2）免疫调节作用：石榴皮悬浮液能极大增加兔抗体效价，说明口服石榴皮的悬浮液能增强兔的免疫功能。

（3）抗氧化作用：石榴皮多酚提取物具有清除超氧阴离子自由基及二苯代苦味酰基自由基活性的作用。

【注意事项】

生物碱是石榴根皮的主要毒性成分，较原生药的毒性强 25 倍，动物中毒后多死于呼吸抑制，对骨骼肌有藜芦碱或箭毒样作用。

石榴皮鞣质属于水解型鞣质，剂量过大时可能会表现出一定的肝损害。

【现代应用】

健脾渗湿汤方：麸炒白术 12g，党参 12g，炒山药 24g，茯苓 12g，鸡内金 15g，炒白扁豆 24g，桔梗 10g，薏苡仁 24g，麸炒麦芽 30g，川厚朴 12g，炙甘草 6g，砂仁 6g。随症加减，伴下利、大便溏泄者加诃子 9g，石榴皮 12g。可用于治疗胃食管反流病。

167. 珍珠

（《中国药典》）

【基原】

本品为珍珠贝科动物马氏珍珠贝 *Pteria martensii*（Dunker）、蚌科动物三角帆蚌 *Hyriopsis cumingii*（Lea）或褶纹冠蚌 *Cristaria plicata*（Leach）等双壳类动物受刺激形成的珍珠。

【别名】

真朱（《本草经集注》），真珠（《雷公炮炙论》），蚌珠（《南方志》），珠子（《儒门事亲》），濂珠（《增订伪药条辨》）。

【性味归经】

甘、咸，寒。归心、肝经。

【功能主治】

安神定惊，明目消翳，解毒生肌，润肤祛斑。用于惊悸失眠，惊风癫痫，目赤翳障，疮疡不敛，皮肤色斑。

【化学成分】

珍珠含有无机成分、有机质成分、水等。

【药理作用】

（1）抗炎作用：珍珠水提取液高、低剂量组均可显著抑制二甲苯引起的小鼠耳郭肿、蛋清引起的大鼠足跖肿，并能提高醋酸刺激引起的腹腔毛细血管通透性。

（2）抗衰老作用：珍珠粉能降低血中过氧化脂质降解产物丙二醛的含量，提高血中超氧化物歧化酶活力，并能延长果蝇的平均寿命，说明珍珠具有延缓衰老的作用。

（3）对心脏的作用：水溶性珍珠粉能提高心肌收缩力、对心肌的基础张力呈现双向影响，但不影响心率。

【注意事项】

氢化可的松、氨茶碱与珍珠注射液等含水解蛋白的制剂合用后疗效降低，且混合后会产生浑浊、沉淀。

【现代应用】

珍香胶囊主要由珍珠、人工牛黄、血竭、三七、麝香、冰片、西洋参组成，可清热解毒、活血化瘀、消痰散结。可用于治疗食管癌，具有较好的疗效。

168. 地龙

（《神农本草经》）

【基原】

本品为钜蚓科动物参环毛蚓 *Pheretima aspergillum*（E. Perrier）、通俗环毛蚓

Pheretima vulgaris Chen、威廉环毛蚓 *Pheretima guillelmi*（Michaelsen）或栉盲环毛蚓 *Pheretima pectinifera* Michaelsen 的干燥体。

【别名】

蚯蚓、蟺、螼、丘蟥、蜿蟺、引无、附蚓、寒蚓、曲蟺、曲蟮、土龙、地龙子、土蟺、虫蟮（《中华本草》）。

【性味归经】

咸，寒。归肝、脾、膀胱经。

【功能主治】

清热定惊，通络，平喘，利尿。用于高热神昏，惊痫抽搐，关节痹痛，肢体麻木，半身不遂，肺热喘咳，水肿尿少。

【化学成分】

地龙含有氨基酸类、核苷类、二肽类、有机酸类、蛋白质及微量元素等化学成分。

【药理作用】

1. 抗癌的药理作用

地龙主要通过蛋白组分促进细胞凋亡，抑制肿瘤生长。其提取物Ⅱ可通过使肿瘤细胞受阻于 G_0/G_1 期，促进细胞凋亡，从而使 DNA 合成减少，进而对胰腺癌（Eca-109）、宫颈癌（HeLa）和红白血病（K562）细胞的增殖起抑制作用。

2. 其他药理作用

（1）免疫调节作用：研究发现，地龙能显著提高吞噬细胞的免疫活性，促进淋巴细胞转化，促进伤口愈合，从而调节机体的免疫功能。

（2）呼吸道作用：地龙所含琥珀酸和次黄嘌呤成分可松弛气管平滑肌、改善气道重塑，具有平喘止咳的功效。地龙尚可抑制组胺引起的支气管收缩，对抗气管痉挛，对气管有较强的舒张作用。

（3）解热镇痛作用：地龙所含的氨基酸可通过调节中枢达到解热效果。地龙粉剂有显著的解热镇痛作用，且在镇痛作用上与对乙酰氨基酚有协同作用。

地龙还具有降压、抗凝血、抗血栓、促创面愈合等作用。

【注意事项】

脾胃虚寒者不宜服，孕妇禁服。

地龙口服剂量过大可导致中毒。据报道，其不良反应主要表现为腹痛、全身皮肤潮红、荨麻疹、奇痒难以忍耐、烦躁不安、恶心欲呕、头晕、头痛、胸闷、呼吸困难、乏力、出汗、胃肠道出血、血压先升高后降低等，且肌内注射地龙注射液偶可引起过敏性休克，故过敏体质者慎用。

【现代应用】

竹叶石膏汤加减：竹叶 15g，生石膏（先煎）30g，人参 6g，清半夏 12g，麦冬 15g，北豆根 10g，紫草 10g，白及 10g，藤梨根 15g，丹参 30g，莪术 10g，地龙 10g，枇杷叶 10g，鱼腥草 10g，柴胡 9g，白芍 9g，枳壳 9g，萹蓄 15g，炙甘草 10g。可用于治疗放射性食管炎。

169. 全蝎

（《蜀本草》）

【基原】

本品为钳蝎科动物东亚钳蝎 *Buthus martensii* Karsch 的干燥体。

【别名】

虿（《诗经》），虿尾虫（《说文解字》），主簿虫（《酉阳杂俎》），蛜蚗（《蜀本草》），全虫（《中药形性经验鉴别法》），茯背虫（《山西中药志》）。

【性味归经】

辛，平。有毒。归肝经。

【功能主治】

息风镇痉，通络止痛，攻毒散结。用于肝风内动，痉挛抽搐，小儿惊风，中风口㖞，半身不遂，破伤风，风湿顽痹，偏正头痛，疮疡，瘰疬。

【传统应用】

《御药院方》：全蝎散，全蝎 11 个，朱砂（研）1 钱，干胭脂 1 钱，薄荷 4 钱。上为细末，每服半钱，乳汁调下。治小儿急慢惊风，搐搦瘛疭，痰实壅塞，胸膈不利。

【化学成分】

全蝎中含蝎毒，蝎毒主要成分是蛋白质、氨基酸类、棕榈酸、硬脂酸、油酸、亚油酸、不饱和脂肪酸类和微量元素等化学成分。

【药理作用】

1. 抗癌的药理作用

全蝎中的蝎毒可抑制人前列腺癌 PC-3 细胞增殖并诱导其凋亡，可使 PC-3 细胞停滞于 S 期，从而抑制其生长。

2. 其他药理作用

（1）镇痛作用：现代研究表明，蝎毒的镇痛效果强于吗啡，对于各种疼痛均可减轻，且无成瘾性，并有助于修复受损神经，可有效减轻内脏痛、躯体疼痛和癌性疼痛等。而且对于吗啡耐受的情况，全蝎仍有较强的镇痛能力。

（2）抗凝血作用：全蝎可以直接抑制凝血酶纤维蛋白原反应，并且显著抑制内源性及外源性凝血系统，可以令活化部分凝血活酶时间、凝血酶原时间和凝血酶时间延长。

全蝎还具有增强小鼠的免疫功能、抗炎抗菌、缓解哮喘、抗癫痫、抗惊厥等作用。

【注意事项】

血虚生风者及孕妇忌服。

全蝎有毒，据报道，临床中全蝎及其制剂导致的不良反应主要表现为过敏反应（皮肤丘疹伴瘙痒、散在性风团和斑疹、呼吸困难、头晕、恶心），肾损害，肝损害（甚至死于肝衰竭），室上性心动过速，甚至导致中毒或死亡。

【现代应用】

香甲散：麝香 0.1g，牛黄 0.3g，鳖甲 30g，炮穿山甲 9g，蜈蚣 10g，全蝎 10g，没药 10g，蜈蚣 10g，西洋参 10g。共碾末，加入赋形剂怀山药 30g 制成丸药，可以用于治疗晚期食管癌。

170. 麝香

（《神农本草经》）

【基原】

本品为鹿科动物林麝 *Moschus berezovskii* Flerov、马麝 *Moschus sifanicus* Przewalski 或原麝 *Moschus moschiferus* Linnaeus 成熟雄体香囊中的干燥分泌物。

【别名】

当门子、脐香（《雷公炮炙论》），麝脐香（《本草纲目》），四味臭（《东医宝鉴》），臭子、腊子（《中药志》），香脐子（《中药材手册》）。

【性味归经】

辛，温。归心、脾经。

【功能主治】

开窍醒神，活血通经，消肿止痛。用于热病神昏，中风痰厥，气郁暴厥，中恶昏迷，经闭，癥瘕，难产死胎，胸痹心痛，跌仆伤痛，痹痛麻木，痈肿淋病，咽喉肿痛。

【传统应用】

《证治准绳》：麝香苏合丸，苏合香油（入安息香膏内）5 钱，安息香（另为末，用无灰酒半升熬膏）1 两，丁香 1 两，青木香 1 两，白檀香 1 两，沉香 1 两，荜茇 1 两，香附米 1 两，诃子（煨取肉）1 两，乌犀（镑屑）1 两，朱砂（研，水飞）1 两，薰陆香 5 钱，麝香 7 钱半。上为细末，用安息香膏入炼蜜和剂为丸，如芡实大。小儿 1 丸，老人 4 丸，空心用沸汤送下，酒送下亦可。用蜡纸裹 1 丸，弹子大，用绊绢袋盛，常带之，一切邪神不敢近。主治一切邪神及胸膈噎塞，肠中虚鸣，宿食不消，传尸骨蒸，诸项劳瘵，卒暴心痛，鬼魅疟疾，霍乱吐泻，赤白下痢，小儿惊搐。

【化学成分】

麝香含有大环化合物、甾体类、多肽蛋白质类等化学成分。

【药理作用】

1. 抗癌的药理作用

（1）抗乳腺癌的作用：麝香酮可抑制乳腺癌的生长，其机制可能是通过减少血管内皮生长因子的表达，抑制血管生成，阻断肿瘤营养供应，从而影响肿瘤生长。

（2）抗胃癌的作用：麝香对胃癌裸鼠异位移植瘤具有抑制生长的作用，可减缓癌细胞的进一步增殖和分化。

2. 其他药理作用

（1）抗炎及抗免疫作用：麝香水提物对小鼠巴豆油耳部炎症具有非常明显的抑制作用，对大鼠烫伤性血管渗透性增加，羧甲基纤维素引起的腹腔白细胞游走，也具有非常明显的抑制作用。麝香水溶性蛋白对体液免疫和细胞免疫均有增强作用。

（2）子宫平滑肌调节作用：麝香对家兔、大鼠及豚鼠的离体子宫有明显的兴奋作用。

（3）雄性激素样作用：麝香含有雄甾酮，具有雄性激素样的作用。

【注意事项】

虚脱证禁用，本品无论内服或外用均能导致堕胎，故孕妇禁用。

麝香注射液的不良反应主要累及皮肤、神经系统、心血管系统、呼吸系统，产生过敏反应等。

【现代应用】

香甲散：麝香 0.1g，牛黄 0.3g，鳖甲 30g，炮穿山甲 9g，蜈蚣 10g，全蝎 10g，没药 10g，蜈蚣 10g，西洋参 10g，共碾末，加入赋形剂怀山药 30g 制成丸药。可以用于治疗晚期食管癌。

171. 苦楝皮

（《神农本草经》）

【基原】

本品为楝科植物川楝 *Melia toosendan* Sieb. et Zucc. 或楝 *Melia azedarach* L. 的干燥树皮和根皮。

【别名】

楝皮（《斗门方》），楝根木皮（《本草纲目》），双白皮（《南京民间药草》）。

【性味归经】

苦，寒。有毒。归肝、脾、胃经。

【功能主治】

杀虫疗癣。用于蛔虫病，蛲虫病，虫积腹痛；外治疥癣瘙痒。

【化学成分】

苦楝皮含有苦楝萜醇内酯、苦楝萜酸甲酯、β-谷甾醇、苦楝皮萜酮、南岭楝酮 B、苦楝酸、丁二酸、5-（羟甲基）-2-呋喃甲醛等化学成分。

【药理作用】

（1）驱虫作用：苦楝皮醇提取物有很强的驱虫作用，对成虫瓜蝇和东方果蝇作用明显，且优于药物山道年。

（2）抗菌作用：苦楝皮乙醇提取物的抑菌活性最强。

（3）抗病毒作用：苦楝提取物有一定的抗病毒作用。

【注意事项】

体弱及肝肾功能障碍者、孕妇及脾胃虚寒者慎服，亦不宜持续和过量服用。苦楝皮有一定的毒副反应，不良反应的临床表现通常为头晕、头痛、嗜睡、恶心、腹痛等，严重者出现呼吸中枢麻痹，类似莨菪类植物中毒症状，还会导致内脏出血，中毒性肝炎，肝脾肿大，血清转氨酶升高，肝功能异常等。

172. 刺猬皮

（《神农本草经》）

【基原】

本品为刺猬科动物刺猬 *Erinaceus europaeus* L. 或短刺猬 *Hemiechinus dauricus* Sundevall 的干燥外皮。

【别名】

猬皮（《神农本草经》），仙人衣（《山东中药》）。

【性味归经】

《中药大辞典》：苦，平。归胃、大肠、肾经。

《中华本草》：味苦、涩，性平。

【功效主治】

化瘀止痛，收敛止血，涩精缩尿。主治胃脘疼痛，反胃吐食，疝气腹痛，痔漏，遗尿，脱肛，烧烫伤。

【传统应用】

《普济方》：猬皮烧灰，酒服或煮汁，或五味腌炙食，可治疗反胃吐食。

【化学成分】

刺猬的刺由角蛋白组成，真皮层主要由弹性蛋白和脂肪等组成，短刺中含有多种氨基酸。

【药理作用】

炙刺猬皮、煅瓦楞子是治疗胃癌特有的对药。

刺猬皮还具有清热、解毒、凉血、消炎、生肌之功效，可用于治疗前列腺肥大、痔疮。

【注意事项】

孕妇慎服，畏桔梗、麦冬，无湿瘀者忌用。

173. 椿皮

（《新修本草》）

【基原】

本品为苦木科植物臭椿 *Ailanthus altissima*（Mill.）Swingle 的干燥根皮或干皮。

【别名】

樗白皮（《本草分经》）。

【性味归经】

苦、涩，寒。归大肠、胃、肝经。

【功能主治】

清热燥湿，收涩止带，止泻止血。用于赤白带下，湿热泻痢，久泻久痢，便血，崩漏。

【化学成分】

椿皮含有延胡索乙素、槲皮素、阿魏酸、齐墩果酸白桦酸、α-香树脂醇、β-谷甾醇、熊果酸胡萝卜苷、东莨菪内酯、山柰酚等化学成分。

【药理作用】

1. 抗癌的药理作用

椿皮对肿瘤血管生成有一定的抑制作用，并可抑制移植 S180 肉瘤的生长及 MMP-9 的表达。

艾兰酮是从椿皮中提取出的，对多种癌细胞具有抗增殖作用。

用 Hoechst 33258 染色观察到了人胃癌细胞（SGC-7901 细胞）的典型凋亡形态。用流式细胞仪检测细胞周期进程和凋亡，并分别通过蛋白免疫印迹分析和逆转录定量聚合酶链反应分析 SGC-7901 细胞中 Bcl-2 和 Bax 的蛋白和 mRNA 表达水平。有研究结果表明，在体外艾兰酮以剂量和时间依赖性的方式抑制了 SGC-7901 细胞的增殖，并证明了艾兰酮可诱导 G_2/M 期细胞周期阻滞和 SGC-7901 细胞凋亡。此外，对基本分子机制的分析表明，蒽酮下调了 Bcl-2 的表达水平，上调了 Bax 的蛋白质和 mRNA 表达水平。

2. 其他药理作用

（1）抗炎作用：研究发现，椿皮水提物大剂量、小剂量及椿皮醇提物小剂量对二甲苯所致小鼠耳郭肿胀急性炎症有明显抑制作用。

（2）抗菌作用：研究发现，椿皮的特征性生物碱成分铁屎米酮对金黄色葡萄球菌、白色念球菌均有较强的抑制作用，但对大肠埃希菌无抑制作用。对金黄色葡萄球菌、白色念球菌的最低抑菌浓度范围分别为 $0.103 \sim 0.207mg/mL$、$0.3125 \sim 0.625mg/mL$。

椿皮水煎液及乙醇处理后的水煎液对大肠杆菌 C83902、大肠杆菌 K88 分离株、沙门氏菌 C500 无抑制作用，仅对葡萄球菌 CAU0183 有一定的抑制作用，最小抑菌浓度为 $0.25g/mL$。

【注意事项】

椿皮临床使用时可能会引起口干。

174. 雄黄

（《神农本草经》）

【基原】

本品为硫化物类矿物雄黄的矿石。主含二硫化二砷（As_2S_2）。

【别名】

黄金石（《神农本草经》），石黄（《唐本草》），天阳石（《石药尔雅》），黄石（《本草品汇精要》）。

【性味归经】

辛，温。有毒。归肝、大肠经。

【功能主治】

解毒杀虫，燥湿祛痰，截疟。用于痈肿疔疮，蛇虫咬伤，虫积腹痛，惊痫，疟疾。

【化学成分】

雄黄的主要化学成分是四硫化四砷或二硫化二砷，另外还含有少量三氧化二砷及五氧化二砷。

【药理作用】

1. 抗癌的药理作用

雄黄体外抑制小鼠乳腺癌 4T1 细胞增殖并诱导其凋亡，主要通过降低原位肿瘤组织内新生血管的形成，导致肿瘤组织坏死，从而发挥抗乳腺癌作用。

雄黄可显著抑制人皮肤鳞癌 A431 细胞增殖，可通过抑制其新生血管生成达到抗肿瘤细胞生长的目的，并与顺铂有协同作用。

雄黄可通过抑制肿瘤细胞上皮-间叶细胞转化的发生发挥抗肿瘤侵袭转移的作用。

雄黄可明显抑制肺癌 A549 细胞和肝癌 HepG2 细胞的增殖活性，可通过 Caspase 依赖的线粒体途径有效诱导肺癌 A549 细胞和 HepG2 细胞及其肿瘤干细胞发生凋亡；纳米雄黄对肺癌 A549 细胞和肝癌 HepG2 细胞的增殖抑制作用高于雄黄原药；肺癌 A549 细胞对纳米雄黄的敏感性高于肝癌 HepG2 细胞。

雄黄对人结肠癌细胞的生长具有抑制作用，其机制与诱导肿瘤细胞凋亡有关，且对细胞周期的影响表现为 G_2/M 期阻滞。

2. 其他药理作用

抗菌作用：研究发现，浓度为 0.25% 的雄黄对金黄色葡萄球菌具有一定的抑菌作用，但对大肠杆菌在浓度为 8% 时仍无抑制作用。

【注意事项】

内服宜慎，不可久用，阴亏血虚者及孕妇忌服。

研究表明，雄黄及其制剂的不良反应主要表现为皮肤及其附件损害（药疹、皮疹、红斑、瘙痒、剥落性皮炎、疱疹、风团疹、黑皮病），消化系统损害（恶心、腹泻、消化不良、呕吐、肝功能异常），神经和精神系统损害（烦躁不安、头晕、关节疼痛及肿胀、双手神经性水肿、成瘾、重症肌无力），心血管系统损害（皮肤潮红），呼吸系统损害，血液系统损害（血小板减少性紫癜、过敏性紫癜），砷中毒等。

【现代应用】

六神丸方又称雷氏六神丸，由牛黄、麝香、蟾酥、雄黄、珍珠、冰片 6 味药物组成，具有清热解毒、消肿止痛散结的功效。联合化疗可用于治疗局部晚期食管癌，降低放化疗毒副作用，提高患者生活质量。

175. 蛇床子

（《神农本草经》）

【基原】

本品为伞形科植物蛇床 *Cnidium monnieri*（L.）Cuss. 的干燥成熟果实。

【别名】

蛇米（《神农本草经》），蛇珠（《吴普本草》），蛇床仁（《药性论》），蛇床实（《千金方》），气果、双肾子（《分类草药性》），额头花子（《浙江中药手册》），野茴香（江西《草药手册》）。

【性味归经】

辛、苦，温。有小毒。归肾经。

【功能主治】

燥湿祛风，杀虫止痒，温肾壮阳。用于阴痒带下，湿疹瘙痒，湿痹腰痛，肾虚阳痿，宫冷不孕。

【化学成分】

蛇床子含有香豆素、挥发油和黄酮类等化学成分。

【药理作用】

1. 抗癌的药理作用

蛇床子素具有增强肝癌小鼠抗肿瘤免疫反应的作用。低毒性的蛇床子素对膀胱肿瘤细胞的侵袭、增殖和血管生成具有抑制作用。蛇床子素能有效抑制低分化鼻咽癌干细胞的增殖并提高其放疗敏感性。蛇床子素在胃癌细胞中通过促进细胞凋亡而发挥抗肿瘤活性。蛇床子素可通过抑制细胞增殖和细胞迁移，促进细胞凋亡发挥对胰腺癌细胞的直接抑制作用。

2. 其他药理作用

（1）抗心律失常作用：蛇床子的水提取物对氯仿、氯化钙所致的小鼠心室颤动有明显的预防作用，同时对心肌细胞膜的钠离子内流有明显的抑制作用。

（2）抗炎作用：蛇床子素和花椒毒酚可抑制二甲苯所致的小鼠耳郭肿胀、醋酸引起的小鼠腹腔毛细血管通透性增加及小鼠肉芽肿。

（3）呼吸系统作用：蛇床子中的总香豆素具有松弛因组胺、乙酰胆碱引起的支气管痉挛及直接扩张支气管的作用。

（4）抗菌作用：蛇床子对金黄色葡萄球菌、铜绿假单胞菌和大肠埃希氏菌三种细菌的临床分离株杀菌效果明显，还能明显减弱金黄色葡萄球菌残余株的致病力。

【注意事项】

下焦有湿热，或肾阴不足，相火易动及精关不固者忌服。

蛇床子外用会引起皮肤过敏反应，主要表现为红色斑疹、红肿起疱、流黄水等。也有患者煎服含蛇床子的处方，出现舌麻、剧烈呕吐且不能耐受的不良反应，对处方分析后发现上述症状确由蛇床子引起。

【现代应用】

扶正抗癌方：红参 50g，白术 10g，蛇床子 20g，淫羊藿 30g，巴戟天 20g，山茱萸 10g，制附子 5g，枸杞子 20g，骨碎补 20g，熟地黄 10g，仙茅 10g，杜仲 30g，补骨脂 20g，当归 10g，肉桂 5g。随症加减，联合化疗，可用于治疗食管癌，并可以减轻化疗中的胃肠道反应，提高患者生存质量。

176. 蟾酥

（《药性论》）

【基原】

本品为蟾蜍科动物中华大蟾蜍 *Bufo bufo gargarizans* Cantor 或黑眶蟾蜍 *Bufo melanostictus* Schneider 的干燥分泌物。多于夏、秋二季捕捉蟾蜍，洗净，挤取耳后腺和皮肤腺的白色浆液，加工，干燥。

【别名】

蟾蜍眉脂（《药性论》），蟾蜍眉酥（《日华子本草》），癞蛤蟆浆（《新疆药材》），蛤蟆酥（《山东中药》），蛤蟆浆（《中药材手册》）。

【性味归经】

辛，温。有毒。归心经。

【功能主治】

解毒止痛，开窍醒神。用于痈疽疔疮，咽喉肿痛，中暑神昏，痧胀腹痛吐泻。

【化学成分】

蟾酥含有蟾蜍内酯类、吲哚生物碱类、甾醇类及其他多糖类、氨基酸、有机酸等化学成分。其中，蟾蜍二烯酸内酯类和吲哚生物碱类化合物被认为是主要的活性成分。

【药理作用】

1. 抗食管癌的药理作用

华蟾酥毒基通过诱导 PTEN 表达，下调 FAK/PI3K/Akt 信号通路，将食管癌细胞 Kyse-520 阻滞在 G_2/M 期，诱导食管癌细胞凋亡并抑制细胞的迁移和侵袭。

2. 其他药理作用

（1）抗炎作用：现代研究表明，蟾酥可通过抑制炎症因子，降低细胞内活性氧水平，减轻细胞的炎症反应而发挥抗炎作用。

（2）强心作用：现代研究发现，蟾酥中的蟾毒配基类和蟾蜍毒素类成分有类似洋地黄的强心作用，属强心甾类化合物，前者作用更明显，能直接增强心肌收缩力。

（3）免疫调节作用：研究发现，在蟾酥水溶性非透析部分发现有促淋巴细胞增殖物质，纯化后能提高脾细胞培养上清液中 IL-2 和 IL-12 的水平，同时能增强 C3H/HeN 小鼠脾淋巴细胞的天然杀伤力。

蟾酥还具有调节血压、抗病毒、抗辐射、镇咳、利尿等作用。

【注意事项】

孕妇忌服。外用时注意不可入眼。

《本经逢原》：（外科）轻用能烂人肌肉。

静脉注射蟾酥注射液的不良反应主要表现为输液部位疼痛、过敏反应（在穿刺点周围或沿穿刺静脉走向出现散在的暗红色或肉色的痘疹或斑状皮疹，患者有痒感）、静脉注射不畅等。

【现代应用】

复方蟾酥散：由蟾酥、麝香、冰片、肉桂、细辛、草乌、血竭、桃仁、三棱、莪术、青黛、泽兰、黄柏、茜草等组成，原药研末混匀，按处方剂量分包、密封，外敷治疗。可用于治疗食管癌等多种癌症。

177. 木鳖子

（《开宝本草》）

【基原】

本品为葫芦科植物木鳖 *Momordica cochinchinensis*（Lour.）Spreng. 的干燥成熟种子。

【别名】

木蟹（《开宝本草》），土木鳖（《医宗金鉴》），壳木鳖（《药材资料汇编》），漏苓子（《中药志》），地桐子、藤桐子（《中药材手册》），鸭屎瓜子（《药材学》），木鳖瓜（《常用中草药手册》）。

【性味归经】

苦、微甘，凉。有毒。归肝、脾、胃经。

【功能主治】

散结消肿，攻毒疗疮。用于疮疡肿毒，乳痈，瘰疬，痔瘘，干癣，秃疮。

【传统应用】

《普济方》：千转丹，用牛涎、好蜜各半斤，木鳖仁三十个研末，入铜器熬稠。每以两匙和粥与食，日三服，主治噎隔反胃。

《本草纲目》：木鳖子，甘、温、无毒。利胸隔，解酒毒，治泻痢，生吞一只，绞汁服二钱，治隔气。

【化学成分】

木鳖子含有挥发油、脂肪油、皂苷等化学成分。

【药理作用】

1. 抗癌的药理作用

木鳖子醇提物在体内外均能明显抑制小鼠细胞的侵袭和转移能力。

木鳖子对人乳腺癌细胞的生长具有明显的抑制作用，且促进细胞自噬的能力呈浓度依赖性。

2. 其他药理作用

（1）抗炎作用：研究证实，木鳖子皂苷具有抗炎作用，大鼠口服或皮下注射木鳖子皂苷，能显著抑制角叉菜胶引起的足踝浮肿。

另有研究发现，木鳖子的含油量对其抗炎作用影响较大，木鳖子霜在含油量为20%时抗炎作用最为明显。

（2）抗菌作用：木鳖子提取物对白色念球菌、化脓链球菌等多种真菌的生长有抑制作用。研究发现木鳖子皂苷、木鳖子及其制霜品水提物能显著抑制白色念珠菌的生长，对金黄色葡萄球菌也具有一定的抑制作用。

木鳖子汤剂及粉剂均能抑制葡萄球菌及化脓链球菌的生长，但无杀灭作用。

（3）抗病毒作用：木鳖子具有抗乙型肝炎病毒和甲型流感病毒的作用。在植物毒素蛋白抗乙型肝炎病毒的体外研究中发现木鳖子素有一定的抗乙型肝炎病毒的作用。

（4）免疫调节作用：木鳖子醇提取物对牛用口蹄疫疫苗、鸡禽流感疫苗和鸡传染性法氏囊疫苗均具有显著的免疫佐剂作用，能提高疫苗的免疫效果。

【注意事项】

孕妇慎用。外用为主，内服宜慎。

木鳖子的不良反应累及消化系统和神经系统，主要表现为恶心、呕吐、口吐白沫、上腹痛、头晕、发热等症状。

【现代应用】

郁仁存教授经验方：急性子 15g，木鳖子 10g，威灵仙 30g，半夏 15g，胆南星10g，赤芍 10g，杏仁 10g，半枝莲 30g，北豆根 10g，瓜蒌 30g，草河车 15g，郁金10g。可用于治疗血瘀痰滞型食管癌。

178. 土荆皮

（《本草纲目拾遗》）

【基原】

本品为松科植物金钱松 *Pseudolarix amabilis*（Nelson）Rehd. 的干燥根皮或近根树皮。夏季剥取，晒干。

【别名】

土槿皮（《中药通报》），荆树皮（《中国药用植物志》），金钱松皮（《药材学》）。

【性味归经】

辛，温。有毒。归肺、脾经。

【功能主治】

杀虫，止痒。用于疥癣瘙痒。

【化学成分】

土荆皮中含有熊果苷、异香草醛、阿魏酸、香草酸、儿茶素、土荆皮苷 A、β-谷甾醇等化学成分。

【药理作用】

1. 抗癌的药理作用

土荆皮酸可抑制细胞增殖并促进其凋亡。土荆皮乙酸在体外可抑制膀胱癌细胞增殖，诱导其发生凋亡。土荆皮可抑制宫颈癌细胞增殖，诱导细胞凋亡并抑制其转移。

2. 其他药理作用

（1）抗菌作用：土荆皮中的鞣质、有机酸、挥发油具有较强的抑菌作用，其醇浸液杀菌作用更强，土荆皮对球拟酵母菌和白色念珠菌的抑制作用显著，对发癣菌和石膏样小孢子菌也有抑制作用，但其甲基化产物和水解衍生物并无抑菌活性。

（2）抗生育作用：土荆皮甲酸经口服后可对大鼠、仓鼠、犬等产生明显的抗早孕作用，其经皮下及阴道给药也能产生明显的抗早孕作用。

（3）抗血管生成作用：体内外研究发现，土槿皮乙酸具有抑制体内新生血管形成的作用。

【注意事项】

土荆皮有毒，多外用。具有生殖毒性，且可能引起肝损害。

179. 蜂房

（《神农本草经》）

【基原】

本品为胡蜂科昆虫果马蜂 *Polistes olivaceous*（DeGeer）、日本长脚胡蜂 *Polistes japonicus* Saussure 或异腹胡蜂 *Parapolybia varia* Fabricius 的巢。

【别名】

蜂肠（《神农本草经》），革蜂窠（《雷公炮炙论》），百穿、蜂剿（《名医别录》），大黄蜂窠（《蜀本草》），紫金沙（《圣济总录》），马蜂包（《贵州民间方药集》），马蜂窝（《河南中药手册》），虎头蜂房、野蜂房（《民间常用草药汇编》），纸蜂房（《河北药材》），长脚蜂窝、草蜂子窝（《山东中药》）。

【性味归经】

甘，平。归胃经。

【功能主治】

攻毒杀虫，祛风止痛。用于疮疡肿毒，乳痈，瘰疬，皮肤顽癣，鹅掌风，牙痛，风湿痹痛。

【化学成分】

蜂房含有茴香醛、2，4-二羟基-3，6-二甲基苯甲酸甲酯、1，4-二羟基-2-甲氧基苯、2-（4-甲氧基苯）乙酸、甘油、酪醇等化学成分。

【药理作用】

1. 抗癌的药理作用

蜂房提取物对小鼠 H22 移植性实体瘤有抑制作用。蜂房水提液作用于肝癌细胞 SMMC-7721 的 S 期，阻止细胞进入 G_2/M 期，并诱导细胞凋亡，抑制体外培养的人肝癌细胞的增殖。

2. 其他药理作用

（1）抗炎作用：蜂房水提取液能显著抑制二甲苯导致的小鼠耳郭肿胀，且抑制率呈良好的量效关系。

（2）抗菌及抗病毒作用：蜂房水提取液和醇提取液均对金黄色葡萄球菌、表皮葡萄球菌、铜绿假单胞菌、乙型溶血链球菌、肺炎链球菌菌株有一定的抑制作用。同时，蜂胶体外抗病毒实验证明蜂胶对单纯性疱疹病毒和疱疹性口腔炎病毒的外壳有杀灭作用，还证明蜂胶对脊髓灰质炎病毒的繁殖有较强抑制作用。

（3）镇痛作用：蜂房水提取液具有显著的镇痛作用，经皮下注射给药后，能随蜂房剂量递增而减少醋酸所致的小鼠扭体反应，呈量效关系。

【注意事项】

蜂房在临床使用过程中的不良反应主要累及神经系统、消化系统、皮肤及其附件、五官，主要表现为头晕、抽搐、恶心、呕吐、皮肤瘙痒刺痛、红斑、水疱、口唇肿胀糜烂、张口受限等。

【现代应用】

伟达 4 号方合伟达 5 号方加减：黄药子 15g，山慈菇 10g，三七粉（冲）3g，重楼 10g，蜂房 6g，乳香 6g，没药 6g，白花蛇舌草 15g，半枝莲 15g，半边莲 15g，柴胡 10g，白芍 12g，枳壳 10g，生甘草 6g，川芎 6g，香附 6g，当归 10g，炙罂粟壳 10g，延胡索 10g，川楝子 10g，台乌药 10g，青皮 6g，川贝母 10g，陈皮 6g，竹茹 10g。可用于治疗食管癌。

180. 大蒜

（《名医别录》）

【基原】

本品为百合科植物大蒜 *Allium sativum* L. 的鳞茎。

【别名】

胡蒜（崔豹《古今注》），葫（《名医别录》），独蒜（《普济方》），独头蒜（《补缺肘后方》）。

【性味归经】

辛，温。归脾、胃、肺经。

【功能主治】

解毒消肿，杀虫止痢。用于痈肿疮疡，疥癣，肺痨，顿咳，泄泻，痢疾。

【化学成分】

大蒜含有蒜氨酸、大蒜辣素、皂苷类、维生素等化学成分。

【药理作用】

1. 抗癌的药理作用

（1）抗食管癌的药理作用：大蒜素及其前药能通过调控凋亡相关基因，下调 VEGF/Wnt/β-catenin 通路的表达，影响线粒体通路而抑制食管癌细胞增殖，诱导食管癌细胞凋亡。

（2）抗其他癌症的药理作用：大蒜素可能通过调节 Bax 和 Bcl-2 两个基因的表

达比例，诱导人结肠癌 HT-29 细胞的凋亡，进而抑制癌细胞的增殖。

大蒜素可通过抑制 MMP-2 和 HMGB-1 蛋白的表达，抑制人胃癌 SGC-7901 细胞的增殖、迁移及侵袭，从而诱导细胞凋亡。

2. 其他药理作用

（1）抗病原微生物作用：目前，临床上有许多大蒜制剂，被广泛用于防腐剂和抗菌药，一些医院还采用水蒸气蒸馏法制备大蒜精油及注射液，用于真菌感染的治疗。此外，大蒜还对如流感病毒 B、牛痘病毒、口角炎疱状病毒和人类鼻病毒等有一定的抑制作用，且能在体外抑制巴贝西虫的生长繁殖。

（2）降血脂作用：现代研究表明，大蒜辣素能明显降低原发性高血压大鼠血压水平、血浆中的甘油三酯水平，减少高脂血症大鼠胆固醇合成，有助于预防和治疗高血压、高脂血症、高胆固醇血症，从而可进一步预防和治疗由此类病症诱发的冠心病等。

大蒜还具有抗心肌缺血、抗氧化、清除自由基等作用。

【注意事项】

阴虚火旺者，以及目疾、口齿、喉、舌诸患和时行病后均忌食。

静脉注射大蒜素注射液的不良反应主要表现为输液穿刺部位及其沿静脉走向有明显的刺痛感、咳嗽（干咳、呛咳）、咽喉部刺痒、颜面潮红、全身灼热感、出汗、便秘、口腔及体表有蒜臭味。

【现代应用】

大蒜素注射液每天 60mg，应用一次性精密过滤输液器静脉注射，持续 2 周。2 周后行胃镜及食管涂片检查，同时停用广谱抗生素，终止放化疗（含激素）等治疗。可用于治疗包括食管癌在内的晚期恶性肿瘤并发的霉菌性食管炎。

181. 砒石

（《日华子本草》）

【基原】

本品为砷华（Arsenolite）矿石，或由毒砂（硫砷铁，Arsenopyrite）、雄黄（Realgar）等含砷矿物为原料的加工制成品。

【别名】

砒黄（《日华子本草》），人言（《普济本事方》），信石（《救急易方》）。

【性味归经】

辛，大热，有大毒。归肺、肝经。

【功能主治】

解毒杀虫，消肿止痢。外用攻毒杀虫，蚀疮去腐；内服劫痰平喘，截疟。

【化学成分】

砒石的主要化学成分是三氧化二砷。

【药理作用】

1. 抗癌的药理作用

白砒对宫颈癌的生长有抑制作用。砒霜提取物三氧化二砷对肝癌荷瘤鼠具有显著的抑瘤和延长生命的作用。三氧化二砷在体外能有效抑制细胞增殖，并诱导其凋亡，从而实现抗癌作用。

2. 其他药理作用

抗炎作用：砒石 1.25mg/kg，能抑制炎症介质白三烯的生成，具有抗支气管炎症的作用。

【注意事项】

有大毒，用时宜慎。体虚者及孕妇忌服。

砒石的不良反应主要涉及消化系统、循环系统、神经系统、呼吸系统、皮肤及其附件、五官、生殖系统、泌尿系统。

【现代应用】

化癌镇痛膏：由麝香、砒石、制胆南星、制半夏、制川乌、马钱子、制乳香、制没药、丹参等组成。外用可用于治疗癌症疼痛。

182. 硼砂

（《日华子本草》）

【基原】

本品为四硼酸钠，含 $Na_2B_4O_7 \cdot 10H_2O$ 应为 99.0% ~ 103.0%。主产于青海、西

藏。此外，云南、新疆、四川、陕西、甘肃等地亦产。

【别名】

大朋砂（《丹房鉴源》），蓬砂、鹏砂（《日华子本草》），月石（《三因极一病证方论》），盆砂（《本草纲目》）。

【性味归经】

《中药大辞典》：甘、咸，凉。归肺、胃经。

【功效】

清热化痰，解毒防腐。主治喉痹，鹅口疮，胬肉攀睛。

【传统应用】

《本草汇言》：李氏（濒湖）曰，此属卤石之剂。其性能柔金石，而去垢腻，体虽重坠而气质轻清，故本草散上焦胸膈之热，如通喉闭噎膈，消痕聚骨鲠，用此取其柔物也。

《神农本草经疏》：蓬砂出于西南番，采取煎淋而结。寇宗奭云：含化咽津，治喉中肿痛，膈上痰热。初觉便治，不能成喉痹也。兼能去口气，消障翳，除噎膈反胃，积块瘀肉及口齿诸病。

《本草纲目》：硼砂主治消痰止嗽，破症结喉痹（大明）。上焦痰热，生津液，去口气，消障翳，除噎膈反胃，积块结瘀肉，阴溃骨鲠，恶疮及口齿诸病。

【化学成分】

本品主要成分为含水四硼酸钠，另含有少量铅、铝、铜、钙、铁、镁、硅等杂质。

【现代药理】

1. 抗癌的药理作用

硼砂有败毒抗癌的作用，用于癌瘤积毒。硼砂配以熊胆等药物制成的梅花点舌丹，同醋化开，外涂癌肿处多次，可使舌癌肿结消除，癌疡修复。硼砂配以轻粉等药物，共为细末炼制的蜜丸能使食管癌症状缓解，癌肿缩小，且能使自觉症状缓解，肿块逐渐消失，饮食好转。硼砂配以血竭、百草霜等药物制成的愈红丹，能使乳腺癌疼痛缓解，癌肿消除，溃疡平复。硼砂配以硇砂等药物制成的宫颈散，以适量外涂宫颈，另内服水蛭、虻虫制成的愈黄丹可使宫颈癌引起的出血、带下等减少，癌肿平复，宫颈光滑。硼砂配以雄黄、三仙丹等药物制成的药片，置阴道癌组织处，可使疼痛、出血停止，黏液减少，癌肿消除。

2. 其他药理作用

（1）抗病原微生物的作用：硼砂对葡萄球菌、肺炎双球菌、脑膜炎球菌、溶血性链球菌、白色链球菌、大肠埃希菌、绿脓杆菌、炭疽杆菌、白喉杆菌、痢疾杆菌、伤寒杆菌、副伤寒杆菌及皮肤真菌、丝状菌等均有抑制作用，同时发现硼砂有抗结核分支杆菌、抗真菌、抗病毒等作用。紫草硼酸滴眼剂有显著的抑制单疱病毒的作用，可治疗病毒性角膜炎。

（2）消毒防腐作用：硼砂与低浓度液化酚合用具有消毒防腐的作用。硼砂有微弱的抑菌作用，常用于黏膜消毒，20～40g/L 水溶液用于冲洗眼结膜、口腔及阴道黏膜。10～20g/L 水溶液可用于含漱，治疗口腔炎、齿龈炎。适量硼砂经肠道吸收后，能刺激肾脏，增加尿液分泌，减弱尿的酸性，并能防止尿道感染及炎症，可用于伤口的防腐消毒。

硼砂还具有抗惊厥，减轻氟对机体的损害，减少氟在骨骼中的沉积，缓解氟中毒等作用。

【注意事项】

体弱者慎服。

急性毒性：硼砂对小鼠和大鼠经口半致死量（LD_{50}）为 400～700mg/kg，对豚鼠、犬、兔、猫经口 LD_{50} 为 250～350mg/kg。大动物口服硼砂 LD_{50} 为 5.33g/kg。饮水中硼含量为 400mg/L 时可导致雏鸡中毒。

亚急（慢）性毒性：硼砂的毒性与硼和硼酸相似，均是低毒蓄积性毒物，对动物的肝、肾、肾上腺、卵巢和睾丸的重量有较大影响。

生殖毒性：雄性生殖系统是硼毒作用的靶器官。在大鼠、小鼠和犬的实验中均观察到睾丸损伤。大鼠多代繁殖实验中，饲料中硼剂量为 1170mg/kg 时，雄性大鼠出现不育，睾丸萎缩，无精子；雌性大鼠出现排卵减少等。200mg/kg 的硼砂可使怀孕母兔流产。

过敏现象及使用禁忌：硼砂可引起猩红热样皮疹。含漱硼砂溶液可致荨麻疹型药疹，冰硼散可致过敏性休克。新霉素与中药硼砂配伍可使其毒作用增强。硼砂能与铁剂产生沉淀，影响铁剂吸收。硼砂与青霉素、头孢菌素、先锋霉素、呋喃旦啶、四环素类药物同时使用，可减少这些药物的再吸收，降低治疗效果。硼砂与氨基糖苷类抗生素药物如链霉素、卡那霉素、庆大霉素、新霉素、妥布霉素同用，均能使其毒副作用增加，甚至危及生命。

硼砂及其制剂临床应用毒性：急性中毒多在误服或破损皮肤大面积接触后数小时发生。误服中毒者比破损皮肤大面积吸收中毒者发病慢，常在接触后48小时内突然发病。硼砂经由食品摄取后可与胃酸作用产生硼酸，硼酸具有积存性，连续摄取后会在体内蓄积，影响消化酶的功能，导致食欲减退、消化不良，降低营养物质的吸收，促进脂肪分解，减轻体重。中毒症状为恶心、呕吐、腹痛、腹泻，严重时呕出物带血或排出脓血便；还会出现惊厥、烦躁不安及角弓反张等神经症状，严重时导致休克及昏迷，同时出现皮肤红斑，血压下降，循环衰竭，早期发热、黄疸、尿闭等症状。其中胃肠道症状出现率为73%，神经症状出现率为67%，皮疹症状出现率为76%。复方硼砂含漱液误服后可引起局部组织腐蚀，吸收后可发生急性中毒，早期表现为呕吐、腹泻、皮疹及中枢神经系统先兴奋后抑制等症状。硼砂对人的致死量为成人约20g，小孩约5g。

此外硼砂还具有致畸、致突变等不良反应。

【现代应用】

汤少玲等研究发现，消癌祛噎康复丹（由沉香9g，冰片9g，火硝50g，青礞石15g，硼砂100g，麝香1g，猫眼草25g等组成）能使肿瘤表面组织周围充血，炎症水肿消失，腐烂组织脱落，进而扩大食管腔隙，改善吞咽困难等症状。

参考文献

［1］郑玉玲，陈玉龙．中医药治疗食管癌研究述评［J］．中医肿瘤学杂志，2020，2（3）：1-4.

［2］Qiu ZH, Zhang WW, Zhang HH, et al. Brucea javanicaoil emulsion improves the effect of radiotherapy on esophageal cancer cells by inhibiting cyclin D1-CDK4/6 axis ［J］. World J Gastroenterol. 2019, 25（20）：2463-2472.

［3］李葆林，麻景梅，田宇柔，等．甘草中新发现化学成分和药理作用的研究进展［J］．中草药，2021，52（8）：2438-2448.

［4］王永炎．高等中医教育60年办学的启示（三）［J］．中医教育，2018，37（5）：1-3.

［5］常全娥，苟萍．大蒜素及前药对人食管癌细胞Eca9706的增殖抑制及其凋亡基因表达的影响［J］．中成药，2014，36（6）：1117-1124.

［6］Sun M, Ye Y, Xiao L, et al. Anticancer effects of ginsenoside Rg3（Review）［J］. Int J Mol Med. 2017, 39（3）：507-518.

［7］孙旭，郑玉玲，刘怀民．中医药在食管癌免疫治疗中的研究与思考［J］．中医肿瘤学杂志，2020，2（3）：10-14，30.

［8］郑玉玲，陈玉龙．中医药治疗食管癌的研究进展［J］．食管疾病，2020，2（1）：30-33.

［9］陈垒，张伟，杜亚明．金银花的多酚粗提物诱导人肺癌H1299细胞凋亡作用及机制研究［J］．中药药理与临床，2018，34（3）：89-93.

［10］陈志坚，李东升，周明镇，等．珍香胶囊治疗食管癌Ⅱ期临床试验结果［J］．中国肿瘤，2002，（9）：39-40.

［11］崔慧娟，张培宇．张代钊治疗食管癌经验［J］．中医杂志，2011，52（10）：821-823.

［12］崔姗姗，邵雷，高小玲，等．半夏泻心汤对食管癌Eca9706细胞周期、凋亡及STAT3蛋白的影响［J］．中国实验方剂学杂志，2016，22（4）：142-145.

［13］崔亚茹，王慧玲，陈兰英，等．白头翁皂苷PSA对SW480人结直肠癌细

胞糖酵解途径关键蛋白及调节因子 HIF-1α 的影响 [J]. 中成药, 2019, 41 (12): 2887-2892.

[14] 戴桂馥, 赵进, 王庆端, 等. 穿心莲内酯诱导人食管癌 Ec9706 细胞凋亡机制研究 [J]. 中国药理学通报, 2009, 25 (2): 173-176.

[15] 杜业勤, 李玉新, 张瑾熔, 等. 六味地黄汤化裁配合放射治疗食管癌的临床研究 [J]. 中华肿瘤防治杂志, 2006 (18): 1428-1429.

[16] 冯苏, 李晓亚, 白函瑜, 等. 肉桂醛诱导食管癌鳞状细胞癌 Eca109 细胞凋亡作用及机制研究 [J]. 中草药, 2019, 50 (16): 3840-3845.

[17] 高小玲, 汪保英, 尹素改, 等. 白术内酯对 IEC-6 细胞及食管癌细胞 ECA9706 增殖能力的影响 [J]. 中华中医药杂志, 2015, 30 (3): 921-923.

[18] 耿玮, 梁巍, 叶智斌, 等. 苍术酮对结直肠癌细胞 HT29 凋亡的机制 [J]. 中成药, 2018, 40 (4): 937-940.

[19] 顾琳慧, 冯建国, 钱丽娟, 等. 重楼皂苷 I 对高转移人卵巢癌细胞体外生长抑制功能的研究 [J]. 中华中医药学刊, 2012, 30 (10): 2212-2215.

[20] 郭晨旭, 钱军. 茯苓对胃癌细胞株 SGC-7901 的侧群细胞增殖的影响 [J]. 中国临床药理学与治疗学, 2014, 19 (11): 1222-1226.

[21] 郭二坤, 郝亮, 梁朝辉, 等. 槲皮素对大鼠脑胶质瘤抑瘤作用的体内实验研究 [J]. 中国神经精神疾病杂志, 2012, 38 (2): 83-86.

[22] 郭海, 赵晓峰, 龚婕宁, 等. 运用周仲瑛教授"癌毒"理论治疗食管癌的疗效观察 [J]. 中华中医药学刊, 2017, 35 (2): 453-456.

[23] Chen H, Wang C, Qi M, et al. Anti-tumor Effect of Rhaponticum uniflorum Ethyl Acetate Extract by Regulation of Peroxiredoxin1 and Epithelial-to-Mesenchymal Transition in Oral Cancer [J]. Front Pharmacol 2017, 8: 870.

[24] 国家药典委员会. 中华人民共和国药典 [M]. 北京: 中国医药科技出版社, 2020.

[25] 韩立, 郭晓娟, 陈重, 等. 丹皮酚逆转卵巢癌 SKOV3/DDP 细胞多药耐药性的机制 [J]. 药学学报, 2018, 53 (9): 1511-1517.

[26] 郝钦, 杨永雁, 韩雅玲, 等. 漏芦逆转胃癌相关成纤维细胞促癌作用的研究 [J]. 中药药理与临床, 2017, 33 (1): 119-123.

［27］胡超，岳文华，彭翠平，等. 白头翁皂苷 D 对乳腺癌 MCF-7 细胞的体内外抗肿瘤作用研究［J］. 中药新药与临床药理，2017，28（4）：418-423.

［28］胡炜彦，李菊，贺智勇，等. 重楼皂苷 I 对人乳腺癌细胞 MCF-7 体内外生长的抑制作用［J］. 中成药，2015，37（7）：1582-1585.

［29］Eroğlu C，Seçme M，Atmaca P，et al. Extract of Calvatia gigantea inhibits proliferation of A549 human lung cancer cells［J］. Cytotechnology. 2016，68（5）：2075-2081.

［30］黄晓奇，王运锋. 复方斑蝥胶囊联合雷替曲塞治疗晚期食管癌的疗效观察［J］. 现代药物与临床，2016，31（7）：1045-1049.

［31］黄毓娟，惠建平，宇文亚，等. 沈舒文治疗食管癌经验［J］. 中医杂志，2016，57（24）：2086-2088.

［32］纪昕，李伟皓，王崇，等. 淫羊藿苷对食管癌细胞 EC9706 增殖与凋亡的影响［J］. 中国实验方剂学杂志，2016，22（3）：143-147.

［33］冀汝文. 治噎方加饮鸭血合治食管癌 28 例［J］. 北方药学，2010，7（5）：38-39.

［34］江薇. 茯苓酸通过激活多聚腺苷二磷酸核糖聚合酶诱导人乳腺癌细胞MDA-MB-231 凋亡［J］. 中草药，2016，47（21）：3861-3865.

［35］金爱花，许惠仙，刘文静，等. 祁州漏芦对 H22 小鼠肝癌皮下移植瘤的抑瘤作用及其机制初探［J］. 中国实验方剂学杂志，2011，17（5）：165-167.

［36］景钊，谢聪颖，吴志勤，等. 莪术醇 β-环糊精包合物对食管癌 TE-1 细胞增殖、凋亡的影响及其机制研究［J］. 中国中西医结合杂志，2013，33（1）：85-89.

［37］赖全魁，陶瑞林，赵雨佳，等. 中药薤白抗癌防癌作用研究概述［J］. 中国中药杂志，2015，40（24）：4811-4816.

［38］Zhang D，Li K，Sun C，et al. Anti-Cancer Effects of Paris Polyphylla Ethanol Extract by Inducing Cancer Cell Apoptosis and Cycle Arrest in Prostate Cancer Cells［J］. Curr Urol. 2018，11（3）：144-150.

［39］李丽，齐凤英，刘俊茹，等. 人参皂苷 Rh2 对食管癌细胞 Eca-109 细胞周期的影响［J］. 中国中药杂志，2005（20）：57-61.

［40］李小军，冯春兰，罗海亮，等. 八珍汤辅助放化疗治疗中晚期食管癌 45

例临床观察 [J]. 中医杂志, 2016, 57 (5): 416-419.

[41] 李志刚, 谷宁, 王凤丽. 培正散结通膈汤联合 TP 方案治疗中晚期食管癌的临床研究 [J]. 中国肿瘤, 2013, 22 (2): 138-142.

[42] 梁宗英, 侯继申, 孙光蕊, 等. 板蓝根多糖促进 NKG2D 配体表达增强 NK 细胞对食管癌细胞的杀伤作用及机制研究 [J]. 中国免疫学杂志, 2020, 36 (8): 965-970.

[43] 刘发英, 邹阳, 杨必成, 等. 莪术醇对人宫颈癌 SiHa 和 HCC94 细胞增殖、自噬及凋亡的影响 [J]. 中药药理与临床, 2018, 34 (1): 62-66.

[44] 刘华, 白美玲, 郭颖, 等. 姜黄素对人食管癌耐药细胞逆转作用的实验研究 [J]. 中国中西医结合杂志, 2017, 37 (5): 557-562.

[45] 刘洁, 李立平, 赵亚刚. 食管癌中医证型分布与中药治疗研究进展 [J]. 中华中医药学刊, 2017, 35 (7): 1772-1774.

[46] 刘亮, 李慧, 左连富. 去甲斑蝥素诱导人食管癌 Ec9706 细胞凋亡及其可能的机制 [J]. 中国肿瘤生物治疗杂志, 2014, 21 (4): 419-422.

[47] 刘亮, 王静, 郭建文, 等. 青蒿琥酯对人食管癌细胞的抑制作用及其可能的机制 [J]. 中国肿瘤生物治疗杂志, 2008 (3): 278-283.

[48] 刘亮, 左连富, 王静. 青蒿琥酯对食管癌 Ec9706 细胞线粒体膜电位及凋亡的影响 [J]. 解放军医学杂志, 2014, 39 (1): 25-29.

[49] 刘楠, 朱琳, 李纳, 等. 红花多糖通过阻断 PI3K/Akt/mTOR 通路诱导人乳腺癌 MDA-MB-435 细胞凋亡的机制研究 [J]. 中草药, 2018, 49 (18): 4374-4379.

[50] 刘晓滨, 祁丽, 张文轩. 黄芪多糖逆转 EC109/DDP 食管癌细胞顺铂耐药的可能机制 [J]. 癌症进展, 2017, 15 (1): 29-31.

[51] 刘宜峰, 杨华, 曹磊, 等. 款冬花多糖通过调控 miR-99a/PI3K/Akt 通路影响食管癌细胞增殖、迁移和侵袭 [J]. 中成药, 2020, 42 (8): 2161-2165.

[52] 刘云, 李晓飞, 邹倩倩, 等. 斑蝥素酸镁阻断 MAPK 信号通路抑制 SMMC-7721 人肝癌细胞增殖 [J]. 细胞与分子免疫学杂志, 2017, 33 (3): 347-351.

[53] 刘自尧, 杨芳, 赵崇妍, 等. 异乌药内酯对人乳腺癌 MCF-7 细胞的生长抑制作用及其机制研究 [J]. 中草药, 2019, 50 (12): 2922-2927.

[54] 罗吉, 罗燕, 李勇敏, 等. 重楼皂苷I对结肠癌 HCT116 细胞凋亡及 Bax, Bcl-

2，Caspase-3 蛋白表达的影响 ［J］．中国实验方剂学杂志，2018，24（6）：172-176.

［55］罗颖颖，陈兰英，崔亚茹，等．白头翁皂苷抑制人 HT29 结肠癌细胞增殖及诱导凋亡作用研究 ［J］．中药药理与临床，2013，29（5）：52-56.

［56］马纯政，王蓉，张明智，等．化痰散瘀法对中晚期食管癌放疗增效的研究 ［J］．北京中医药大学学报，2014，37（12）：830-3.

［57］马纯政，王蓉，张明智，等．化痰散瘀法联合化疗治疗中晚期食管癌 30 例临床观察 ［J］．中医杂志，2013，54（15）：1301-1303，1307.

［58］马景蕃，张燕，叶甘萍，等．千里光菲灵碱诱导 MEK/ERK1/2 介导的宫颈癌细胞自噬效应 ［J］．中国药科大学学报，2018，49（5）：16-623.

［59］马英丽，李艳凤，唐丽萍，等．白附子木脂素化合物调节人胃癌 SGC-7901 细胞 TRAIL 及其受体的表达 ［J］．中国新药杂志，2010，19（3）：225-228.

［60］牛晓雨，王璐，孙放，等．山慈菇水煎剂对乳腺癌 MDA-MB-231 细胞的影响 ［J］．中成药，2018，40（1）：197-200.

［61］潘朝旺，王伟，祁学章，等．金荞麦提取物对人宫颈癌 HeLa 细胞增殖和诱导凋亡的影响 ［J］．中药药理与临床，2018，34（5）：96-100.

［62］庞涛，陆文铨，陈小玲，等．知母皂苷 B-Ⅱ抑制人胃癌细胞增殖和迁移的作用机制 ［J］．第二军医大学学报，2018，39（4）：380-387.

［63］曲更庆，盛玉文，陈波，等．土荆皮乙酸 B 对膀胱癌 5637 细胞增殖和凋亡的影响 ［J］．中国中药杂志，2011，36（24）：3535-3538.

［64］盛杰霞，邓旭，包军，等．华蟾酥毒基通过 FAK/PI3K/Akt 通路抑制食管癌 Kyse-520 细胞迁移和侵袭 ［J］．中国药理学通报，2019，35（1）：139-145.

［65］施剑明，殷嫦嫦，殷明，等．野菊花总黄酮联合顺铂对人骨肉瘤 MG-63 细胞抑制作用 ［J］．中成药，2014，36（10）：2013-2017.

［66］孙学然，杨克，吕玲玲，等．莪术二酮对乳腺癌 HCC1937 细胞迁移和侵袭的影响及机制 ［J］．中国实验方剂学杂志，2019，25（3）：66-73.

［67］谭晓慧，张慕，王飞，等．莱菔子抑制胃癌细胞转移能力的研究 ［J］．国医论坛，2019，34（6）：46-48.

［68］汤浩，高庆剑，陆铖，等．阿魏酸和异阿魏酸对 HepG2 细胞增殖及其细胞色素 P450 酶的影响 ［J］．中草药，2014，45（12）：1726-1730.

［69］汤欣，韩凤娟，李威，等．莪术醇对人卵巢癌 SKOV3 细胞株 JAK2/STAT3 信号通路影响的研究［J］．中国妇产科临床杂志，2013，14（1）：43-46．

［70］唐恩红，蔡旺．茯苓多糖对人宫颈癌 HeLa 细胞增殖、迁移、促凋亡的影响及其机制［J］．肿瘤防治研究，2019，46（8）：707-713．

［71］唐武军，王笑民．郁仁存教授治疗食管癌的经验［J］．中国实验方剂学杂志，2008（9）：67，74，81．

［72］唐勇，富琦，何薇，等．鸡血藤抗肿瘤有效部位诱导 A549 肺癌细胞非凋亡性程序化死亡的研究［J］．中国中药杂志，2008（16）：2040-2044．

［73］陶伟伟，陈飞燕，江玉翠，等．京大戟提取物 pekinenin D 通过 PI3K/Akt/mTOR 信号通路诱导人肝癌 SMMC-7721 细胞凋亡［J］．中药药理与临床，2017，33（6）：50-54．

［74］田莹，檀军，赵帅，等．九香虫水提液化学成分及其对乳腺癌细胞增殖的抑制作用［J］．中成药，2020，42（4）：943-948．

［75］王斌，许诗雨，刘嘉欣，等．黄连总生物碱联合运动通过阻滞细胞周期 G_1/S 转换抑制原位移植 4T1 乳腺癌小鼠荷瘤生长的研究［J］．中国中药杂志，2019，44（8）：1635-1641．

［76］王国方，丁家祥，马继恒，等．香甲散治疗晚期食管癌及胃癌的临床研究［J］．中华中医药学刊，2015，33（9）：2076-2078．

［77］王景春，刘蔚，杨瑞玲，等．川芎多糖对人肝癌细胞 HepG2 增殖及凋亡的影响［J］．南京中医药大学学报，2014，30（5）：461-464．

［78］王妮佳，王嘉仡，孟宪生，等．鸡血藤总黄酮对 HeLa 细胞周期和凋亡及相关因子 VEGF-A、Caspase-3 表达的影响［J］．中药材，2018，41（2）：442-445．

［79］王庆庆，欧阳臻，赵明，等．茅苍术提取物对胃癌 BGC-823 和 SGC-7901 细胞增殖抑制作用研究［J］．中药新药与临床药理，2012，23（2）：152-156．

［80］王卫红，王贵锋，王丽，等．葛根素调控 PI3K/Akt 信号对甲状腺癌细胞凋亡的影响及机制研究［J］．中药材，2018，41（10）：2438-2441．

［81］王晓兰，王淑英，王建刚．壁虎醇提物对人食管鳞癌细胞 EC9706 的作用和体内抗肿瘤活性［J］．中国中药杂志，2010，35（16）：2175-2179．

［82］王振飞，李景权，李颖，等．漏芦下调促癌小 RNA 表达抑制胃癌细胞恶

性行为的研究 [J]. 中华中医药学刊, 2017, 35 (12): 3078-3081.

[83] 王竹君, 张强, 赵新淮. 高良姜素对人食管鳞癌 KYSE-510 细胞的抑制作用 [J]. 中国生物化学与分子生物学报, 2009, 25 (6): 563-569.

[84] 王子谦, 陶红, 马云飞, 等. 芦荟苷通过调控 MAPKs 信号通路诱导胃癌细胞凋亡 [J]. 南方医科大学学报, 2018, 38 (9): 1025-1031.

[85] Castro DTH, Campos JF, Damião MJ, et al. Ethanolic Extract of Senna velutina Roots: Chemical Composition, In Vitro and In Vivo Antitumor Effects, and B16F10-Nex2 Melanoma Cell Death Mechanisms [J]. Oxid Med Cell Longev, 2019, 2019: 5719483.

[86] 兴伟, 刘远, 徐塑, 等. 山慈菇通过 PI3K/Akt 信号通路影响乳腺癌 MDA-MB-231 细胞的增殖和凋亡 [J]. 中国免疫学杂志, 2020, 36 (6): 693-698, 706.

[87] 熊高准, 楼建国. 天花粉蛋白对结肠癌 SW-620 细胞株增殖、黏附和迁移的实验研究 [J]. 中成药, 2012, 34 (3): 434-438.

[88] 徐佳, 伍春莲. 雷公藤红素抑制食管癌细胞转移及其机制 [J]. 生理学报, 2015, 67 (3): 341-347.

[89] 徐俊伟, 秦宁, 白宇, 等. 雷公藤甲素对食管癌细胞凋亡及氧化应激的影响 [J]. 中药材, 2019, 42 (1): 208-211.

[90] 杨爱娣, 向锋, 杨丽娜, 等. 十全大补汤合五味消毒饮加减对食管癌术后气血亏虚证患者免疫功能的影响 [J]. 中国实验方剂学杂志, 2016, 22 (11): 174-178.

[91] 杨会彬, 范丽霞, 崔桂敏, 等. 参精扶正方防治食管癌放疗所致骨髓抑制的临床疗效 [J]. 中国实验方剂学杂志, 2013, 19 (5): 330-332.

[92] 杨佳, 李霞, 王家林. 蛋白质组学在食管癌诊断应用进展 [J]. 中华肿瘤防治杂志, 2020, 27 (2): 160-164.

[93] 杨明翰, 骆骄阳, 乔美玲, 等. 多伞阿魏体外抗胃癌活性筛选、细胞凋亡及周期阻滞机制 [J]. 中国实验方剂学杂志, 2018, 24 (10): 112-122.

[94] 尹素改, 周凌, 吴耀松, 等. 甘草次酸对人食管癌 Eca9706 细胞生长的抑制作用及机制 [J]. 中国实验方剂学杂志, 2015, 21 (4): 112-114.

［95］张珂，邓清华，马胜林．重楼醇提取物对胃癌 SGC-7901 细胞增殖和凋亡的影响［J］．中华中医药学刊，2016，34（1）：145-148.

［96］张绪慧，郑堰心，张丽，等．氧化苦参碱对人结肠癌 SW620 细胞 p16/cyclinD1/CDK4 通路的影响［J］．中草药，2014，45（15）：2201-2205.

［97］张亚玲，郑玉玲，陈晓琦，等．基于数据挖掘探析郑玉玲教授治疗食管癌用药规律［J］．中医肿瘤学杂志，2020，2（3）：84-89.

［98］Kim KY, Oh TW, Yang HJ, et al. Ethanol extract of Chrysanthemum zawadskii Herbich induces autophagy and apoptosis in mouse colon cancer cells through the regulation of reactive oxygen species［J］. BMC Complement Altern Med, 2019, 19（1）: 274.

［99］钟方明，吕望，方礼逵，等．重楼皂苷Ⅵ激活 JNK 通路诱导食管癌细胞凋亡和抑制 ERK/c-Myc 通路调节有氧糖酵解的研究［J］．中国肿瘤，2020，29（1）：63-69.

［100］钟宇，郑学宝，蔡康荣，等．异丁酰紫草素通过 PI3K/Akt/m-TOR 通路靶向抑制结肠癌细胞增殖的研究［J］．中国中药杂志，2018，43（11）：2358-2364.